# O QUARTO TRIMESTRE

QUARTO
TRIMESTRE

KIMBERLY ANN JOHNSON

# O QUARTO TRIMESTRE

UM GUIA PARA CURAR O CORPO, EQUILIBRAR AS EMOÇÕES E RESTAURAR A VITALIDADE NO PÓS-PARTO

Tradução
DEBORA FLECK

1ª edição

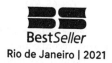

BestSeller
Rio de Janeiro | 2021

CIP-BRASIL. CATALOGAÇÃO NA PUBLICAÇÃO
SINDICATO NACIONAL DOS EDITORES DE LIVROS, RJ

J64q   Johnson, Kimberly Ann

O quarto trimestre : um guia para curar o corpo, equilibrar as emoções e restaurar a vitalidade no pós-parto / Kimberly Ann Johnson ; tradução Debora Fleck. - 1. ed. - Rio de Janeiro: BestSeller, 2021

Tradução de: The Fourth Trimester : a postpartum guide to healing your body, balancing your emotions, and restoring your vitality
ISBN 978-65-5712-089-7

1. Mães - Psicologia. 2. Mães - Saúde e higiene. 3. Maternidade - Aspectos psicológicos. 4. Mãe e filhos. I. Fleck, Debora. II. Título

21-70102            CDD: 155.6463
CDU: 159.922-055.26-055.62

Meri Gleice Rodrigues de Souza - Bibliotecária - CRB-7/6439

Texto revisado segundo o novo Acordo Ortográfico da Língua Portuguesa.

Título original:
*The Fourth Trimester*

Copyright © 2017 by Kimberly Ann Johnson

Illustrations © 2017 by Wren Polansky

Permissão para "The Unfolding Lap" concedido por LoiMedvin
Publicado em acordo com Shambhala Publications Inc.

Copyright da tradução © 2021 by Editora BestSeller Ltda.
Imagem de capa: Popmarleo/Istockphoto
Todos os direitos reservados. Proibida a reprodução,
no todo ou em parte, sem autorização prévia por escrito da editora,
sejam quais forem os meios empregados.

Direitos exclusivos de publicação em língua portuguesa para o Brasil
adquiridos pela
EDITORA BEST SELLER LTDA.
Rua Argentina, 171, parte, São Cristóvão
Rio de Janeiro, RJ – 20921-380
que se reserva a propriedade literária desta tradução

Impresso no Brasil

ISBN 978-65-5712-089-7

Seja um leitor preferencial Record.
Cadastre-se no site www.record.com.br e receba informações
sobre nossos lançamentos e nossas promoções.

Atendimento e venda direta ao leitor
sac@record.com.br

*Para Cecilia,*
*a resposta mais doce às minhas infinitas preces para virar mãe.*
*Para mamãe, o parto teria sido diferente com você ao lado.*
*Salve Iemanjá, orixá da minha cabeça e moradora do meu coração.*

O corpo da mãe junto ao corpo do bebê cria um lugar.
Indica que você está ali. Sem esse corpo, não há lugar.
— EVE ENSLER, *In the Body of the World*


Por entender o "um", você acha que entende o "dois",
porque um e um formam dois. Mas você precisa entender
também o "e".
— RUMI

# sumário

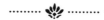

Prefácio **11**
Introdução **17**
Minha experiência pessoal de parto e pós-parto **25**

**PARTE 1** *A PREPARAÇÃO PARA O QUARTO TRIMESTRE*
1. A revolução do pós-parto **39**
2. Preparando-se para uma transição suave rumo à maternidade **51**
3. Um plano de refúgio para o pós-parto **69**
4. Terceiro trimestre: A preparação do corpo para o parto **87**

**PARTE 2** *USUFRUINDO DO QUARTO TRIMESTRE*
5. Equilibrando as emoções **127**
6. Restaure a vitalidade **147**
7. Restabeleça o corpo **175**
8. Entenda as condições médicas **207**
9. Resgate sua experiência de parto **241**
10. Aprofunde a intimidade **267**

**PARTE 3** *DEPOIS DO QUARTO TRIMESTRE*
11. Redescubra seu corpo **289**
12. Reconquiste sua sexualidade **307**
13. Descubra a mãe que você é **325**

Conclusão: A revolução continua **351**
Agradecimentos **353**
*Apêndice 1:* Plano de refúgio para o pós-parto **357**

*Apêndice 2A:* Plano para o relacionamento no pós-parto **363**
*Apêndice 2B:* A divisão dos afazeres domésticos **365**
*Apêndice 3:* Carta a quem vai contribuir com refeições **367**
*Apêndice 4:* Aviso para pendurar na porta de casa **369**
*Apêndice 5:* Alimentos essenciais para a recuperação pós-parto **371**
*Apêndice 6:* Receitas **379**
Bibliografia **387**

# prefácio

Entre em forma logo após o nascimento do bebê. Certo? É o que ouvimos de outras mães e o que a mídia nos mostra: imagens de celebridades grávidas que beiram a perfeição, mulheres estonteantes que, poucas semanas após o parto, parecem recuperar o corpo inacreditável que tinham antes de engravidar. Confusas quanto ao que esperar do pós-parto, vira e mexe nos vemos diante de pensamentos como: "Se pelo menos eu conseguir voltar ao que era antes, então tudo bem." É enorme a pressão social para retomarmos ao nosso corpo pré-gravidez: atraente e sexy. A turbulência causada pela transição para a maternidade é real, e ainda assim, somos deixadas no escuro sem nenhuma orientação sobre como nos recompor depois de uma experiência que transforma de maneira tão drástica nosso corpo e nossa vida.

Quando você pensa no que aprendeu sobre preparar seu corpo para a recuperação pós-parto, o que vem à sua mente? Algo que seu médico tenha desenvolvido com você? Alguma história positiva e relevante de sua mãe, irmãs, tias ou amigas, com dicas do que você poderia fazer? Alguém que tenha lhe ajudado a prever o que esperar de seu corpo, seus hormônios, sua vida sexual e de seu relacionamento no período imediatamente posterior ao parto? Se é que houve alguma conversa, é provável que tenha sido semelhante ao que você ouviu na primeira menstruação: espere e aceite uma experiência física negativa, inevitável e inalterável.

Gastamos muito tempo da gravidez preparando o quarto do bebê, planejando o chá de fraldas, procurando roupas que nos sirvam e tendo que lidar com tudo de inesperado que pode acontecer com nosso corpo, nossa saúde e com nosso humor nesse período. Tudo isso ao mesmo tempo, tentamos nos alimentar da melhor forma possível e nos cuidar ao máximo, tudo em prol do bebê. Nos vemos diante de uma aventura (repleta de consumo) com data para acabar: o nascimento do bebê. Somos incentivadas a pensar e programar com todo o cuidado o chá de bebê, o quartinho, o parto, mas não somos orientadas a planejar o que fazer com nosso corpo depois de completar a tarefa hercúlea de imprimir em 3D um pequeno humano em nove meses!

Passamos pela intensa experiência física de dar à luz esse ser humaninho com segurança. Depois, continuamos a nutri-lo e a cuidar daquele novo ser, usando nosso corpo, com extrema intensidade e foco. Tudo isso exige muitíssimo de nossos estoques de micronutrientes e tem um impacto real nos órgãos, tecidos e fáscia do abdômen, da coluna e do sistema urogenital. Ainda assim, ficamos surpresas e vulneráveis quando nossa saúde e nosso corpo começam a ficar comprometidos.

A ausência de debates não só subestima a grandeza dessa experiência feminina, mas também prejudica nossas chances de plena recuperação. A maternidade é um processo: um eterno tornar-se, transformar-se e reinventar-se, que se desenvolve ao longo do tempo e tem início na gravidez. O momento do parto é só uma das etapas da transformação, que continua no quarto trimestre e para além dele. No entanto, o apoio, o acesso à informação e as expectativas sobre o que é realmente necessário no pós-parto deixam muito a desejar. E se em vez disso lhe dissessem que o período da gravidez já é uma preparação emocional, espiritual e física para transformar você em mãe, e que certo cuidado específico nos dias seguintes ao nascimento é essencial para sua recuperação hormonal, seu bem-estar emocional e físico a curto e longo prazo e para sua capacidade de estar plenamente presente e desfrutar a dádiva da maternidade?

Como nutricionista funcional e especialista em hormônios, passei os últimos 17 anos ajudando mulheres a reequilibrar seus hormônios por meio da alimentação, a se recuperar de distúrbios menstruais incômodos e debilitantes — como Síndrome do Ovário Policístico (SOP), miomas, endometriose e tensão pré-menstrual — e a melhorar sua fertilidade para que pudessem realizar o sonho de se tornarem mães. Todas as mulheres com quem conversei, que já sofreram muito com os sintomas e as abordagens convencionais e sem êxito de medicações, cirurgias e da reposição hormonal sintética, gostariam de ter aprendido como seu corpo funciona e como lidar de forma natural com as flutuações hormonais inevitáveis. Eu mesma já sofri de desequilíbrio hormonal, portanto sei que a recuperação da saúde dos hormônios transforma por completo todos os aspectos de nossa vida. É por isso que escrevi o livro *WomanCode*. Queria que ele servisse como uma espécie de guia para as mulheres atravessarem a turbulência hormonal que acompanha a puberdade, o ciclo menstrual, a gravidez, o pós-parto e a menopausa, dando-lhes acesso ao que descobri em minhas pesquisas: são os alimentos, e não os remédios, a chave para retomar o equilíbrio e a vitalidade; além disso, o único caminho para a mulher viver plenamente saudável e feliz é ter uma relação contínua com o próprio corpo e uma rotina de autocuidado que esteja de acordo com os padrões cíclicos inatos de sua bioquímica.

Kimberly Johnson se beneficiou do protocolo apresentado em *WomanCode* para reaver o equilíbrio hormonal durante seu processo pessoal de recuperação pós-parto. Neste livro, ela agora compartilha seu vasto conhecimento como doula e como especialista em assoalho pélvico para ajudar as mulheres a entender que elas podem usar o período pós-parto como um tempo para criar uma profunda parceria com o próprio corpo, reestabelecer a saúde e criar as bases para um duradouro bem-estar na maternidade. Ela incentiva mulheres a ouvir a própria intuição: você precisa, sim, de mais apoio e seu corpo merece atenção após o nascimento do bebê, porque uma mãe saudável também é muito importante para a criança.

Graças à minha formação profissional, quando estava me preparando para encarar a gravidez e o pós-parto, sabia que precisava reunir uma equipe de apoio, abastecer a geladeira e a despensa, abrir espaço na carreira para descansar e monitorar de perto a mim mesma e meus sintomas. Passei a maior parte do terceiro trimestre cuidando disso e me preparando emocional e fisicamente para a jornada épica que me aguardava. Não é muito comum pensar no processo dessa forma, simplesmente porque, desde sempre, nos fornecem um conjunto de crenças sobre o nosso corpo; acreditamos que somos vítimas dele, que não há o que fazer quando as coisas dão errado e que o sofrimento faz parte do destino de toda mulher. Essas crenças sufocam nosso instinto natural de tomar atitudes e nos mantêm numa relação passiva com nosso corpo; nos sentimos vítimas e não agentes, como deveríamos ser.

*O quarto trimestre* é uma contribuição importante à bibliografia de temas ligados à saúde da mulher. Trata-se de uma leitura obrigatória para toda mulher que planeja se tornar mãe. Não dispomos de terminologia adequada para descrever os fenômenos que nos acometem. No momento em que escrevo este prefácio, por exemplo, o corretor automático não reconhece o termo "pós-parto" — em todas as ocorrências, lá estava a linhazinha vermelha logo abaixo! Kimberly torna oficial o debate sobre a existência do termo *quarto trimestre*, algo que se manteve de certa forma às margens da medicina alternativa. É inacreditável que não faça parte de nosso léxico comum. Encare este livro como "O que esperar depois de já ter esperado". Vai ajudar você a lidar com o verdadeiro impacto físico que o parto pode causar, bem como fornecer recursos capazes de guiar a recuperação. Hoje, é muito mais comum ouvir mulheres expressando o desejo de passar por experiências mais naturais em relação ao parto, então é no mínimo lógico que se queira ampliar para o período logo após o nascimento a mesma abordagem pautada no autoconhecimento e no bem-estar. Este livro é de grande ajuda nesse sentido.

Por experiência própria, Kimberly sabe o que acontece quando não temos acesso a esse tipo de conversa, a essa perspectiva e a um plano de ação. Após o nascimento da filha, ela travou muitas batalhas em termos de saúde e de vida pessoal, sofreu sozinha e teve dificuldade em encontrar os recursos certos de apoio. No entanto, a árdua jornada de recuperação física abriu seus olhos para a luta que todas nós, mulheres, enfrentamos para entender sintomas não muito óbvios do nosso corpo, peregrinar por inúmeros especialistas até encontrar a assistência adequada, inclusive saber, antes de tudo, procurar ajuda e, é claro, efetivamente se recuperar. Kimberly conta bravamente como o quarto trimestre a fez enxergar tudo isso, reinventando-a completamente, não apenas enquanto mulher, esposa e mãe, mas também enquanto paciente, estudante e guia para outras mulheres — ela é uma parteira para a mãe que nasce no quarto trimestre.

De maneira pragmática e acessível, você receberá orientação sobre o que é preciso considerar após o nascimento do bebê, com a intenção clara de minimizar quaisquer sensações de sobrecarga ou estresse. Através de gráficos, listas e exercícios, este livro vai ajudá-la a organizar tudo: desde a alimentação e os afazeres domésticos, até os desejos e ideias sobre como será sua experiência em casa, com seu parceiro ou parceira, e como mãe. Com muita propriedade, Kimberly orienta a parturiente na tarefa de completar o melhor plano pós-parto possível. Ela propõe uma conversa franca a respeito do que esperar em termos de recuperação física após a gravidez e o parto, e a mesma sinceridade se estende para o impacto que esse período pode ter em sua vida emocional, sexual e amorosa, lançando luz sobre como navegar com sucesso por essas águas. Ao longo da leitura, você terá cada vez mais certeza de que é capaz de conduzir a si e a sua família por essa transição. É justamente isto que a maternidade requer de nós: que despontemos como agentes.

Kimberly preocupa-se com nosso bem-estar enquanto mulheres e mães. Este livro é resultado de muita devoção e amor. Ele nasce do compromisso que a autora tem com o amor-próprio, amor este que faz com que ela cuide de si mesma e ouse querer sempre mais de sua saúde e de sua vida. Ela abriu passagem para você, iluminou o percurso e deixou umas pedrinhas indicando o caminho, não rumo a quem você já foi, mas até alguém que você nunca imaginou ser, num mergulho nas profundezas da maternidade, centrado em seu próprio corpo e com confiança maior e renovada em você e na sua força enquanto mulher.

Que toda mulher deveria preparar um plano de parto, todos sabem. Pois eu acredito que também é muito válido pensar num plano pós-parto, para os primeiros dias da maternidade, tão preciosos quanto fundamentais. Com este livro, Kimberly conseguiu criar um guia que pode ser de muita ajuda para você restabelecer o corpo e desabrochar rumo ao papel de uma vida inteira.

— **ALISA VITTI**, Terapeuta holística, autora de *WomanCode*, fundadora do FLO LivingHormone Center e criadora do aplicativo MyFLO.

# introdução

A maior parte das mulheres espera que o parto seja um momento decisivo, cheio de desafios e transformador.

Portanto, nos preparamos para ele. Pesquisamos sobre doulas, fazemos cursos pré-natais, escolhemos com cautela os profissionais que vão nos acompanhar, deixamos de comer sushi e passamos a nos cuidar como nunca antes. Há inúmeros livros disponíveis — e opiniões sem-fim — sobre a melhor maneira de trazer uma criança ao mundo. Embora possa ser desesperador administrar tanta informação, conselhos e causos que surgem de todos os lados — médicos, vizinhos bem-intencionados e até mesmo completos estranhos —, fazemos isso com entusiasmo; e se não com entusiasmo, pelo menos com dedicação.

Então o bebê nasce. Quando chegamos do hospital ou quando a parteira vai embora da nossa casa, inicia-se uma *nova fase da vida*.

Em geral, ninguém comenta que o pós-parto também é um momento decisivo e transformador; logo, não estamos preparadas para ele. Nossos livros sobre parto, lá nas últimas páginas, talvez tenha um breve capítulo dedicado a esse período, mas, por via de regra, nossa bibliografia e todo nosso preparo pulam de "o que esperar do parto" para "como criar um bebê", sem qualquer orientação quanto a esse momento crucial da vida da mulher.

Nesse momento, nosso corpo continua se transformando e, sobretudo, se recuperando. É o momento em que criamos vínculo com o bebê e começamos a perceber que o cuidado com a nossa alimentação continua sendo muito importante, embora de uma outra forma. Por algum motivo, não se fala sobre os danos que podem resultar do parto e sobre como devemos nos cuidar durante esse período. A maioria das mulheres sabe que deve estar atenta aos sintomas da depressão pós-parto, mas não muito mais que isso. Essa é a lacuna que este livro pretende preencher.

## O QUE É O QUARTO TRIMESTRE?

O *quarto trimestre* é um termo referente aos três meses após o nascimento do bebê. Sabemos que a cada trimestre da gravidez o corpo da mulher passa por grandes mudanças em uma velocidade impressionante e que há uma relação simbiótica entre mãe e bebê. Mas muitas mulheres não têm noção de que os três meses após o parto são tão importantes quanto os três trimestres anteriores. Você precisa, pelo menos, da mesma atenção e cuidado que recebia quando o bebê ainda estava no útero — às vezes, até mais. Ao respeitarmos nossas verdadeiras necessidades ao longo do quarto trimestre, nos preparamos para retornar a uma saúde plena. Infelizmente, o contrário também pode acontecer: quando não temos as devidas informações e o apoio necessário, nos colocamos em uma longa jornada de problemas de saúde e recuperação.

A mim também faltou essa informação importantíssima durante a jornada rumo à maternidade: me preparei para o parto que considerava ideal, mas não me planejei em nada para o momento posterior. Não me passou pela cabeça que seria necessário algo além dos meus seios e de uns macacõezinhos de bebê. Porém, sofri danos razoavelmente graves no parto e, apesar de minha experiência como terapeuta corporal e professora de yoga, mesmo fazendo parte de uma comunidade holística internacional muito bem-sucedida, fui pega de surpresa. Penei muito até descobrir o que estava acontecendo comigo. As pesquisas no Google — o que nunca é uma boa ideia quando se trata de saúde — forneceram milhares de entradas sobre depressão pós-parto, mas nada sobre como preveni-la ou sobre o que poderia estar contribuindo para o quadro. E, a bem da verdade, eu me sentia deprimida, mas sabia que aquilo era fruto de estar sofrendo tanta dor com tão pouco apoio, e não de algum problema de saúde mental. Quando ouvi que precisaria de uma cirurgia para a reconstrução completa do assoalho pélvico, prometi a mim mesma que não só me curaria sem ter de passar por uma operação, mas também ajudaria outras mulheres depois disso.

Só pensava no seguinte: se achei tão difícil juntar as peças sobre meu processo de cura, como fariam as mulheres que não tinham a menor ideia de onde buscar informação? Graças a esse questionamento e ao caminho que percorri para encontrar as respostas, me preparei para ser doula e agora uso a Integração Estrutural, o *sexological bodywork* e a Experiência Somática — abordagens que foram úteis na minha recuperação pessoal — para atender mulheres em meu consultório. Tornei-me especialista em ajudar as mulheres a se preparar para o parto e a se recuperar dele, e trabalhei com centenas de mulheres e profissionais ligados ao parto do mundo todo ajudando-os nesse processo de cura e de encontrar a forma apropriada de recuperação pós-parto, uma experiência com inúmeras facetas.

**O cuidado no quarto trimestre: Uma revolução**

Assim como a preparação para o parto se tornou uma etapa obrigatória da gravidez para a maioria das mulheres e dos casais, o cuidado pós-parto (que inclui o autocuidado e o cuidado comunitário) precisa se tornar praxe. Há muitas culturas que entendem a importância do quarto trimestre. Em diversos países, da Índia à Coreia do Sul, da Turquia ao Brasil, existem rituais e práticas que oferecem apoio à mulher nesse período, bem como aos relacionamentos e à comunidade como um todo. Nos Estados Unidos, cerca de cem anos atrás, havia inclusive a prática do "resguardo", que basicamente se tratava de um tempo de repouso e cuidado para as mulheres nos meses subsequentes ao nascimento do bebê.

Não é de hoje que se conhecem os requisitos necessários para uma recuperação pós-parto saudável, mas isso ficou esquecido. Atualmente, encaramos essas necessidades como luxo. Mas já é tempo de reivindicar esse conhecimento para nós mesmas e para outras mulheres, para que assim, em vez de se sentir esgotada, exausta e frágil, possamos emergir da transição para a maternidade muito mais fortes, felizes e completas.

Vivemos tempos promissores. Estamos começando a entender a importância de apoiar as mulheres e os casais nesse caminho para a maternidade e para a vida em família. Nas eleições presidenciais norte-americanas de 2016, pela primeira vez a licença-maternidade e a licença-paternidade foram importantes pautas de campanha. Empresas influentes, como Facebook e Microsoft, abandonaram o padrão de seis semanas para a mulher e reconheceram a importância da licença do parceiro ou parceira, adotando licenças parentais de até quatro meses. Dez anos atrás, ninguém nunca tinha ouvido falar em doula; hoje, muitas mulheres nem sequer cogitam fazer o parto sem uma.

Eu sonho com o dia — não muito distante, espero — em que a mulher e a unidade mãe-bebê inspirarão, naturalmente, cuidados e admiração. Até lá, é importante que a mulher se envolva de corpo e alma no processo de evocar sua autoridade: não existe apenas um caminho certo no que se refere a gravidez, parto e maternidade. Há tantas formas de percorrer esse caminho quanto o número de mulheres em todo o mundo. Porém, quando estamos cercadas de uma rede de apoio e informação, temos a liberdade de explorar o que funciona para nós, nosso bebê e nossa família.

Por isso decidi escrever este livro: para oferecer a mais mulheres o conhecimento, as ferramentas e a possibilidade de encontrarem o caminho mais adequado a seu processo individual de pós-parto. Para mudar, não precisamos esperar pelas políticas empresariais ou do governo. Mulheres podem planejar a experiência de pós-parto que desejam e que merecem. Mães de primeira viagem talvez encontrem espaço para entender por que estão sentindo o que estão sentindo e possam aprender alguns princípios básicos e salutares para otimizar sua experiência. Mulheres que cuidam de outras mulheres nessa fase da vida encontrarão neste livro ferramentas multidimensionais para complementar suas experiências.

## COMO USAR ESTE LIVRO

A ideia é que você possa pegar o livro a qualquer momento seja para fazer cinco ou dez minutos de prática, ler a história de alguma mulher ou simplesmente folheá-lo, procurando a resposta para alguma pergunta.

Não se preocupe: não é preciso ter qualquer experiência prévia com yoga, meditação ou terapia corporal para fazer os exercícios. Caso já tenha praticado yoga, não pule os movimentos "mais simples". Mesmo que você tenha alguma familiaridade e que eles pareçam fáceis demais, você terá uma recuperação mais rápida e duradoura se nesses primeiros meses após o parto fizer movimentos mais lentos, passo a passo.

Cada capítulo se encerra com um resumo que traz as principais ideias abordadas, então é possível retornar a elas sempre que desejar. Os capítulos também trazem reflexões, questões e práticas, permitindo que você assimile o conteúdo e transforme-o em algo útil e relevante para sua vida. Este livro é um guia; portanto, apreender a informação sem utilizá-la é um desperdício. Pequenos investimentos diários de tempo serão uma bênção para sua recuperação pós-parto e para fazer com que a maternidade se integre à sua identidade.

**Parte I: A preparação para o quarto trimestre**

Se for gestante, comece lendo a primeira seção deste livro, "A preparação para o quarto trimestre", que começa no Capítulo 1, "A revolução do pós-parto". Nessa primeira seção, mostro não só como se preparar, mas também como preparar sua casa e seu relacionamento para tornar o período pós-parto o mais tranquilo e feliz possível. A ideia é criar um plano de refúgio para o pós-parto que antecipe as necessidades físicas, emocionais e amorosas que surgem com o nascimento do bebê, bem como montar um grupo de apoio, para que você saiba a quem recorrer e como pedir ajuda quando necessário.

Ainda nessa seção, há sugestões de exercícios que podem ser úteis para o parto, guiando-a por sensações e pontos de referência aos quais você pode retornar depois de ter parido. É possível treinar o sistema nervoso para ser resiliente e administrar o estresse. Invista apenas cinco ou dez minutos por dia nessa preparação para colher grandes benefícios.

Além disso, cada capítulo traz relatos de mulheres e dicas de exercícios, e ainda deixo nos apêndices um exemplo de lista de compras e uma plaquinha para prender na porta. Na bibliografia, compartilho fontes importantes.

**Parte 2: Usufruindo do quarto trimestre**

Se você acabou de ter bebê, pode pular direto para a Parte 2. Começo recapitulando os alicerces para um pós-parto saudável, assunto tratado com mais profundidade no Capítulo 2. (Se quiser ler tudo sobre esse tema ou precisar refrescar a memória sobre a necessidade de cuidados no pós-parto, sinta-se à vontade para retornar ao Capítulo 1.)

Em "Usufruindo do quarto trimestre", ofereço um guia para você passar tranquilamente por essa transição importante, esse período crucial da vida da recém-mãe. Há muitas culturas que protegem a unidade mãe-bebê nesse momento, chamado pela Ayurveda — modalidade da medicina tradicional indiana — de *janela sagrada*. É uma oportunidade de fortalecer o sistema imunológico da mãe e do bebê e de dar o tom para o que virá em termos de saúde e de recuperação. Essa parte traz dicas de como usufruir da janela sagrada e obter apoio; assim, você consegue se cuidar no momento certo, para que no futuro não tenha que se submeter a procedimentos de reparo. Disponibilizo um programa semanal de exercícios, que pode ser praticado diariamente até a consulta de quatro semanas pós-parto com seu/sua médico/a ou sua parteira, descrevo os hormônios que atuam após o parto e debato como você pode se amparar quando estiver surfando as inevitáveis ondas de emoções e transformações. Adoto uma perspectiva primordialmente holística e faço uso da sabedoria da medicina tradicional chinesa e da Ayurveda, mas também incluo conhecimentos de fisioterapia cientificamente embasados e métodos alopáticos da medicina ocidental. Caso você tenha passado por complicações no parto ou na recuperação, esta seção também aborda muitos casos médicos e o que se pode fazer diante dessas complicações para cuidar de sua saúde a curto e longo prazos. Discorro sobre maneiras práticas de examinar sua história de parto, de não perder a conexão com seu parceiro ou parceira e de pavimentar o caminho para uma intimidade maior. Mais uma vez, espalho aqui e ali histórias de outras mulheres e exercícios, bem como alguns quadrinhos informativos.

Se estiver se sentindo perdida e sem o apoio necessário, talvez seja bom voltar ao Capítulo 3, "Um plano de refúgio para o pós-parto". Mesmo já estando no pós-parto, é importante construir esse plano e colocar algumas partes em ação para restaurar sua saúde e vitalidade.

**Parte 3: Depois do quarto trimestre**

O quarto trimestre passa, mas o processo de se tornar mãe continua. A Parte 3 ajuda a mulher a lidar com seu novo estado "normal", ainda em desenvolvimento. Nunca voltamos a ser quem éramos, mas podemos identificar e continuar agindo de acordo com nossos valores mais essenciais. É quando descobrimos que tipo de mãe somos, diferente daquela que nos criou. Também é o momento de confrontar nossos ideais, reconhecer realidades e aprender o que significa ser uma mãe "boa o suficiente". Depois de tantas mudanças físicas e da descoberta de novas identidades, esta seção também conduz a mulher pelo misterioso processo de encontrar novas formas de acessar seus desejos e sua sexualidade.

Para fechar o ciclo, proponho às mulheres que criem seu próprio ritual pós-parto, criem uma rede de apoio e compartilhem os frutos dessa jornada. Também incentivo que escrevam uma carta à criança, pondo no papel toda a sabedoria acumulada até então e afirmando que esse tempo tão efêmero merece ser documentado.

## A JORNADA RUMO À MATERNIDADE

Este livro é o meu presente a toda mulher em processo de se tornar mãe. É o livro que eu desesperadamente queria encontrar. Espero que ele lhe forneça ferramentas, informações, incentivos e acolhimento para suavizar essa transição tão preciosa. Caso esteja confusa, deprimida, esquisita ou sentindo dor, que o livro funcione como um oásis no meio do deserto. Já passei por isso, e meu desejo mais sincero é que você encontre aqui algumas respostas. Que encontre consolo e esperança na história de outras mulheres, que encontre forças para dar um pequeno passo para fora da escuridão e que seu caminho seja completo e enriquecedor. Ainda que precise batalhar, ainda que fique exausta, torço para que também descubra dentro de si tesouros que jamais imaginou que existissem, trazidos à tona graças ao poder do amor que ganhou vida em você.

# minha experiência pessoal de parto e pós-parto

Não faço ideia de quanto tempo se passou. Está escurecendo e me vejo sozinha de novo. As contrações vão ficando mais fortes, e não consigo acreditar que não tem ninguém aqui comigo enquanto dou à luz. Estou nua e sem os meus óculos. Ando pelo apartamento, para checar se todos os cantos são seguros. Feito um animal que persegue a presa, quero saber onde estão tudo e todos. Estou completamente atenta a qualquer cheiro ou som que invade o lugar, mas não tem ninguém aqui.

A parteira saiu por volta da hora do almoço, e agora o sol está se pondo. Finalmente ela volta, quatro horas depois, pedindo desculpas por ter me abandonado. Mas já me encontro em outro mundo, uma terra distante e nebulosa, de pactos entre meu bebê e eu. Decidi que vamos fazer isso por conta própria, só nós duas. Somos uma equipe: nós dois contra o mundo. A gente consegue.

Depois de mais quatro horas empurrando, pari minha menina com uma determinação brutal. Se eu tivesse relaxado, ela teria saído com mais facilidade, mas não consegui. Grávida de 42 longas semanas e cinco dias, e depois de um trabalho de parto tão longo que vi o sol nascer, se pôr e quase nascer de novo, perdi qualquer resquício de paciência. Não tive orgasmo algum no nascimento, nem senti o reflexo de ejeção do feto. Eu estava na configuração ideal de parto, mas de ideal a experiência não teve nada. Na prática, fiz uma força tremenda para empurrar minha filha, o que causou uma rotura severa, embora eu não tenha me dado conta na hora.

Minha primeira suspeita de que havia algo errado foi quando percebi que as parteiras continuavam entre minhas pernas mesmo depois de a placenta ter saído. Logo senti a picada da anestesia local e o repuxar dos pontos enquanto elas costuravam meu assoalho pélvico. Entrei em pânico: eu tinha plena consciência das funções físicas, estruturais e energéticas do assoalho pélvico e sabia que qualquer comprometimento grande nessa região poderia me predispor aos mais variados graus de instabilidade e fragilidade, bem como a disfunções que poderiam levar uma vida para se resolver. Estaria sujeita a danos e deformações irreparáveis.

O que eu não sabia era que começava ali uma das maiores e mais importantes jornadas de cura da minha vida.

## A ASCENÇÃO ANTES DO PARTO

Um ano antes de dar à luz, consegui o trabalho dos sonhos: dar aulas de yoga num spa de desintoxicação localizado numa ilha no Brasil. Morar nessa ilha era como habitar um útero gigantesco, pulsando energia vital e água salgada. Quando cheguei à Ilha Grande, cerca de cem quilômetros ao sul do Rio de Janeiro, não tinha uma ideia muito sólida a respeito do feminino, mas a ilha começou a me despertar nesse sentido. Eu caminhava descalça e, às vezes, nua. Nadava no mar todos os dias. Meu cabelo vivia molhado da água doce das cachoeiras, ou do suor fruto da prática intensa de yoga e de sexo arrebatador; a ilha deu um jeito de se infiltrar em mim. Meu lado selvagem tinha despertado.

Como era de se esperar, me apaixonei perdidamente por um brasileiro belíssimo que morava na ilha. Eu rezava para a rainha do mar, Iemanjá, pedindo que me mostrasse como seria meu caminho com aquele homem e com o Brasil. Em dois meses, eu estava grávida e feliz da vida.

Sem dúvida, entrei num turbilhão de mudanças radicais, mas sempre gostei de me lançar de grandes alturas, então me preparei exaustivamente para o parto, planejei cada detalhe. Respeito o nascimento assim como respeito o mar — eu sabia que era maior e mais poderoso do que eu poderia presumir. Cheguei ao momento decisivo e sagrado do parto sem dar crédito às amigas e alunas bem-intencionadas (que visivelmente não eram mães) que diziam em coro: "O parto vai ser tranquilo para você, que já tem tanta conexão com o próprio corpo. Uma yogue! Você sabe como respirar." Eu dava aulas de yoga, inclusive yoga pré-natal, mas intuitivamente sabia que as palavras *parto* e *tranquilo* não podiam estar na mesma frase.

Por mais que me sentisse pequena diante da grandeza daquele momento e reverenciasse tudo aquilo, eu também era ingênua a respeito do que aconteceria depois, assim como muitas mulheres. Não fazia a menor ideia de que o quarto trimestre exigiria tanto de mim nem que eu seria profundamente transformada por ele.

É verdade que, como praticante de longa data de yoga, formadora de professores e terapeuta de Integração Estrutural, já era especialista em assoalho pélvico, tanto do meu quanto dos outros. Tinha uma profunda conexão com meu corpo, então não poderia imaginar por que ele me deixaria na mão justo naquele momento. Depois de anos e anos explorando vorazmente a ligação entre corpo e mente por meio da dança, do yoga, do Rolfing e do Feldenkrais — além de muitas outras terapias —, tinha total confiança na sabedoria e resiliência inatas do meu corpo.

Quando era uma jovem dançarina, tive que lidar com questões ligadas à dismorfia corporal, então não esperava sentir qualquer estranhamento em relação às mudanças em meu corpo ou em suas funções ao longo de um processo tão natural quanto o de se tornar mãe. Sempre passei muito tempo rodeada de bebês e crianças, portanto, me achava preparada para cuidar de um recém-nascido. Não estava preocupada com o fato de que meu marido trabalhasse à noite e dormisse durante o dia. E não me preocupava nem um pouco a ideia de ficar quase sem ajuda depois que o bebê nascesse: teria apenas uma semana com minha mãe e uma semana com minha sogra. Igual a muitas mães de primeira viagem, eu estava completamente despreparada e cega para o outro nascimento prestes a acontecer: o meu nascimento como mãe.

Foi feia a minha queda: do alto de uma paixão arrebatadora, com pano de fundo idílico, para um apartamento isolado na cidade, onde pari minha filha. Nunca imaginei que, depois de conquistar tudo que sempre desejei, eu acabaria passando por um parto que demandaria todo um processo de cura. Foi difícil aceitar que o ato de parir — algo que acontece quase 400.000 vezes por dia em todo o mundo — cobrasse um preço tão alto do meu corpo, da minha mente e do meu espírito.

## A QUEDA

Depois do parto, minha realidade mudou drasticamente. O simples ato de andar já era tão doloroso que foram meses e meses até que conseguisse ir ao mercado. Eu só comia alguma coisa quando alguém trazia para mim. Passei dois meses sem poder me sentar. Foram mais de dois anos aguentando dores constantes na lombar, hemorroidas e muito incômodo e ardência durante o sexo. Tudo isso passava longe do ideal da mãe poderosa, que logo se mostrava cheia de energia, de volta à ativa: a mulher na piscina com a filha de cinco dias; CEOs voltando a seus postos poucos dias depois do parto; minhas colegas professoras de yoga, que um mês depois de parir já estavam de volta ao estúdio; sem mencionar minha própria autoimagem de jovem professora de yoga e terapeuta corporal bem-sucedida.

Eu também não fazia ideia de que minha recuperação seria tão mais difícil por estar longe das minhas raízes, das mulheres da minha família — irmã, mãe e avó — e de amigas queridas e próximas. Mal podia imaginar como outros fatores influenciariam ainda a capacidade de me recuperar: a gravidez ter avançado quase três semanas para além da data prevista, o tempo enorme que passei fazendo força durante o trabalho de parto e a lesão significativa que sofri. Se individualmente esses fatores já exigiriam um bom esforço de recuperação, somados, eles mais do que triplicaram o tempo que levei para me recompor.

Por mais desanimadores que fossem meus sintomas, fiquei ainda mais perplexa pela falta de recursos disponíveis para auxiliar meu processo de recuperação. Minhas parteiras ou estavam muito ocupadas ou não sabiam como ajudar, ou, ainda, não admitiam a gravidade da situação; assim, não conseguiram me ajudar de verdade.

Na internet, achei milhares de leituras sobre como identificar os sintomas da depressão pós-parto, mas minha situação era mais complexa, não se encaixava em nenhuma resposta pronta. Não era de se admirar que eu estivesse deprimida depois de passar dez meses lidando com problemas físicos, emocionais e espirituais, sem contar os desafios culturais e de ordem prática que enfrentava todos os dias. Tinha uma limitação por conta da língua e dos mal-entendidos culturais e ficava sem saber se os recursos para o pós-parto simplesmente não existiam no Brasil ou se eu que não fazia ideia de onde procurá-los. Eu sentia que meu corpo estava um caos, e eu não sabia o que fazer para melhorar; além disso, tinha gastado as economias de uma vida inteira para contratar uma parteira em quem confiava e para ter o parto que queria. Creche estava fora de cogitação, então eu não podia trabalhar. Meu parceiro tinha boa vontade, mas era tão despreparado quanto eu e ficava bastante ausente.

## A BUSCA

Todos os profissionais de confiança que poderiam me ajudar no tratamento estavam nos Estados Unidos: acupunturistas, osteopatas e fisioterapeutas especializados em assoalho pélvico. Eu estava dividida: não queria deixar o Brasil sem o meu marido, que teria de passar por uma longa saga burocrática para conseguir entrar no meu país, mas por outro lado minhas alternativas estavam acabando. Optei, então, por deixá-lo no Rio e fui com minha filha para Boulder, no Colorado, onde estavam muitos dos meus contatos. Minha primeira parada foi numa obstetra, para entender a situação do meu assoalho pélvico. Embora tenha certa cautela com os métodos alopáticos, eu queria uma avaliação franca de alguém que não dourasse a pílula. Minha calcinha com frequência ficava suja de fezes — mesmo quando eu não tinha vontade de ir ao banheiro —, eu sentia uma dor insuportável durante o sexo e dores constantes no sacro e na lombar, a ponto de não conseguir mais me sentar ou me levantar sem colocar as mãos nas costas.

Ao ouvir minha longa lista de sintomas — mas sem me examinar —, a obstetra recomendou uma cirurgia de reconstrução total do assoalho pélvico. Como sei muito bem que o assoalho pélvico é a fonte da saúde da coluna espinhal, da saúde dos órgãos e da conexão energética com a terra, a última coisa que queria era ser aberta e depois costurada novamente com materiais que meu corpo não reconheceria. Tinha plena consciência de que cirurgia nem sempre é a solução, e que muitas vezes pode até piorar o problema. Não se trata apenas do assoalho pélvico; estamos falando de uma abertura e passagem sagradas. Minha resposta foi: nem pensar.

Quando saí do consultório, me vi mais determinada ainda a entender o que estava acontecendo comigo. Se eu, com toda a experiência de terapia corporal e yoga, não conseguia encontrar os recursos necessários para me recuperar completamente do parto sem precisar de uma cirurgia, como uma mulher sem essa experiência faria? Minha busca era por uma abordagem múltipla de tratamento, que levasse em conta essas camadas de experiência na minha transição complexa e concreta para a maternidade.

Assim, de espírito livre passei a investigadora pé no chão. Estava decidida. Marquei uma consulta com minha especialista holística em assoalho pélvico, Michele Kreisberg, e, conforme o dia se aproximava, fui ficando com medo de ouvir mais notícias ruins. Felizmente, Michele me garantiu que havia muitas opções de tratamento disponíveis antes de se recorrer à cirurgia. Só de saber que eu não era um caso perdido, ganhei energia para continuar minha busca pela recuperação natural.

Depois de passar alguns meses em Boulder, precisava do apoio da família. Voltei para a casa dos meus pais em San Diego, e, assim, pude cuidar da minha filha em tempo integral. Esperava que meu marido logo fosse morar com a gente. Procurei meus antigos professores de yoga e colegas de trabalho, mas sempre que eu praticava — mesmo em níveis básicos —, a dor na coluna, a incontinência e as hemorroidas só pioravam. Continuei com os exercícios corretivos de fisioterapia e experimentei alguns exercícios que pudessem me fortalecer, em vez de enfraquecer.

Seis meses depois, um pouco melhor graças aos exercícios leves e consistentes, e finalmente apta a dar aulas, recebi uma proposta para liderar junto a outra professora uma capacitação para professores de yoga na Tailândia. Estava louca para investigar as tradições asiáticas milenares de proteção às mulheres nos primeiros meses após o parto. Também sabia que na Tailândia teria condições de arcar com uma creche em tempo integral e dedicar o tempo livre a meu processo pessoal de cura. Até aquele ponto — como é o caso de muitas mães —, eu tinha basicamente sacrificado minhas necessidades básicas para dar conta das necessidades da minha filha.

Após morar um ano sem meu marido nos Estados Unidos, parti para a Ásia com minha filha de quase dois anos a tiracolo.

## AULAS DE CURA

Na capacitação de professores, o universo pôs um anjo em meu caminho: Ellen Heed, *sexological bodyworker* que deu aulas sobre a parte de anatomia do programa. O *sexological bodywork* é um trabalho holístico e progressivo que inclui o tratamento da anatomia sexual e reprodutiva em seu escopo de atuação. Quando tomei coragem de contar a ela meus sintomas, Ellen me convidou a participar de um estudo revolucionário que estava conduzindo com mães no pós-parto e recuperação de áreas lesionadas. Ao longo das sessões com ela, meus problemas de incontinência, hemorroidas e diástase (separação entre os músculos abdominais) foram se resolvendo, embora a única solução proposta pela médica em Boulder tenha sido uma intensa cirurgia. Parecia um milagre.

No momento em que voltei a atenção para minha recuperação, arrumei um tempo para refletir sobre o que tinha acontecido nos dois anos anteriores. Resolvi encarar a frustração e o luto por coisas na minha vida que nunca mais seriam as mesmas: a prática de yoga, a soberania sobre meu corpo e o sonho de ter uma família tradicional. Consegui admitir, por fim, que meu casamento estava desmoronando.

Percebi que tinha me casado com um homem muito diferente de mim, e no fundo eu sempre soube disso. Não tínhamos nada em comum: nem a língua, nem a origem socioeconômica ou a trajetória de vida. Só um vínculo puro e inocente, e eu imaginava que isso seria o suficiente para sustentar uma vida em comum, em sintonia com os ritmos da floresta tropical. Após um ano de espera, precisei dar ouvidos à minha intuição inicial: assim que o conheci, logo soube que era um ilhéu de coração e que jamais deixaria o Brasil.

Quando a capacitação de professores chegou ao fim, após um mês de duração, decidi continuar na Tailândia para desfrutar do baixo custo de vida e do ritmo de vida mais lento. Todos os dias, depois de deixar minha filha na pré-escola, eu me deitava no azulejo frio de nosso pequeno alojamento e deixava as emoções virem à tona, tomarem conta de mim e, então, se assentarem. Em seguida, praticava um pouco de yin yoga e rezava. Passava as noites construindo um site e arquitetando um negócio viável, de olho num futuro para nós duas.

A experiência de dar à luz e virar mãe me transformou por completo. Não queria que outras mulheres sofressem com a mesma falta de recursos e conhecimento que tive de encarar depois de parir. Os ferimentos mais profundos sempre foram meus melhores mestres, e nesse caso não seria diferente. Comecei a me sentir impelida a ajudar mães de primeira viagem e a preencher o que parecia um buraco negro em termos de saúde da mulher: o período pós-parto.

Determinada a aproveitar minha estadia na Ásia para ampliar minha visão sobre a saúde da mulher e a entender melhor como conduzir a recuperação pós-parto de forma holística, fui em busca de abordagens das mais diversas modalidades e culturas.

A Tailândia recebe muita influência da medicina e da cultura chinesas, então resolvi começar minha pesquisa exatamente onde eu estava. Entrevistei mulheres e *healers*, profissionais voltados para o cuidado e a cura, para perguntar sobre os cuidados que as mães recebiam no pós-parto. Encontrei inclusive um centro que contratava massoterapeutas e fitoterapeutas para mulheres que tinham acabado de dar à luz. Os *healers* iam até a casa das mulheres diariamente, durante quarenta dias, levando receitas especiais, ervas e faixas de cintura para ajudá-las na transição para a maternidade. Amigas da Coreia do Sul e de Hong Kong mencionaram um "período de confinamento", durante o qual a mãe recebe cuidados e sopas especiais que propiciam uma recuperação saudável.

Lembrei-me da Índia, onde as mulheres voltam para a casa da mãe logo depois de dar à luz, para ser alimentadas, banhadas e manter a tranquilidade enquanto começam a conhecer o bebê. Percebi a importância das tradições matrilineares — gerações de mulheres que se apoiam — e da família ampliada, e pela primeira vez entendi o impacto de minha escolha de parir fora do meu país, longe da minha linhagem. Fiquei desprotegida num momento em que deveria ser acolhida e acompanhada. Não tive por perto comidas reconfortantes, cheiros familiares; quando olhava ao redor, não via nenhuma imagem ou companhia que me trouxesse paz. Tive que me virar sozinha em um momento em que deveria contar com o apoio da família e dos amigos.

## A MISSÃO DE AJUDAR OUTRAS MULHERES A SE RECUPERAR

Quando minha filha e eu finalmente voltamos para a Califórnia, decidi fazer um curso para me tornar doula, e assim ajudar outras mulheres na passagem da concepção para o nascimento e depois para a maternidade. Ao integrar o que tinha aprendido sobre saúde pélvica e tratamento de lesões à minha prática de terapia corporal, as mulheres começaram a me procurar para tratar de problemas de saúde relacionados ao parto. Em certos casos, eram questões que tinham surgido durante o parto e que ficaram sem solução por mais de vinte anos. Alguns problemas foram resolvidos em apenas uma sessão.

Àquela altura, eu já tinha ido embora do Brasil há um ano e meio. Minha filha não falava mais português, e o pai dela não falava inglês. Se eu quisesse que ela tivesse uma relação com o pai e com suas raízes, precisava levá-la de volta à sua terra natal. Eu devia isso a ela, para honrar essas raízes e dar-lhe a chance de estabelecer uma conexão com o pai e seu país de origem.

Assim, minha filha e eu voltamos para o Brasil em novembro de 2009. Estava determinada: meu foco seria ajudar mulheres expatriadas a conduzir suas experiências de parto no Brasil e fazer a diferença no movimento que militava pelo parto seguro, saudável e protagonizado pela mulher, o chamado "parto humanizado". O Brasil tem uma taxa de 80% de cesarianas, uma das maiores do mundo, então eu sabia que havia muito trabalho pela frente.

Nos anos seguintes em que estive no Rio, acompanhei dezenas de mulheres, dos mais variados países, de Cabo Verde a Austrália, por exemplo. Estive perto delas em diversos momentos: concepção, abortos espontâneos, gravidez, parto e experiências pós-parto de todos os tipos. Também desempenhei os mais diversos papéis: de professora de yoga a tradutora de termos médicos, de educadora perinatal a doula e, por fim, terapeuta de Experiência Somática, uma abordagem que trata o impacto do trauma no sistema nervoso.

## MAGAMAMA

Graças à minha formação, minha militância e meu trabalho terapêutico, fiquei conhecida na vizinhança boêmia de Santa Teresa, na Zona Central do Rio de Janeiro, onde morava, pelo apelido carinhoso de "maga". Porém, meu trabalho com tantas mulheres inspiradoras me mostrou que todas nós somos magas; tornar-se mãe é se tornar alquimista, equilibrista de múltiplos papéis e identidades. É ter de descer muitas vezes às profundezas e retornar. As histórias que ouvi e vivi revelam o que se esconde por trás das mulheres: força, potência e magia descomunais, despertadas pelo poder transformador do parto.

Hoje, mulheres do mundo todo — da Suécia à Espanha, ou até da Coreia do Sul — me procuram para consultas on-line ou sessões presenciais de tratamento, com foco em suas histórias de parto, lesões de parto, traumas e recuperação. Os relatos dessas mulheres provam que meu pós-parto não foi difícil apenas por eu ser uma norte-americana morando fora e vivendo um relacionamento não convencional. Mulheres de todos os lugares enfrentam dificuldades para se adaptar à maternidade. De acordo com o Departamento de Saúde do Estado de Nova York, 80% das mulheres afirmam ter sofrido de "baby blues" depois de parir. E, em alguns casos, como eu já estava cansada de saber, a depressão pós-parto é resultado da convergência de uma série de circunstâncias pessoais e culturais, e não um problema exclusivo de saúde mental da mulher.

Em 2014, minha filha e eu retornamos para minha cidade natal, San Diego, onde montei um consultório particular. Levou quase sete anos, mas retomei a energia vital plena e voltei a usar o corpo sem medo de me machucar. Passei a contar de novo com uma incrível rede de apoio que incluía meus pais e minha irmã. Concluí a formação em *sexological bodywork*, e em meu consultório combino técnicas de *hands-on, hands-in* (um tipo de massagem no assoalho pélvico), com *Birth Story Medicine* e terapia somática para ajudar as mulheres a se sentirem completas de novo após o parto. Faço a ponte entre os mundos do nascimento, do sexo e do trauma. Todos os dias, tranquilizo as mulheres, dizendo que é normal o que estão sentindo, que não estão "atrasadas" no processo de recuperação e que não estão sozinhas.

Depois de muitos anos trabalhando no projeto deste livro, finalmente tive o apoio necessário para dar à luz a ele e fazê-lo crescer. Trata-se do meu presente para você: o livro que eu gostaria de ter lido no momento em que me tornava mãe. Mais do que qualquer outra experiência de vida, a maternidade me mostrou de forma clara e profunda como está tudo conectado: nossa saúde física, mental, emocional e espiritual.

Esta foi a minha jornada da heroína, um caminho longo e árduo — mais longo e mais árduo que o comum. Não sou mais quem eu era. Sou uma nova mulher. Talvez as circunstâncias da sua vida sejam menos radicais do que foram as minhas (e torço de verdade para isso!), espero que minha história sirva para iluminar seu caminho. No momento em que você dá à luz, não nasce apenas um bebê; de certa forma, você também nasce. É um nascimento profundo e grandioso: o seu nascimento como mãe. E todos os nascimentos exigem celebração, valorização e muitos cuidados. É delicado o limiar entre as fases da vida. Sempre haverá dificuldades e desafios normais na jornada das mães recém-nascidas, mas, quando o caminho está iluminado por aquelas que já passaram por ele, é possível fazer a transição com delicadeza e tranquilidade.

Que sua jornada pela maternidade seja rica, intensa e cheia de conhecimento!

# Parte 1

## A PREPARAÇÃO PARA O QUARTO TRIMESTRE

*"Não se esqueça do amor. Ele trará toda a loucura de que você precisa para se expandir universo afora."*
— MIRABAI

Com o parto se aproximando, é muito provável que você esteja lendo vários livros sobre o assunto, fazendo aulas de preparação para o parto e ajustando sua casa para a chegada do bebê, mas talvez não esteja *se* preparando para as mudanças que virão. Certamente escolheu a dedo quem estará ao seu lado no grande dia, como será o ambiente em que quer parir e como conseguirá o que precisa para ter o parto tão sonhado. Mas, por experiência própria, aposto que não pensou muito sobre o que acontecerá depois.

Você deve ter pensado como fará para cuidar do bebê. Muitas mulheres pesquisam as diversas formas de alimentá-los (amamentação, fórmula, mamadeiras e por aí vai), estudam as teorias que tratam do sono dos bebês e chegam a fazer aulas sobre os cuidados que requer um recém-nascido. Abrimos espaço em nossa vida para o bebê — em nossa casa, em nossa rotina diária, em nossa vida profissional —, mas, por algum, motivo esquecemos que nosso corpo e nossa identidade sofrerão mudanças profundas e muito velozes.

Se o seu o parto está próximo, esta seção lhe ajudará a se preparar: não para o parto em si — tenho certeza de que para isso você já tem inúmeras fontes de informação e apoio —, mas para o que virá imediatamente depois. Esta jornada é um convite para a descoberta de camadas mais profundas do seu mundo interior: suas forças, vulnerabilidades e crenças. Bem-vinda à jornada sagrada da maternidade

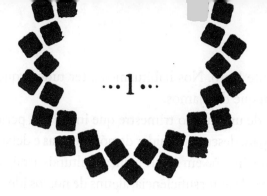

## *a revolução do pós-parto*

Estamos vivendo uma das épocas mais interessantes e complexas da história para ser mulher e ser mãe. Há uma profusão de escolhas a nosso dispor, uma verdadeira enxurrada. Podemos ser artífices de nossa própria vida. Podemos ser as provedoras, enquanto nossos parceiros ou nossas parceiras ficam em casa. Podemos ser astronautas ou donas de casa. Podemos trabalhar de casa. Se bobear, podemos até ser presidenta. Não estamos presas a um lugar apenas. Podemos viver longe da família e do trabalho. Conseguimos comer abacaxi e manga no inverno. Podemos chegar a qualquer lugar do mundo em menos de dois dias. Ou fazer uma chamada de vídeo e ver o rosto de alguém que esteja em praticamente qualquer canto do planeta. Graças às mídias sociais, existe uma percepção de proximidade e conexão. Sob certo ponto de vista, desfrutamos da máxima liberdade. Sob outro, jamais sofremos tanto.

O que é natural se tornou contracultural. O que é necessidade passou a ser considerado luxo. O luxo é visto como necessidade. Aquilo que é instintivo parece estranho. E o que deveria ser inato precisa ser reaprendido.

Começamos a acreditar que a tecnologia é mais confiável do que a natureza. Nos acostumamos a tal nível de comodidade que qualquer desconforto soa anormal. Estamos condicionados a receber tantas informações e tantos estímulos, que o ritmo da natureza parece terrivelmente lento. Nos habituamos a ter tudo o que desejamos, na hora em que desejamos.

A ideia de um quarto trimestre que inclui um período de quarenta dias para descansar, cuidar de nós mesmas e deixar que outros cuidem também põe em xeque crenças culturais arraigadas do individualismo e da autossuficiência, alguns de nossos ideais feministas e nossas expectativas pessoais de sermos supermulheres invencíveis. Ainda não se reconhece o quarto trimestre como parte importante dos cuidados com a saúde da mulher.

Ao longo dos meus anos de prática espiritual, nunca vivenciei tanto a interconexão de tudo o que nos torna humanos e produz um bem-estar verdadeiro e intenso quanto durante o meu processo de recuperação no pós-parto. Tive que dar atenção às mais diversas facetas de mim mesma — física, mental, emocional, sexual e espiritual — para recuperar completamente minha saúde.

No entanto, apesar de toda a sua potencialidade, esse período é negligenciado. Médicos e parteiras fornecem pouca informação. Após se prepararem minuciosamente para o parto, as mulheres precisam se virar para dar conta sozinhas da imensa transição que é se tornar mãe. No momento em que precisa de mais apoio do que nunca, a mulher se vê isolada, tentando entender o que aconteceu, quem ela é e o que pode fazer com isso tudo.

Não é de se espantar que de 15% a 20% das mulheres sofram de depressão pós-parto. Diante da precariedade de diálogo sobre como podemos cuidar de nós mesmas ou deixar que cuidem de nós ao nos tornarmos mães, e da precariedade de debates sobre a saúde da mulher ao longo de toda a sua vida, essa questão costuma ser reduzida a um problema isolado de saúde mental da mulher.

Se você tem um bebê, vai experienciar o período pós-parto. É um estágio da vida — um momento incrivelmente transformador e desconcertante na vida das mães que não precisa levar à depressão. Embora o cenário pareça um tanto sombrio, a boa notícia é que diversas culturas ao redor do mundo têm estratégias para apoiar as mulheres durante essa transição, o que pode ser muito simples. Mas vamos por partes. Em primeiro lugar, o que é exatamente o quarto trimestre?

## O QUE É O PERÍODO PÓS-PARTO?

"Quanto tempo isso dura?" é a pergunta que mais ouço em meu consultório. Também tive a mesma dúvida. Nove dias? Seis semanas? Três meses? Nove meses? Dois anos? Para sempre?

Cerca de um ano após o nascimento da minha filha, ainda às voltas com minhas questões pessoais (como mencionei antes, na história do meu parto e do pós-parto), perguntei a uma sábia amiga que já era mãe quanto tempo "aquilo tudo" durava e com "tudo" eu queria dizer a sensação de estar física, emocional e espiritualmente reconfigurada. Quando é que me sentiria inteira de novo? Quando voltaria a me reconhecer?

A resposta dela foi: "Dez anos."

Na época, fiquei perplexa. Contudo, hoje vejo que foi uma dose de bom senso: recebi uma resposta franca, realista e, por fim, até tranquilizadora. Como poderia esperar menos de uma reformulação tão gigantesca, que incluía transferência de energia vital, mudança completa de identidade e reordenamento físico?

Dez anos era uma estimativa muito maior do que eu lia nas matérias de revista sobre atrizes e executivas de alto escalão que retornavam ao trabalho em duas semanas. Minhas amigas que também davam aulas de yoga também voltavam ao estúdio um ou dois meses depois de dar à luz. Uma conhecida com quem eu cruzava na piscina todos os dias continuou nadando até o dia do parto, e quando a encontrei cinco dias depois, mais uma vez na piscina, achei que eu estivesse louca. Cadê o bebê? Como ela já tinha voltado a nadar?

A ideia onipresente é: *Recupere sua forma física. Retorne à sua rotina. Volte a usar aquele jeans de antes da gravidez.* E essas são apenas as mensagens explícitas, tão comuns para quem se torna mãe. Nas entrelinhas vem dizendo: passe por esse período o mais rápido possível; volte para o que lhe é familiar; volte para o que você conhece e reconhece.

Pensar a longo prazo — um prazo *muito* mais longo — me ajudou a aliviar a pressão. Parei de achar que tinha algo de errado comigo por não me sentir normal tão depressa. Para as centenas de mães que já atendi no consultório ou que já participaram dos meus *workshops*, algumas perguntas são recorrentes: Por que ninguém toca nesse assunto? Quando vou voltar a ser eu mesma? Quando acaba o pós-parto?

## A licença-maternidade nos Estados Unidos

A Lei da Licença Médica e Familiar (FMLA, na sigla em inglês) determina que alguns empregadores (agências públicas, escolas públicas e particulares de ensino fundamental e médio e empresas com cinquenta ou mais funcionários) devem garantir aos funcionários aptos até doze semanas de licença não remunerada, no período de um ano, para o nascimento e o cuidado de um recém-nascido. Porém, de acordo com a Secretaria de Estatísticas Trabalhistas, apenas 12% dos norte-americanos têm acesso à licença parental remunerada, o que significa que existe um grande número de pessoas que não têm o direito a esse tipo de licença. Segundo o Centro de Pesquisa Econômica e Política, duas a cada cinco mulheres não são consideradas aptas, e o Departamento de Trabalho identificou que 64% das mulheres aptas e 36% dos homens aptos abrem mão do benefício.

O que isso quer dizer? Em primeiro lugar, significa que a maioria das norte-americanas não pode se ausentar do trabalho depois de ter bebê. Algo em torno de 25% delas voltam ao trabalho *dez dias* após darem à luz.

De acordo com os números do Centro Nacional de Estatísticas de Saúde, em torno de dois terços das mulheres norte-americanas estão empregadas durante a gravidez, e cerca de 70% delas relatam tirar algum tempo de licença. Quanto tempo? A licença-maternidade média das norte-americanas é de dez semanas, enquanto aproximadamente metade das mães tirou pelo menos cinco semanas e em torno de um quarto delas tirou nove semanas ou mais.

**Definição de *pós-parto***

O termo *postpartum*, do latim, significa literalmente "após o parto". A própria definição enfatiza a ideia de que, após ter um bebê, nós, estamos permanentemente no pós-parto. Nunca é possível voltar a quem ou ao que éramos antes de dar à luz. Essa perspectiva mais ampla ajuda a gestante a entender plenamente o tempo que pode levar até ela conseguir incorporar todas as mudanças geradas pela experiência do nascimento e do tornar-se mãe.

Para além dessa definição geral, o pós-parto pode ser entendido de várias formas. Algumas definições falam num período de nove a onze dias, quando o útero volta ao tamanho que tinha antes da gravidez. Muitas culturas compartilham a ideia de um *mês de ouro* ou período de confinamento: qualquer intervalo entre vinte e sessenta dias, geralmente em torno de quarenta.

Na Índia e no Japão, logo após parir, a mulher volta para a casa da mãe por um período de seis semanas, assim não precisa se preocupar com as tarefas domésticas — cozinhar, limpar e cuidar do marido. Na China, essas tarefas são divididas entre a mãe e a sogra; as mulheres recém-paridas saem de campo por um mês, para assim retomar a vitalidade e a força física. Uma das minhas pacientes contou que sua sogra, de El Salvador, saiu da Costa Leste e foi até a Califórnia, na Costa Oeste, para o nascimento dos dois netos, insistindo que a nora cumprisse o resguardo.

Algumas definições de pós-parto levam em conta a conclusão do quarto trimestre. Outras consideram um período de nove meses, idade em que nossos bebês atingem o mesmo estágio de desenvolvimento que outros mamíferos apresentam ao nascer. Há, ainda, uma definição que fala em dois anos — idade geralmente recomendada para o desmame — como demarcação do fim da fase pós-parto.

Nos Estados Unidos, o que determina a experiência pós-parto de muitas mulheres é a consulta médica que ocorre seis semanas após o nascimento do bebê. O marco reflete o saber antigo sobre o pós-parto imediato. Contudo, essa consulta costuma ser tão curta e superficial, que as mulheres saem do consultório e pensam: "É só isso? Um exame rápido e já estou pronta para voltar a fazer exercício e trabalhar. Tudo bem, mas COMO? Está tudo 'normal' comigo, mas eu não me sinto nada normal."

É natural que não exista um consenso claro sobre a duração desse período, porque o processo pelo qual cada corpo passa após dar à luz é único. A extensão do período pós-parto é diferente para cada uma de nós, mas é quase sempre maior do que queremos, do que esperamos e do que julgamos necessário.

Ao ter em mente que o pós-parto parece mais demorado do que julgamos necessário, talvez possamos nos dar uma colher de chá. Ajustar as nossas expectativas e, em vez de insistir no ritmo que nos é familiar, mais acelerado, podemos abraçar uma cadência mais lenta, para conseguir desfrutar de verdade do que esse momento tem a oferecer. No lugar de minimizá-lo ou tentar passar por ele o mais rápido possível, podemos desacelerar, estar presentes e até mesmo saborear a experiência. Talvez você esteja pensando "Claro, parece maravilhoso, mas como fazer isso na prática?" O primeiro passo é conhecer o caminho das pedras compartilhado por diversas culturas, que atende às cinco necessidades universais de todas as mulheres no pós-parto.

## CINCO NECESSIDADES UNIVERSAIS DA MULHER NO PÓS-PARTO

Há semelhanças evidentes nos cuidados que as mulheres de todos os lugares do mundo recebem logo após darem à luz. Embora os detalhes possam variar, o que é comum a várias culturas é a preocupação em criar um ambiente que respeite as cinco necessidades universais no pós-parto:

- período prolongado de repouso;
- alimentação nutritiva;
- toque afetuoso;
- presença de mulheres mais experientes e parceria espiritual;
- conexão com a natureza.

## Período prolongado de descanso

Em todo o mundo, espera-se que, após o parto, as mães descansem de vinte a sessenta dias. As mulheres são literalmente isoladas para conseguir descansar. Elas recebem cuidados de terceiros e podem, portanto, direcionar todo o seu cuidado ao bebê. A mulher que acabou de dar à luz recebe todo um suporte para descansar, dando tempo para que seu corpo, mente e espírito se harmonizem e processem tudo o que acabou de vivenciar. Tanto a medicina chinesa tradicional quanto a Ayurveda — as duas modalidades que mais me ajudaram na minha recuperação — enxergam esse momento como o mais crítico para a saúde da mulher a longo prazo.

Os chineses chamam esse período de *zuo yuezi*, que significa "ficar de fora por um mês", às vezes traduzido como "confinamento". Também já ouvi quem chamasse de mês de ouro. Na Índia, referem-se a esse período como janela sagrada, e as mulheres saem da casa em que vivem com o marido e voltam para a casa da mãe a fim de darem uma pausa nas responsabilidades domésticas, pois é certo que, se ficar na própria casa, a mulher não deixará de fazer o serviço do lar. As vietnamitas respeitam esse período, que chamam de nằmô, "descansando dentro do ninho", alimentando-se de tônicos e sopas e fazendo banhos de assento com vapor de carvão, preparados por suas tias e mães. No México e na Guatemala, os quarenta dias de descanso para a recuperação e para a criação de vínculo entre mãe e bebê são chamados de *la cuarentena*.

Essa janela imediata de quarenta dias após o parto é considerada tão potente que as mulheres podem se curar de doenças de uma vida inteira e restabelecer a saúde, ou podem, por outro lado, se tornar vulneráveis a doenças que levam uma vida inteira para serem tratadas. Como já falamos, nosso check-up moderno de seis semanas após o parto é um reflexo dessa noção de que o marco de seis semanas é um momento significativo para a saúde da mãe e do bebê. No entanto, não vem acompanhado de cuidados intensivos entre o nascimento e a própria consulta.

**Alimentação nutritiva**

O alimento é uma necessidade humana fundamental e funciona como elemento constitutivo do nosso corpo. E o mais importante: comida é remédio. Logo após o parto, as mães precisam de uma alimentação especial. Elas devem consumir certas ervas e alimentos para concluir a purificação do útero, eliminar qualquer vestígio de sangue antigo que ainda esteja presente no corpo e recuperar a força. Esses alimentos também estimulam a produção de leite. Como a mulher que acabou de ter bebê fica vulnerável ao vento e ao frio, ela precisa de comidas que sejam quentes na temperatura e que tenham um tempero capaz de aquecer o corpo internamente.

Em Hong Kong, as mulheres tomam sopas especiais: de início, para desintoxicação e para facilitar a digestão, e depois para renovar o sangue e a energia vital. Na Coreia do Sul, as sopas são preparadas com diversos tipos de algas, que são abundantes em riquezas minerais. Embora os ingredientes e condimentos variem de cultura para cultura, os alimentos do pós-parto costumam ter as seguintes características em comum: eles aquecem o organismo, são de fácil digestão, ricos em minerais e em colágeno.

**Toque afetuoso**

No parto e no pós-parto, o corpo da mulher passa por mudanças radicais. Os órgãos começam a voltar para seu posicionamento ideal, o corpo vai aos poucos recuperando o volume normal de sangue e de fluidos, e os hormônios estão se reequilibrando. Para ajudar em todas essas transformações, alinhar o sistema linfático e otimizar a circulação, a terapia corporal pela via do toque é parte vital do processo de recuperação para uma saúde vigorosa. Graças a esse entendimento, as culturas asiáticas mimam as mulheres recém-paridas. Na Coreia do Sul, elas recebem diariamente uma massagem, durante quarenta dias, para ajudar no reposicionamento dos órgãos e na circulação. Na Índia, elas recebem de tias e irmãs a *abhyanga*, uma massagem circulatória com óleos essenciais à base de ervas. No México, elas passam por uma cerimônia de "fechamento dos ossos", que inclui massagem, banho quente de ervas, alívio catártico e compressões. Na tradição indo-malaia, as mulheres têm o ventre envolto com faixas especiais, prática que passou a ser reproduzida em Singapura, Taiwan, Hong Kong, na Índia e no Nepal. Independentemente da tradição que você decida incorporar ao seu processo de recuperação, é importante trabalhar o corpo com delicadeza nesse período.

**Presença de mulheres mais experientes e parceria espiritual**

Em grande parte das culturas, o nascimento e a maternidade ainda são considerados território feminino. Portanto, quem se torna mãe é rodeada e amparada por outras mulheres que estão em diferentes estágios da vida e podem lhe confortar a alma e trazer conhecimento a partir de suas próprias experiências como tias, mães e avós. Há considerações práticas, como orientações sobre amamentação, sobre como cuidar de pequenas fissuras vaginais e sobre o que comer. Além disso, no que diz respeito ao estado emocional altamente instável, é um bálsamo para o coração e para os nervos à flor da pele ter por perto outras mulheres que já estiveram nesse mesmo lugar e podem compartilhar sua vivência.

Em muitos países, o período após o nascimento é respeitado e tratado como um momento delicado para mães e bebês, tanto física quanto espiritualmente. Nas tradições Hopi e Maia, mulheres solteiras e de mais idade cuidam das novas mães, para que estas fiquem livres das responsabilidades e funções cotidianas e possam simplesmente cuidar de seus bebês durante esse tempo. Na Turquia, as mulheres ficam na companhia de parentes próximas por quarenta dias. A ideia é distrair os espíritos do mal e não permitir que as pessoas olhem diretamente nos olhos da criança, para não lhes roubar parte do espírito. As mulheres precisam saber que não estão completamente sozinhas, que podem relaxar, porque há outras mulheres em volta dispostas a cuidar da casa, do bebê e da mãe nesse estado novo e vulnerável.

### Conexão com a natureza

Em nossa vida acelerada e pautada pela alta tecnologia, é comum esquecermos como a natureza pode ser uma incrível professora e um recurso extremamente poderoso. Na natureza, uma semente brota, um botão de flor desabrocha — cada processo no seu tempo. Não se pode apressar nada. O que podemos fazer é providenciar as condições necessárias — o solo adequado, luz solar e água — para o crescimento ideal, mas não é possível acelerar o ritmo da natureza. O mesmo se dá com o quarto trimestre: a vida assume um ritmo próprio, um ritmo completamente único em seu caráter lânguido e precioso. A conexão com a natureza pode ajudar a mulher a entender e a apreciar a beleza do ritmo mais lento nesse período.

Não é preciso fazer trilhas ou acampar para sentir o poder da natureza. Basta adotar medidas bem simples. Amamentar perto de uma janela com uma bela vista. Usar esponjas para se banhar com infusões quentes de ervas, como fazem as mulheres no México, na

Guatemala e no Brasil. Apreciar todas as camadas de sabores dos chás de ervas. Incorporar as propriedades naturais das ervas em seus banhos de assento e vapores. Trocar o tempo diante das telas por tempo ao ar livre, com roupas confortáveis, absorvendo a sensação dos elementos ao redor. Permitir-se respirar profundamente. Sentir o ar entrando pelo corpo, seguir seu caminho e depois conscientemente devolvê-lo ao ambiente. Esses são exemplos simples de como se reconectar aos elementos da natureza, à energia vital que nos rodeia.

## PARA CONCLUIR

Em lugares onde a cultura não está explicitamente preparada para respeitar esse período logo após o parto, as mulheres precisam tomar algumas medidas para criar seus próprios refúgios de relaxamento e renovação. De início, parece surpreendente — e até excessivo — o tanto de apoio de que precisamos, sobretudo se considerarmos o ideal da supermulher que predomina no mundo ocidental. Espera-se que as mulheres deem à luz e em um piscar de olhos já estejam recuperadas e de volta à vida normal. Mas a verdade é que, quando se torna mãe, a mulher também precisa de cuidados maternos, para assim ajudar seu bebê e efetivamente aprender a cuidar dele.

As cinco necessidades universais no pós-parto são compartilhadas por diversas culturas porque estão em consonância com a fisiologia e as necessidades da mulher. Ao investirmos nesse momento, reconhecemos o caráter precioso da vida — não só da vida do bebê, mas também da vida da mãe. Precisa-se dar o devido valor ao período pós-parto, embora este valor seja menos óbvio do que o da gravidez. Se ignoramos essa etapa e não atendemos a essas necessidades, ficamos vulneráveis a doenças, geralmente consequência do isolamento e da solidão. Ao aceitarmos o ritmo dessa fase, nos preparamos para uma transição suave, caracterizada por interdependência e plenitude, momento em que a mulher sente o apoio, a sabedoria e a presença de sua comunidade. Quando a mulher se sente apoiada, o bebê se desenvolve, o relacionamento se desenvolve, e também a comunidade e o planeta.

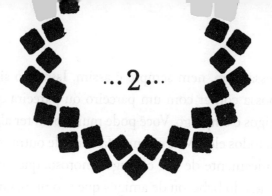

## preparando-se para uma transição suave rumo à maternidade

Embora parir seja um evento da máxima importância com elementos imprevisíveis — sendo um dos maiores, talvez, a singularidade do bebê que vem ao mundo —, há muitas formas de se preparar para fazer com que a transição seja, na medida do possível, suave e até verdadeiramente agradável.

Nem sempre é um processo fácil. Afinal de contas, ter o corpo, a mente e o espírito reformulados é uma mudança que requer extremo respeito e atenção. Não só vivi como acompanhei centenas de mulheres que passaram por todos os tipos de experiências de concepção, abortos espontâneos, gravidez, parto e pós-parto.

Posso garantir que preparar o ambiente onde você vai se recuperar para que ele acolha essa transição é o primeiro passo para um começo cheio de energia da sua família. Será preciso ter maturidade, visão de futuro e coragem. Você terá que ir contra o senso comum de que uma recuperação rápida lhe dará o título de supermulher. Talvez a chamem de egoísta ou mimada. E talvez você se sinta mesmo egoísta ou mimada. Mas esse é o começo de tudo reverenciar a grandeza que é parir uma criança.

No mundo ideal, esse ambiente já existiria, mas, como nossa cultura no fundo não reconhece a importância de dar apoio à gestante nessa hora, nem sempre é assim. Isso não significa que você não possa contar com um parceiro ou parceira que a apoie, família, amigos e emprego. Você pode muito bem ter alguns desses suportes ou todos eles. Mas estamos falando de outra coisa. Não se trata especificamente de um cônjuge amoroso, que está animado com a chegada do bebê, ou de amigos que vão preparar seu chá de fraldas. A questão aqui é saber se você e aqueles que estão ao seu lado para oferecer amor e apoio estão realmente cientes do quanto você precisa descansar, por um bom tempo, e do quanto precisa de apoio *físico* e emocional após o parto.

Se você for que nem eu, deve ter se preparado exaustivamente para o nascimento. Dar à luz é uma experiência transformadora, que merece mesmo todo esse cuidado, preparação, planejamento e ponderação. Porém, é raro ver quem se dedique da mesma forma para o pós-parto, fazendo também perguntas pertinentes, como estas:

- De que tipo de apoio vou precisar?
- Quem eu quero que esteja comigo e com minha família nesse momento?
- Como eu quero estruturar a minha casa para o pós-parto imediato?
- Como vou conseguir que minhas necessidades sejam atendidas, para não me sentir exausta e fragilizada, e sim capaz de emergir dessa transformação mais forte e mais completa?

Não se engane: caso não tenha feito até aqui grandes considerações ou ponderações a esse respeito, não é nenhuma negligência da sua parte. Há pouquíssimo debate cultural — se é que existe, em alguma instância — sobre a transição para a maternidade, sob o ponto de vista da mulher. Geralmente, quando esse debate acontece, começa depois de já estarmos tão imersas na névoa do pós-parto que é difícil enxergar o caminho de volta à claridade ou buscar ajuda.

Este capítulo procura preencher essa lacuna e ajudar você a antecipar alguns desafios comuns no pós-parto, abrindo espaço para criar um vínculo empoderador e gratificante com seu bebê, seu parceiro ou parceira e o resto da família. Vamos abordar algumas formas simples de se preparar para esse momento, ajudando-a a descobrir o que esperar e o que fazer de antemão.

Além de criar um refúgio para o pós-parto, vamos também praticar alguns dos princípios-chave subjacentes, que lhe permitirão implementar o plano e usufruir dele da melhor forma possível. Isso inclui aprender a descansar, ajustar suas expectativas, mergulhar no feminino e pedir ajuda.

## PREPARE-SE PARA DESCANSAR

Minhas duas melhores amigas tiveram bebê poucos meses antes de mim e ambas entraram em trabalho de parto com 36 semanas. Assim, ao atingir esse marco, eu pensava que a qualquer momento seria a minha vez. No último mês da gestação, caminhei bastante pela praia, tomei muito sorvete — ordem muito bem-vinda da minha parteira —, namorei o pai da minha filha e depois tive um tempinho com minha mãe, que, entusiasmada, chegou exatamente quando, ao que tudo indicava, seria o parto, no marco das quarenta semanas. Também dormi mais do que nunca. Houve uma noite em que dormi 14 horas seguidas. (Mais adiante, me dei conta de que era o meu corpo sabiamente armazenando sono para o que viria depois, com o nascimento e a maternagem.)

Então cheguei a 41 semanas, depois 42. Estava morando no Rio de Janeiro e àquela altura já era conhecida na cidade toda como a estrangeira grávida. Comecei a sonhar com a gestação da elefanta, a mais longa entre todos os mamíferos: as fêmeas carregam seus bebês por dois anos! Nos meus sonhos, me paravam em diferentes bairros, a gringa do cabelo vermelho, eternamente grávida, para dizer "Lá vem ela de novo, continua grávida, cada vez maior".

Naquelas últimas semanas, eu atravessava a cidade dentro de um ônibus, me arrastando, para participar de uma aula de movimento com outras mulheres grávidas que eram acompanhadas pela mesma parteira. Andávamos feito patas, girávamos os pulsos, mexíamos o quadril como numa dança do ventre, além de exercícios de visualização imaginativa. No início de uma das aulas, assim que nos deitamos confortavelmente no chão, cada uma foi convidada a dizer uma palavra que representasse o que estava sentindo. Ouvi "alegria", "força", "nervosa". Chegada a minha vez, respondi, em português: *"preguiçosa"*. Deu para ouvir o grupo inspirando e depois soltando um "aaaaahhhh", seguido de um entusiástico "Que delícia!"

"Hã?", pensei. "Como assim?"

Norte-americana que sou, não consigo imaginar nenhuma conotação positiva para a palavra "preguiça". Na nossa sociedade, chamar alguém de preguiçoso é como chamá-lo de imprestável ou derrotado. Portanto, quando todas aquelas grávidas e parteiras suspiraram e celebraram a minha preguiça, me fizeram pensar. Talvez eu precisasse aprender o *lado positivo* da preguiça. Talvez eu tivesse que me render à preguiça. Preguiça era exatamente o que eu deveria sentir naquele contexto: grávida, já tendo ultrapassado a data estimada para o parto e vivendo num clima tropical. Por que não abraçar essa sensação?

Em primeiro lugar, precisamos nos convencer de que descansar é importante. Em meus anos como professora de yoga, fui percebendo na prática como muitos de nós têm dificuldade para descansar e relaxar de verdade. Perdi a conta de quantos alunos iam embora antes da postura final, de relaxamento, *savasana*. Posturas de relaxamento soam como perda de tempo se comparadas às partes difíceis e mais ativas da aula, o que considero uma pena (sentimento partilhado pela maioria dos professores, se não todos).

Por que é tão difícil descansar? Por que será que precisamos de tanto esforço para atingir um estado de não esforço ou de relaxamento? Em parte, é um problema da sociedade como um todo. Louvamos e recompensamos a produtividade acelerada, sem pausas. De dietas a programas de exercício, tudo à nossa volta promete altos níveis de energia o tempo todo — e é isso que queremos. Queremos ser invencíveis e incansáveis. Queremos dormir melhor, ter uma digestão melhor e uma experiência de parto melhor, mas não estamos muito dispostos a desacelerar.

Na última década, diversos livros, artigos e pesquisas abordaram esse aspecto da nossa vida, dando origem a novos termos, como *culto à correria* e *pobreza de tempo*, por exemplo. Há muitos estudos que mostram os efeitos do estresse em nossa saúde, mas para o nosso objetivo aqui, a grande questão é que muitas de nós dizem e pensam que estão ocupadas, mas na realidade não é bem assim, pelo menos segundo a pesquisa sobre o uso do tempo dos norte-americanos, da Secretaria de Estatísticas Trabalhistas dos Estados Unidos. E isso é bom, porque quando dizemos ou pensamos que "O dia não tem horas suficientes", na verdade tem, sim. O quarto trimestre é um período da nossa vida em que não deveríamos abrir mão de usufruir desse tempo.

Porém, não se trata apenas de uma questão relacionada à nossa cultura. Às vezes, mesmo sabendo que queremos descansar ou quando arranjamos tempo, simplesmente não conseguimos. Ficamos ansiosos ou agitados; se queremos nos acalmar, na verdade é preciso aprender a descansar. Isso se deve aos ritmos e processos químicos do nosso corpo. Sem interferência externa, ele atravessa diariamente ciclos naturais de atividade e descanso, expansão e contração.

Esses ciclos são chamados de *ritmos ultradianos* e acontecem a intervalos que giram em torno de noventa a cento e vinte minutos. Conseguimos permanecer em atividade e concentrados por cerca de noventa minutos. Logo depois, precisamos de um período de descanso que leve de cinco a dez minutos, para retomar o bom funcionamento cerebral para o ciclo seguinte.

Quando seguimos esse ritmo biológico e fazemos uma pausa, começamos o próximo ciclo de atividade com ânimo e energia. Quando ignoramos a necessidade de desacelerar, acabamos recorrendo a alguma fonte externa de energia, como a cafeína, ou fazemos uso de nossas reservas internas de hormônios do estresse, como adrenalina e cortisol, para nos impulsionar. Ao fazer isso, desconsideramos a habilidade natural do nosso corpo de se autorregular e desaprendemos a descansar.

Você pode, desde já, começar logo a criar o hábito de surfar essas ondas ultradianas de atividade e descanso. Da próxima vez em que sentir uma queda de energia no meio da manhã ou no meio da tarde e estiver prestes a tomar um chá ou café, faça algo que permita a sua mente vagar um pouco ou acione seu corpo. Em vez de lançar mão da cafeína, adote uma dessas medidas:

- dê uma caminhada revigorante, de cinco a dez minutos;
- deite no chão e estenda as pernas contra a parede;
- faça um leve alongamento;
- deixe os olhos vagarem e se permita uns minutos de devaneio;
- deite-se encolhida, em posição fetal.

Prestar atenção a esses ciclos de atividade e descanso é o segredo não apenas para um dia mais produtivo, mas também para vivenciar uma experiência de parto mais gratificante. A ideia é se entregar à fase em que estiver — seja de atividade ou de descanso — e simplesmente vivê-la, sem antecipar a fase seguinte. Por exemplo, caso esteja se sentindo aérea, sem concentração ou sobrecarregada, mesmo que não esteja dentro de um ciclo específico de ritmo ultradiano — e isso acontece mesmo; não somos robôs! —, tire alguns minutos para seu cérebro recarregar. Não force a barra. Dê uma caminhada, alongue-se um pouco. Seja qual for a atividade de baixa intensidade pela qual você optou, persista nela e tente aproveitar.

O mesmo estado de espírito vale para estágios mais avançados da gravidez e para o parto em si. Ao sentir uma contração, concentre-se ao máximo e surfe a onda. Depois, quando ela ceder, perceba a calmaria que acontece durante o espaço entre as contrações, dando a seu corpo a chance do relaxamento completo. Dessa forma, haverá energia disponível para a próxima onda. Já tendo praticado o descanso, você será capaz de encontrar espaço entre as contrações. Seu corpo reconhecerá o momento de descanso, ainda que breve. Surfar as ondas, em vez de lutar contra elas, é um aprendizado para a vida, e também para o parto e o pós-parto.

## O PERÍODO LOGO ANTES DO PARTO

Atualmente, as pessoas até querem desacelerar, mas a maior parte das mulheres entra no pós-parto como se estivesse pegando uma estrada em alta velocidade, mas subitamente precisasse pisar no freio e fazer uma parada brusca. Muitas mulheres com quem trabalho — de defensoras públicas a professoras universitárias, passando por personal trainers — têm uma licença-maternidade tão curta, que são forçadas a escolher entre descansar antes ou depois do parto. É totalmente compreensível que muitas trabalhem até os últimos momentos da gravidez, para usufruir depois de mais tempo com o bebê.

O ideal seria que todas as mulheres tivessem algumas semanas antes do parto para trocar de marcha, reduzir a velocidade e enfrentar uma transição mais suave. Nem todo mundo tem o mesmo estilo de vida que eu tinha àquela época, quando vivenciei sem pressa as semanas imediatamente anteriores ao parto. Embora eu recomende que as mulheres se deem algum espaço para migrar da "mentalidade de trabalho" para a "mentalidade do nascimento", sei que não se trata de uma realidade viável para muitas de nós.

Se esse for o seu caso, ou seja, se você tiver de trabalhar até o último minuto, é mais importante ainda que fique atenta aos ritmos ultradianos, permitindo-se breves momentos de descanso ao longo do dia. Se for preciso, vá até o carro, ao banheiro ou use fones de ouvido que isolem o barulho, com música relaxante. Tente fazer o seguinte exercício.

## APRENDA A DESCANSAR

1. Para aquelas que já têm filhos, que moram com um parceiro ou parceira, com a família ou que dividem apartamento com alguém, e para todas que têm vidas aceleradas: não se preocupem. O exercício dura apenas cinco minutos. Levante-se da cama cinco minutos mais cedo ou peça a alguém de casa que cronometre o tempo e ajude você com as tarefas domésticas (lavar a louça, olhar as crianças etc.) durante esse tempo. Como se trata de um exercício, peça que cronometrem o tempo e diga que podem inclusive interrompê-la na marca dos cinco minutos.

2. Comece desligando o celular, afastando o computador e desligando a TV e qualquer outro aparelho eletrônico.

3. Agora vá para um ambiente calmo ou, se possível, ao ar livre.

4. Sente-se.

5. Feche os olhos se não estiver em público ou se estiver em um lugar em que se sinta à vontade para fazer isso.

6. Apenas permaneça sentada.

7. Não se trata de meditação. Não precisa deixar os pensamentos vagarem, sem se apegar a eles. Apegue-se, se quiser, mas fique sentada, e só. Acostume-se à sensação de *não* ter ninguém lhe pedindo nada, nenhum eletrônico disparando notificações em cima de você e nada (o celular, talvez) nas mãos para você ficar remexendo.

8. Basta parar e continuar sentada.

Além de descansar e respeitar seus ritmos ultradianos, também faz muito bem adotar uma atitude interior de desaceleração. Ninguém mais precisa saber. Da mesma forma que você se pressiona a fazer mais, a fazer o seu melhor e o máximo possível, também pode se permitir fazer menos, fazer o suficiente e abrir mão da perfeição. Volte a atenção mais para dentro, para se conectar ao bebê e a seu corpo, mesmo que esteja no meio do trabalho. Seu mundo interior não pertence a ninguém, então pense com carinho na ideia de destensionar um pouco. Entregue-se de leve à preguiça. Confie em mim: se aprendi alguma coisa trabalhando com diversas mulheres foi que os momentos de preguiça fazem bem e você apreciará ainda mais a vida.

**PARE COMIGO**

*Pare. Pare de trabalhar. Pare de tentar parar de trabalhar.*

*Pare de tentar. Pare de ser preguiçosa. Pare de buscar significado.*

*Pare de se acomodar em qualquer canto. Pare de agir de maneira confusa. Pare.*

*Pare de esconder seus mistérios. Deixe-me entrar. Pare de reorganizar as partes superficiais de sua vida. Pare de pensar que o que é profundo é profundo.*

*Pare de pensar que o sangue é vermelho. Pare de conter a sabedoria vermelho-sangue ainda não nascida em você.*

*Tem de haver uma maneira melhor. Você me ama? Pare de me amar.*

*Pare de não me amar. Pare de me despedaçar.*

*Pare comigo. Paremos junto. Seis segundos. Preparar. Apontar. Descansar.*

*Agora paremos juntos para sempre,*
*e liberte o parar.*

— **BROOKE McNAMARA**

## AFROUXE AS RÉDEAS

Quando a norma é uma licença-maternidade curta e expectativas sobre-humanas — nada de pensar em preguiça e descanso —, muitas mulheres têm dificuldade em imaginar que podem relaxar profundamente e receber cuidados nas primeiras seis semanas após o parto. O pós-parto é um convite para entrar em um ritmo mais lento, e por isso é muito útil ter prática em vivenciar a quietude. Uma das características mais marcantes da experiência pós-parto — para além do milagre de ter gestado e parido outro ser humano — é a dramática mudança de ritmo em nossa vida. Somos transportadas para um lugar onde a cadência é lenta e letárgica, e onde o tempo tem um aspecto obscuro e misterioso. Um único dia pode levar tanto para passar que dá a sensação de que nunca chegará ao fim. As semanas passam e parece que não trocamos de roupa, não tomamos banho ou parece que a única coisa que fizemos foi lavar roupa e amamentar.

Nesses dias demorados, aquela voz interior que julga você pela quantidade de coisas que você conseguiu fazer no dia pode começar a gritar. Sua autoimagem talvez fique estremecida se tudo que você tem a falar sobre seu dia são os seus mamilos rachados. É possível atenuar isso ajustando suas expectativas. Que tal escrever uma lista de afazeres e depois rasgar e jogar fora? Tente! Parece engraçado, mas abrir mão da ideia de produtividade como medida de sucesso é algo muito válido para um dia de pós-parto, principalmente quando temos expectativas altas e a sensação de que passamos o dia inteiro ocupadas, mas na realidade não conseguimos fazer nada.

## MANTENHA UM DIÁRIO DE
## SUAS VOZES INTERIORES

Pegue um papel ou um diário. Caso você já esteja escrevendo um diário sobre a gravidez ou simplesmente goste de fazer anotações sobre sua vida, pode usar o mesmo caderno. Ou, se preferir, compre outro para fazer os exercícios, se não quiser misturar as coisas.

- Comece ouvindo a voz que entra em sua mente dizendo que você deveria estar fazendo mais coisas. Como é essa voz? Ela lembra a voz de alguém? O que ela quer de você? Dê ouvidos a essa voz e escreva durante cinco minutos sobre o ponto de vista dela.
- Dê um nome à voz (talvez Peste ou Tirana). Uma vez no papel, essa narrativa não terá tanto poder sobre você. Você não ficará tentada a acreditar que essa voz entende a situação como um todo. Em geral, essa voz quer que você fique presa na sua mente e ignore os sentimentos mais profundos. A mente dá a impressão de que é segura, de que tem tudo sob controle, enquanto os sentimentos ou a experiência física parecem imprevisíveis e amedrontadores.
- Agradeça à voz por tudo que ela disse e volte ao momento presente, respire fundo algumas vezes.
- Agora perceba uma voz interior, mais gentil, que sabe que ser quem você é já basta, que seu valor não depende do que você faz. Pode ser sua mãe, um ser superior ou uma fada madrinha. Dê um nome a essa voz também. É ela quem sabe que está tudo bem, exatamente do jeito que é.
- Escreva para você a partir dessa voz. O que ela quer que você saiba?

No futuro, ao se dar conta de que está sendo muito dura consigo mesma, retome o exercício completo, releia o que escreveu, para se lembrar da diferença entre essas duas vozes, ou pegue um atalho: tente perceber quando a voz crítica que há dentro você está no comando do seu espetáculo mental. Então apenas pare e se concentre na respiração. (Nem vale a pena discutir com essa voz, pois assim estaria dando a ela mais atenção.) Volte-se para a voz gentil e motivadora. Chame-a pelo nome, se for o caso. Para lhe trazer conforto, escolha alguns mantras dessa voz, como "vai ficar tudo bem" ou "você pode descansar". Repita esses mantras devagar, sentindo reverberarem pelo seu corpo.

Nesse período, alguns hábitos de perfeccionismo e controle podem vir à tona. Tornar-se mãe cria uma mudança profunda de identidade que fará sua autoestima penar para aguentar o tranco. Se você conseguir se entregar a algumas dessas mudanças, em vez de lutar contra elas, mantendo sempre a consciência da natureza transitória de todas as coisas, esse momento pode ser repleto de descobertas e de amadurecimento espiritual.

Você precisa estar pronta e disposta a desapegar de quem você é, para mergulhar de corpo e alma no processo de se transformar naquela que você será. Essa mudança, ainda que surpreendente ou difícil de entender, promete ser uma das mais arrebatadoras e marcantes de sua vida. Ao ter um bebê, você se despe de suas defesas de costume, tem a oportunidade de agir de novas formas e enxergar o mundo a partir de outras lentes. Existe a possibilidade de passar a conhecer profundamente a si mesma e o mundo ao redor. A vida nunca mais vai ser a mesma. Muita coisa vai mudar.

Porém, existe algo que não muda: seu valor como ser humano. Isso não depende do quanto você faz nem do quanto oferece. É difícil desprogramar nossa ideia sobre o que torna alguém "útil", mas não é impossível. Esse é o melhor momento para começar. Ser quem você é já é o suficiente. Parir, cuidar de um bebê e alimentá-lo — ao mesmo tempo em que cuida de si — já é o suficiente.

## O MERGULHO NO FEMININO

Crescemos sob o legado e a influência do feminismo, fomos incentivadas a acreditar que podemos fazer tudo que os homens fazem — e talvez até melhor do que eles. Entramos em instituições que antes eram exclusivamente masculinas, que ninguém via como um lugar para as mulheres. Nos últimos cinquenta anos, tivemos acesso à política e ao mundo corporativo. Há mais mulheres do que homens com nível superior. Sob vários pontos de vista, nosso esforço valeu a pena. A diferença entre os gêneros diminuiu. Uma mulher pode concorrer à presidência!

Contudo, existe algo que nunca mudará: pelo menos até hoje, parir é um feito que só um corpo feminino pode realizar. O nascimento e os primeiros cuidados com o bebê são os momentos que mais ressaltam a brutal diferença entre a experiência feminina e a masculina. Nossos papéis em relacionamentos anteriores podem não ter sido tradicionais, mas o fato é que quando nasce o bebê, as demandas que surgem para a mulher não são as mesmas que surgem para o homem. A maior parte das mulheres certamente reconhece isso do ponto de vista intelectual, mas viver na pele essa experiência desigual pode ser desconcertante.

Aí que está o problema. Nossas avós e mães não esperavam nada diferente. Por serem mulheres, a atenção e os cuidados com o bebê ficavam muito mais por sua conta do que dos homens. No entanto, nas gerações mais novas, as mulheres já estão sendo criadas com a possibilidade de igualitarismo em tudo.

### *Relatos pessoais*

#### Deena

A ansiedade de Deena no pós-parto foi marcada pela diferença entre a experiência dela e a experiência do marido. Ela ficava ressentida por ser a única que podia amamentar, por ser a responsável por levar o filho ao pediatra e depois ter de relatar o que aconteceu e por ser a tradutora oficial das necessidades do bebê. Por mais que fosse ela quem estivesse em casa cuidando do filho, não conseguia acreditar que, quando o marido chegava em casa, precisava dizer a ele como vestir o neném ou onde ficavam as fraldas. Ficava ressentida por ter uma sintonia mais profunda com o bebê. Era inacreditável o quanto as demandas ficavam muito mais nas suas costas do que nas dele. Deena não achava aquilo justo nem saudável. Demorou até ela enxergar que era muito abençoada por se sentir tão próxima do filho, em sinergia com ele.

Quando se trata do pós-parto, essa questão pode ser um grande obstáculo. A mulher já passou por todas as transformações físicas da gravidez e do parto. Embora seja provável que seu parceiro ou parceira tenha acompanhado essas transformações e passado ele mesmo por algumas mudanças, é o corpo da mãe que gestou, pariu o bebê e será capaz de alimentá-lo. A conexão entre mãe e bebê é uma relação simbiótica. Não é tão simples trocar essas funções, como acontece quando um pai dá mamadeira de leite materno para o bebê. Para a sobrevivência das espécies, a mãe é especialmente apta a sentir, entender e responder as necessidades do bebê.

Além dos papéis de gênero, há os princípios de masculino e feminino que também acabam passando por intensa renegociação depois que o bebê nasce. Durante muitos séculos, os sistemas de cura enxergavam tudo através de lentes dualistas. Os taoistas têm yin e yang. Os yogues, Shakti e Shiva. No Ocidente, temos feminino e masculino. Embora haja um movimento recente de se defender e enxergar a vida a partir de um não binarismo, e o não dualismo seja uma perspectiva espiritual popular no yoga, no budismo e no tantra, quando o assunto é parto, os princípios de feminino e masculino continuam sendo utilizados.

Para serem bem-sucedidas, muitas mulheres começaram a adotar atributos lidos como "masculinos". Nossa cultura valoriza os atributos masculinos — como dedicação, racionalidade, competitividade, independência e estabilidade — e, portanto, somos recompensadas por adotá-los. Criar listas de metas, projeções passo-a-passo para atingi-las e fazer tudo ao seu alcance para chegar ao seu objetivo final são maneiras masculinas de atuar no mundo.

Talvez esteja passando pela sua cabeça: "Bom, e de que outra forma conseguiremos fazer com que as coisas aconteçam?" Não há nada de errado com esses atributos, desde que estejam em equilíbrio. O desafio é o seguinte: caso você venha agindo sobretudo de acordo com esses princípios masculinos, o período pós-parto pode representar um mergulho inesperado e desconcertante no mundo feminino.

Para atravessar esse portal com delicadeza, características como interdependência, sensibilidade emocional e flexibilidade — pontos fortes do feminino — são de extrema importância. Aproximar-se do feminino pode ser muito simples: às vezes, basta começar a pedir ajuda, amolecer a carapaça, abandonar a necessidade de fazer tudo e praticar o ato de receber com alegria. Abraçar a maternidade inclui pedir ajuda para tarefas que você *poderia* fazer, mas que podem muito bem ser feitas por outros também. Começar é sempre a parte mais difícil. Então, passe a trabalhar o músculo responsável por pedir ajuda e receber, fortalecendo-o para mais tarde.

Sugiro algumas formas de começar:

- Peça um favor simples a uma amiga ou a alguém da família. Por exemplo, pergunte se você pode ir jantar na casa de uma amiga ou se ela pode trazer uma comida para você. Pergunte se ela pode lavar sua roupa ou dar comida ao seu animal de estimação. Pergunte se ela pode fazer massagem em seus pés. Peça a alguém que lhe traga um buquê de flores. Peça alguma coisa que você normalmente não pediria e que não seja de absoluta necessidade.
- Ao receber um favor, resista ao ímpeto de retribuir imediatamente. Manifeste seu genuíno agradecimento e pare por aí.
- Cultive uma voz interior gentil, que lhe diga que você não precisa fazer mais. Pode ser sob a forma do seguinte mantra: "Eu tenho o bastante. Eu faço o bastante. Eu sou o bastante."
- Se ouvir uma voz interior insistindo que você não pode parar até ter concluído sua lista de afazeres, retome o mantra. Treine sua mente para ficar satisfeita e feliz com o que você fez em vez de se repreender pelo que deixou de fazer.

# RESUMO

- No pós-parto, há uma inegável mudança de ritmo; portanto, é crucial entender a necessidade de descansar e efetivamente aprender a descansar.
- Se você conseguir ajustar as expectativas, flexibilizar o perfeccionismo e amansar a voz crítica que há dentro de si, estará pronta para desfrutar o tempo mais lento do pós-parto.
- Nossa cultura supervaloriza os atributos masculinos de racionalidade, produtividade e independência. O pós-parto é um tempo essencialmente feminino, em que é fundamental ter sensibilidade emocional, receptividade e interdependência.

### Práticas

- Permaneça sentada, sem fazer nada, durante cinco minutos. Não mexa em nenhum aparelho eletrônico, não fique em contato com ninguém nem se preocupe em meditar. Basta se sentar e aproveitar esse momento de descanso, só isso (se possível, escolha algum lugar ao ar livre, para se conectar à natureza).
- Respeite seus ritmos ultradianos. Depois de trabalhar ou se manter em atividade por noventa minutos, descanse por dez minutos.
- Peça comida, flores ou uma massagem para algum amigo.
- Não retribua um favor com outro favor. Simplesmente expresse sua gratidão. (Não é preciso escrever um bilhete de agradecimento.)

### Reflexões

- Qual é sua relação com o descanso? O que faz você descansar com mais facilidade?
- Quando se sente estressada ou fora do eixo, como faz para retomar o equilíbrio?

- Faça uma lista de associações livres à palavra "feminino".
- Qual dificuldade você imagina que vai enfrentar no seu pós-parto? Como é para você se imaginar sem um tempo estruturado, sem uma lista de tarefas a cumprir?

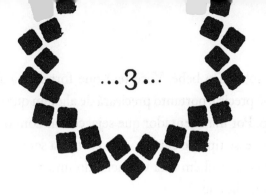

## ...3...

### um plano de refúgio
### para o pós-parto

Ao mesmo tempo que intimida, o planejamento para o parto também entusiasma. Mulheres, casais e profissionais da área da saúde em geral cooperam e pensam com todo o cuidado o que querem dessa experiência. Porém, nossa sociedade seria diferente se a mesma atenção que é dada ao parto em si fosse dada à transformação que ocorre no pós-parto. Atrevo-me a dizer que menos mulheres entrariam em depressão, mais casais sobreviveriam ao primeiro ano e os bebês ficariam mais calmos.

Assim como o plano de parto faz com que você pense e fale sobre o parto que considera ideal, o plano de refúgio para o pós-parto é uma excelente forma de prever e planejar o tipo de apoio que você precisará para que sua janela sagrada seja a experiência mais tranquila possível. Minha recomendação é que você crie o plano junto com seu parceiro ou parceira, no terceiro trimestre de gravidez. Antes de ajudar você a montar esse plano, queria fazer algumas considerações.

Em primeiro lugar, saiba que você precisará de muito mais ajuda do que imagina. Nossa tendência é achar que, se *podemos*, *devemos* fazer o que for possível sozinhas. Só que isso *não* vale para o pós--parto. Toda a sua energia precisa ser canalizada para curar o corpo e aprender sobre seu bebê. Você terá que fornecer a alimentação que seu bebê precisa, portanto precisará de alguém que cuide da *sua* alimentação. Por mais tentador que seja, contar com o parceiro ou parceira para esse tipo de cuidado não costuma ser uma boa opção, pois esta pessoa também está vivenciando uma jornada particular rumo à parentalidade.

Em segundo lugar, a ideia de receber apoio nesse momento não é para ajudar o bebê: é para dar assistência a você. Ajudar *você* a suprir suas necessidades básicas, de alimento, conforto e amor incondicional, e também para aumentar sua autoconfiança e fazê-la acreditar mais nos seus instintos maternos.

Você experimentará uma gama de emoções inéditas, às vezes num único dia.

Surgirão períodos cheios de incerteza. Será preciso ter por perto pessoas de confiança, capazes de tranquilizá-la, de dizer que está tudo bem, que você ficará bem. Alguém que faça com que você enxergue a riqueza desse processo.

Ao conseguir o apoio necessário, você poderá mergulhar na experiência conforme ela se dá; assim, quando chegar o momento de reemergir, você sairá completamente ilesa. Nunca ouvi nenhuma mulher lamentar por ter recebido apoio demais no pós-parto. Pelo contrário, elas reclamam porque ninguém lhes disse antes que deveriam ter investido mais recursos no cuidado pós-parto.

## COMO MONTAR SEU PLANO DE REFÚGIO PARA O PÓS-PARTO

Comece pelas seguintes perguntas: como você encara a ideia de se organizar para ter tudo de que precisa, talvez a ponto de mimar a si mesma, durante a janela sagrada? Como você encara a ideia de se sentir como uma rainha, ter alguém para cozinhar e servir suas refeições saudáveis preferidas? De ter alguém para lavar as roupas e cuidar da casa, receber uma massagem por semana, fazer fisioterapia e tirar umas boas sonecas durante o dia, tendo por perto suas amigas e familiares mais chegados, sempre que precisar? Faça uma pequena pausa. Feche os olhos e perceba como seu corpo reage a essa ideia. Algumas mulheres podem se sentir felizes e empolgadas, enquanto outras talvez fiquem desconfortáveis por parecer uma ideia indulgente ou impossível de orquestrar. É possível, ainda, que algumas sintam pavor só de pensar no nível de interação envolvido e no que parece uma invasão de privacidade. Há quem possa sentir um misto de vários desses sentimentos. Preste atenção à reação que surge dentro de você: ela diz muita coisa. Embora para muitas de nós pareça um luxo receber esse tipo de ajuda, eu diria que no pós-parto se trata de uma necessidade.

O plano de refúgio para o pós-parto (ver Apêndices 1 e 2) é como um guia. A partir dele, você consegue pesquisar e recolher, antecipadamente, toda a informação de que precisa para suprir as cinco necessidades universais do pós-parto: descanso, alimentação nutritiva, toque afetuoso, companhia espiritual e contato com a natureza depois do nascimento.

O plano está dividido em três partes. O Apêndice 1 é para você preencher sozinha. O Apêndice 2A é para você e seu parceiro ou parceira preencherem separadamente e depois compararem, então faça duas cópias. O Apêndice 2B é para vocês preencherem juntos.

Depois de preenchê-los, deixe-os em um lugar de fácil acesso, para não se esquecer de usá-los! A seguir, há uma explicação mais detalhada sobre os princípios e o raciocínio que estão por trás do plano de refúgio.

### Crie um refúgio

Depois de ter bebê, é normal querer que nossa casa sirva como refúgio. Você passará muito tempo ali, então é importante ficar à vontade nesse espaço e também com as visitas. Pense no seguinte:

que visita você quer receber nos primeiros três dias? Nas primeiras duas semanas? No primeiro mês? Converse sobre isso com o seu parceiro ou parceira, para chegarem a um acordo, assim essa pessoa poderá respeitar sua vontade.

Sugiro que você leve algumas coisas em consideração ao pensar quando gostaria de receber visitas e quem seriam essas pessoas.

Munida de hormônios para proteger seu bebê, você estará mais sensível do que nunca a energias e palavras. Pode acabar se irritando com coisas que em condições normais passariam despercebidas. Essa sensibilidade exacerbada é bom sinal: seus instintos maternais estão funcionando e você está sabendo atender às suas necessidades e às do bebê nesse momento. Limitar o número de visitas é uma boa ideia para o período de descanso prolongado. Pode parecer contraditório, já que você precisará de muito apoio. Pessoas que contribuem são diferentes das que vão chegar à sua casa, se sentar no sofá e ficar admirando o bebê. Felizmente, com um pouco de direcionamento, é possível fazer com que entrem em seu refúgio pessoas solícitas e prestativas. No Apêndice 4, deixo a ideia de uma placa que você pode pendurar na porta da frente para ajudar nesse sentido.

Por mais que existam necessidades universais, cada mulher valoriza um tipo diferente de ajuda. Pergunte-se o seguinte: o que faz *você* se sentir acolhida e calma? Uma casa toda arrumadinha? Uma comida caseira quentinha? Um abraço? Uma massagem? Tempo para ler o capítulo de um livro? Um banho de banheira especialmente preparado para você? Uma conversa com uma amiga?

Diante das respostas, fica mais fácil pedir o que você precisa.

Queria deixar aqui uma observação sobre a questão da tecnologia. A maioria de nós já conhece muito bem os problemas que a tecnologia pode trazer — a avalanche de mensagens de texto, e-mails, ligações e toda a perda de tempo e o magnetismo exercido por Facebook, Instagram, Twitter e Pinterest. Vale a pena pensar no papel que você quer que a tecnologia tenha em sua vida. Muita gente tem o hábito de usar o Google, jogar joguinhos no celular e ficar vendo mensagens quando o que precisa na verdade é de um tempo para relaxar. O tempo que passamos diante das telas atrapalha nosso padrão de sono e em geral não nos ajuda a ter o descanso mental que gostaríamos. Pense agora sobre a relação que você gostaria de manter com seu celular, computador e com as mídias sociais durante o pós-parto.

Você gostaria de olhar o telefone três vezes por dia: de manhã, à tarde e à noite? De ler os e-mails uma vez por dia? Seja qual for sua preferência, deixe isso explícito para quem precisa se comunicar com você, para que ninguém fique frustrado. Isso é muito importante para preservar um tempo de vínculo verdadeiro e sem distrações que você deve ter com o bebê, e também para ajudar em sua habilidade para descansar.

Algumas pesquisas mostram que ter um celular à vista muda o tom e o tópico das conversas, afetando nossa disposição para nos aprofundar e nos concentrar no tema. O ideal é manter o telefone fora de alcance ou, melhor ainda, fora do quarto onde estiver descansando ou dormindo. Assim, você consegue se concentrar no seu bebê e os dois podem dormir profundamente. Além disso, dessa forma você poderá escolher conscientemente quando usar o telefone ou o tablet, em vez de pegar os aparelhos no automático, só por uma questão de hábito.

Mães de primeira viagem costumam ficar tentadas a usar a internet para pesquisar os mais diversos assuntos e tirar dúvidas. Mas a gente sabe como é fácil cair no buraco negro do mundo virtual, o que nos leva a gastar muito mais tempo do que gostaríamos ou nos deixa completamente desorientadas pela quantidade esmagadora, de informação que é preciso filtrar. Este é um bom momento para retomar uma maneira antiga de buscar informação: converse com mães, avós, amigas e profissionais da área da saúde em quem você confia. Seja corajosa e peça ajuda. Não tenha receio de dizer: "Estou _____ (confusa, com medo, com dor). Tal coisa está acontecendo. O que você acha?"

**Nutra o corpo**

Estar bem alimentada é uma das prioridades desse período pós-parto, e é uma excelente forma de construir uma rede de apoio e passar a contar com ela.

Uma boa maneira de começar é com a organização do cardápio (ou *meal train*), ou seja, montar um calendário de refeições coordenado por entes queridos para garantir que aqueles que estão passando por grandes mudanças na vida, como um novo bebê ou a perda de um parente, seja amparado, alimentado e tenha conforto. É ótimo quando a pessoa que está organizando seu chá de fraldas ou seu chá de bênçãos (ou *mother blessing*), também se predispõe a organizar suas refeições. O chá de fraldas é um encontro para que os convidados levam presentes para o bebê. Já o chá de bênçãos é um ritual que celebra a passagem da gravidez para a maternidade. Nele, as mulheres se reúnem para compartilhar histórias sobre parto e maternidade e criam juntas um objeto de arte, fazendo um ritual para que a mãe que está prestes a nascer reúna forças para os momentos importantes que a aguardam. Caso não tenha ninguém para organizar o seu cardápio, organize você mesma. Vale a pena! Existem sites e aplicativos gratuitos, para você não precisar começar tudo do zero [os sites www.mealtrain.com e www.takethemameal. com são algumas opções disponíveis em inglês].

Comece pensando em pessoas da sua família, vizinhança ou da sua rede de apoio que tenham condições de ajudá-la. As mulheres costumam se surpreender positivamente com a ajuda de pessoas que elas nunca imaginariam. Se quiser reduzir o número de gente entrando e saindo da sua casa, ponha uma cesta de comida ou um cooler térmico do lado de fora da porta. Caso tenha necessidades alimentares especiais, deixe isso bem explícito. Também é ótimo se puder dar alguns exemplos de suas preferências. O Apêndice 3 é um modelo de carta para quem organiza suas refeições. Você pode usá-lo assim ou adaptá-lo.

Além de criar o cardápio organizado das refeições, que costuma durar de quatro a seis semanas, pense no que pode funcionar para todo o quarto trimestre e também depois. Faça uma lista de mercado com os alimentos de que você gosta. Incluí alguns exemplos no Apêndice 5. Com essa lista em mãos, qualquer um pode fazer as compras em seu lugar. Reúna cardápios de quentinhas, informações sobre serviços de entrega e uma lista de restaurantes que oferecem essa facilidade. A fórmula mais rápida e certa para surtar é quando se está com fome e cansada e ainda tendo que amamentar.

## Construa sua rede

Agendar e organizar as suas refeições é uma ótima maneira de mobilizar amigos e vizinhos que queiram ajudá-la depois do parto. O pós-parto é um período incrível para reunir as pessoas que estão dispostas a lhe dar apoio, e a construção desse cardápio é um excelente começo. Para muitas mulheres, ter um bebê é o primeiro passo para construir uma rede. Bebês aproximam as pessoas como quase mais nada no mundo é capaz de fazer. Esta é a chance de criar uma rede para apoiá-la desde já, uma rede para acompanhá-la nessa jornada. O vínculo que você cria com outras novas mães e figuras parentais, com quem talvez não tivesse muito em comum antes de parir, pode se transformar em relações enriquecedoras e gratificantes a partir do momento em que vocês passam a ter dúvidas e necessidades em comum. Esses novos laços costumam ser uma das partes mais memoráveis e alentadoras dessa fase da vida.

Este momento também é bom para reunir uma ampla rede de profissionais. Você provavelmente já deu início a esse processo, mas no Apêndice 1 talvez encontre alguns recursos que ainda não tenha considerado, como apoio à amamentação, serviços de doulas para o pós-parto ou enfermeiras para a noite. É bom pegar essas recomendações logo, assim você terá menos trabalho quando se sentir estressada ou sobrecarregada. A melhor forma de buscar isso é em seu círculo de amizades. Se você se mudou faz pouco tempo ou é a primeira entre suas amigas a ter bebê, espaços que oferecem apoio à amamentação, casas de parto ou coletivos de parteiras costumam ter muitas referências e contatos de serviços para o pós-parto.

**Lembre o que lhe traz felicidade**

Agora que você já sabe que seu corpo estará bem nutrido, como nutrir a mente e o espírito? Quando sente certo desânimo, o que a ajuda a retomar o eixo? Deixo aqui algumas ideias:

Voltar o foco para a respiração;
Cantar;
Ouvir música;
Movimentar-se;
Ler palavras inspiradoras;
Assistir a bons filmes;
Conversar com uma amiga querida.

Faça uma lista com suas próprias ferramentas, para recorrer a ela quando as coisas ficarem difíceis. Seja bem específica. Se palavras inspiradoras a acalmam, baixe alguns podcasts ou *dharma talks*, deixando-os prontamente acessíveis. Crie uma lista de programas, filmes ou documentários inspiradores que gostaria de ver. Tenha à mão material de leitura que não esteja no celular ou no computador, assim você não dependerá da tecnologia e também não ficará suscetível a possíveis distrações.

Essas singelas correções de rotina podem fazer uma enorme diferença. Quando começar a se sentir assoberbada, faça uma pausa, consulte a lista e pense nas melhores maneiras de encontrar a conexão necessária naquele momento específico. Prenda essa lista na geladeira, no espelho do banheiro ou em qualquer outro lugar no qual sempre passe os olhos e siga uma das dicas.

## Como proteger seu relacionamento no pós-parto

Não é segredo que ter um bebê pode estremecer os relacionamentos. Mesmo quando tudo acontece da forma mais tranquila possível, um recém-nascido traz um elemento de imprevisibilidade que age como fator de estresse em todos os casais. Quando temos um bebê, somos afetados de maneiras que jamais poderíamos prever, mas existem alguns obstáculos universais que precisamos enfrentar. O Dr. John Gottman, grande pesquisador sobre criação de filhos e relacionamentos, concluiu que, em média, acontece um declínio de 67% no grau de satisfação conjugal nos três primeiros anos após o nascimento do bebê.

### *Relatos pessoais*

#### Joanie

Joanie me procurou para um ensaio de parto, trabalho que faço com as mulheres nas últimas semanas de gravidez, para que vivenciem, de antemão, algumas das sensações que estarão presentes no parto, e também para que exercitem os músculos responsáveis por "empurrar" antes de colocá-los em prática. Quando entrou no meu consultório, ela estava desolada. Com o rosto muito vermelho, Joanie tremia, prestes a cair no choro. Sentia-se pressionada tanto pela mãe quanto pela sogra, que queriam estar presentes no parto e no pós-parto. Embora tivesse se mudado para bem longe, justamente para evitar a interferência delas, sentia-se culpada e confusa, sem saber o que fazer. Estava sendo consumida pelo desejo das duas e não sabia ao certo distinguir a sua responsabilidade. Tinha certeza absoluta de uma coisa: queria que sua experiência de parto envolvesse apenas ela, o bebê e o marido. Não queria ter de brigar para que sua vontade fosse atendida, mas começou a perceber que se continuasse sendo boazinha e submissa, não teria a experiência que tanto queria.

Na primeira sessão, trabalhamos esses antigos sentimentos de ter de cuidar de outras pessoas. Sua intuição mais profunda começou a vir à tona, encorajando-a a se desligar desse legado de cuidadora incutido pela mãe e pela sogra, para que redirecionasse isso ao bebê e à nova família. Como é o caso de inúmeras mulheres, ela havia criado um plano de parto detalhado e estava preparando o corpo, a mente e o espírito para ter o parto que desejava. Porém, quando perguntei quem cuidaria dela depois que o bebê nascesse, uma vez que ela não queria nem a mãe nem a sogra por perto, Joanie ficou muda. Não chegou a pensar muito sobre o assunto, mas imaginava que resolveria tudo com o marido. Quando sugeri que ela precisaria receber nutrição e cuidados ao se tornar mãe, ela estranhou. Disse que detestava a palavra cuidado e que sempre conseguiu dar conta de tudo sozinha.

Eu adoraria dizer que Joanie foi uma exceção ao pensar que sua autonomia, força de vontade e desenvoltura seriam o suficiente no pós-parto, mas ouço a mesma história o tempo todo. Nós duas conversamos sobre as cinco necessidades universais da mulher no pós-parto e traçamos um plano que detalhava como ela e o marido poderiam receber ajuda, para que ela se sentisse protegida e segura num momento cercado de dúvidas, quando estaria às voltas com a missão de aprender sobre o seu bebê. Chegamos à conclusão de que se ela não recebesse nenhum apoio, poderia ficar ainda mais ressentida pela mãe não conseguir lhe dar essa ajuda. Joanie decidiu, então, que o melhor seria contar com uma doula pós-parto, que lhe entregaria comida nutritiva em casa, levaria seu cachorro para passear e estaria disposta a conversar quando ela quisesse. Pouco depois, ela me escreveu para contar que aquela tinha sido a melhor decisão que poderia ter tomado. Nem conseguiria cogitar a ideia de parir outro bebê sem ter ao lado essa experiente doula pós-parto para lhe ajudar.

A boa notícia é que a pesquisa mostrou o seguinte: quando esses obstáculos são enfrentados com certa antecedência, é possível amenizar as dificuldades nos relacionamentos e a depressão pós-parto. Prever potenciais problemas na relação contribui muito para aliviar a transição rumo à parentalidade e até mesmo para salvar os relacionamentos. Em termos específicos, a pesquisa do Dr. Gottman concluiu que, para atenuar o estresse imposto ao casamento no primeiro ano do bebê, bastavam duas sessões de terapia, de 40 minutos cada, antes da gravidez. Assim seria possível diagnosticar e resolver potenciais desentendimentos e preparar o terreno para o que estaria por vir. No Apêndice 2A, sugiro algumas perguntas que podem ser usadas como ponto de partida para essas conversas, caso você não consiga recorrer à terapia. Logo abaixo, elaboro um contexto para essas conversas e deixo outras sugestões de como aprofundar seu relacionamento.

### Como abordar seu parceiro ou parceira

Embora algumas sessões de terapia possam ser produtivas, também é possível fazer algum trabalho por conta própria. Vocês estão nessa aventura juntos, e não há ninguém no mundo mais preocupada com você do que a pessoa que está ao seu lado. Quando entende e reconhece que o seu bem-estar está interligado ao bem-estar do seu parceiro ou parceira, fica evidente que o que você está fazendo com ele ou ela é o que está fazendo consigo mesma. Nesse sentido, tanto o parceiro/parceira quanto o relacionamento podem ser seus maiores aliados e recursos inexplorados. Em vez de representar mais um elemento que demanda sua energia, o relacionamento pode se transformar na fonte de energia para todas as outras áreas da sua vida, o lugar para onde você volta quando quer se recarregar e se fortalecer. Essa nova compreensão passa por adotar um olhar positivo incondicional, dando ao seu parceiro ou parceira o benefício da dúvida e agindo com amabilidade e gentileza em relação a ele ou ela.

Stan Tatkin, especialista em relacionamentos e autor do livro *Wired for Love*, diz que, enquanto casal, precisamos formar uma bolha. Dentro dessa bolha estariam todas as características que defendemos em nosso relacionamento, bem como o que consideramos sagrado e íntimo; e segundo ele, precisamos proteger essa bolha.

Um casal é formado por dois indivíduos. O relacionamento é uma terceira entidade, com características próprias e um propósito particular. Talvez você já tenha uma ideia bastante consolidada quanto ao propósito de vocês como casal e de um para o outro, ou, quem sabe, ainda esteja descobrindo isso. Ter um bebê pode ser um dos propósitos de seu relacionamento. Refletir sobre as coisas boas dessa bolha particular ajudará o casal a se sentir conectado no presente, e a criar uma base à qual poderá sempre recorrer no futuro.

## A BOLHA DO CASAL

1. Sentem-se juntos, cada um com um diário ou papel e uma caneta. Cronometrem dez minutos e completem as seguintes frases, em associação livre:

- O que eu proporciono para nós dois:
- O que você proporciona para nós dois:
- O que proporcionamos ao mundo, e o que temos um com o outro:
- O que já somos:
- Nosso princípio norteador:
- Por mim, me comprometo com o seguinte:
- Por você, me comprometo com o seguinte:
- As feridas que estou curando incluem:
- As feridas que você está curando incluem:
- Nossos sonhos:

2. Passados os dez minutos, compartilhem as respostas um com o outro.

3. Em outro papel, desenhe um diagrama de Venn: dois círculos que se sobrepõem no meio. A sobreposição no meio deve ser bem grande. Num dos círculos, ponha o seu nome, no outro, o do seu parceiro ou parceira. No meio, "Nós".

4. Juntos, preencham os círculos, a partir das reflexões que compartilharam entre si. Criem uma representação visual que lembre o que vocês representam um para o outro e quais são as características e os princípios norteadores desse relacionamento.

Caso tenham estabelecido um compromisso formal entre vocês, talvez queiram revisitar os votos ou promessas feitas e declará-los em voz alta. A ideia desse exercício é que vocês sejam muito explícitos quanto à convicção de permanecerem conectados como casal, a partir do momento em que dois virarem três.

## VOTOS

- Crie um espaço sagrado, vá para perto da natureza ou ao restaurante romântico preferido do casal. (Escolha um ambiente que se alinhe com o relacionamento e com a conexão de vocês.)

- Caso tenham votos ou promessas importantes para vocês, levem para dizerem um ao outro.

- Se não tiverem votos formais, reflitam sobre as seguintes perguntas e compartilhem as respostas entre si:

    Quais são as três características que admiro em você como parceiro/parceira?

    Com o que me comprometo, na nossa relação, depois que o bebê nascer?

- Registre suas respostas de maneira simples, seja por uma gravação ou apenas por escrito.

Para se mostrarem verdadeiros na relação, para o "nós", vocês dois têm necessidades pessoais que precisam ser atendidas em primeiro lugar. Depois de refletir sobre essas necessidades no exercício anterior, divida as considerações com seu parceiro ou parceira. Depois peça a ele ou ela que reflita sobre as próprias necessidades básicas.

Caso ele ou ela precise de um tempo só, em vez de vocês dois partirem do pressuposto de que ele ou ela nunca mais poderá desfrutar disso, pensem juntos como podem inserir essa necessidade na rotina semanal. Ele prefere ter uma hora livre por dia ou metade de um dia no fim de semana? Quando chega do trabalho, precisa de um tempo para tomar uma ducha e descansar um pouco, para tirar da cabeça os assuntos do trabalho e começar a pensar na casa, ou já quer participar o quanto antes? Quem pode dar um suporte enquanto ele estiver fora? Se parte importante do relacionamento entre vocês for a conexão sexual, pensem juntos como manter contato íntimo sem penetração.

É provável que você já saiba como seu parceiro ou parceira lida com o estresse, mas vale a pena conversarem sobre como costumam reagir a isso. Respondam as seguintes perguntas:

Você se afasta?

Vai embora?

Fala sem parar?

Irrita-se com facilidade?

Quando percebe como está se sentindo, o que funciona para você?

O que seu parceiro ou parceira pode fazer para ajudá-la a voltar ao normal?

Do que você tem medo?

Quais preocupações você tem quanto ao seu relacionamento e como isso mudará quando o bebê nascer?

Você tem medo de perder a intimidade física?

Tem medo de decepcionar seu parceiro ou parceira?

Tem dificuldade de ser vista como alguém que depende de outra pessoa ou que precisa de ajuda?

Tem medo de se tornar menos importante para o seu parceiro ou parceira?

Essas respostas, bem como suas necessidades pessoais discutidas antes, serão usadas na tarefa de preencher o plano de refúgio para o pós-parto.

Se você nunca estudou sobre as cinco linguagens do amor, pode ser uma revelação descobrir a forma como seu parceiro ou parceira prefere receber ajuda. A forma como expressamos nosso amor nem sempre é a melhor forma para nosso parceiro ou parceira compreendê-lo. Cabe a nós comunicar o amor, o cuidado e a compaixão como o outro é capaz de receber. Você pode fazer um teste e descobrir qual é a sua linguagem do amor no site www.5lovelanguages.com [site disponível apenas em inglês].

As cinco formas como demonstramos amor são: toque, gestos de ajuda, palavras de afirmação, presentes e tempo de qualidade. Talvez você já tenha uma ideia de quais dessas mais lhe agradam e quais agradam seu parceiro ou parceira, mas vale a pena confirmar seu palpite. Lembre-se de que a conexão por meio da linguagem do amor é uma forma de manifestar apreço e falar sobre algo que pode não estar funcionando para você.

Inúmeras pesquisas mostram que ter um bebê costuma ser extremamente estressante para o seu relacionamento. Se vocês derem ouvidos ao que a maioria das pessoas diz, a sensação é de que nunca mais farão sexo ou terão uma conversa sem interrupções. A boa notícia é que outras tantas pesquisas mostram que pequenos ajustes contribuem para fortalecer o seu relacionamento a longo prazo. Ao contrário do que o senso comum diz, um bebê pode inclusive aproximá-los.

## Ideias para manter a conexão
## após o nascimento do bebê

Aprendam juntos. Lembrem-se de que não existe maneira certa de ser pai ou mãe.

Não deixe de demonstrar carinho.

Reservem tempo para conversas francas.

Lembre-se da linguagem do amor do seu parceiro ou parceira e faça as pequenas coisas.

Deixe que seu parceiro ou parceira descubra um jeito próprio de lidar com o bebê.

Cumprimentem um ao outro nas idas e vindas, quando estiverem chegando ou de saída.

Estabeleçam uma conexão antes de dormir e ao acordar, com contato visual ou cumprimentos verbais.

Dedique de três a cinco minutos por dia para a conexão amorosa, seja olhando um no olho do outro, seja por meio de carinhos ou conversas.

## RESUMO: COMO PREPARAR O PLANO
## DE REFÚGIO PARA O PÓS-PARTO

- O plano de refúgio para o pós-parto é tão importante quanto o plano de parto no sentido de abrir caminho para um quarto trimestre bem-sucedido.
- Planeje-se para precisar e receber muita ajuda, e use a criatividade para saber onde encontrá-la. Construa sua rede.
- Reúna desde já uma lista de profissionais de saúde e terapeutas, aos quais você possa recorrer quando e se precisar.
- Muitos relacionamentos sofrem um baque com a chegada do bebê, mas se a saúde da relação for uma prioridade, a parceria pode prosperar.

**Práticas**

- Faça cópias dos planos de refúgio para o pós-parto e dos Apêndices 1 e 2. Debata com seu parceiro ou parceira. Preencha-os e prenda-os num lugar onde possam ser vistos e utilizados.
- Pesquise restaurantes que entreguem em casa, catalogue informações e menus, para você ter à mão, caso precise pedir alguma coisa para comer.
- Descubra as qualidades específicas da "bolha" de vocês.
- Recapitule os votos e as promessas que já fizeram um ao outro, ou crie novos.
- Descubra qual é a sua linguagem do amor e também a do seu parceiro ou parceira. Levando em consideração a linguagem dele ou dela, prepare alguma surpresa.

**Reflexões**

- Como começar a preparar o refúgio onde deseja se recuperar?
- Com quem poderá contar para resolver assuntos específicos, e que fontes ainda precisa descobrir?
- O que você mais admira em seu parceiro ou parceira e na parceria de vocês?
- Que acordos gostaria de fazer com ele ou ela?
- Pense em algo que você poderia começar a fazer agora e que gostaria de continuar fazendo após o nascimento do bebê.

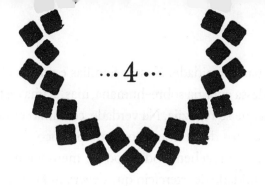

## ... 4 ...

*terceiro trimestre:*
*a preparação do corpo para o parto*

O parto é muito mais do que um evento fisiológico: é uma experiência mental, sexual, espiritual e que envolve todo o nosso ser. Intuitivamente, a maior parte das mulheres sabe disso. Não é à toa que parece algo tão assustador. Sabemos que reunir informação de qualidade, manter a boa forma física e contar com uma equipe de apoio são importantes elementos preparatórios. Sabemos também que, mesmo com a melhor preparação possível, não deixará de ser um teste de fogo.

Se tudo o que soubéssemos sobre gravidez e maternidade viesse do que vemos na internet e nas revistas, poderíamos concluir que o desafio se resume a ganhar peso e perder peso, ignorando-se todo o poderoso rito de passagem e a transformação total que ele implica. Somos atraídas pela ideia de confirmar o mito da supermulher; vemos grávidas e mães recém-paridas fazendo absolutamente tudo, até mesmo indo à academia e ao estúdio de yoga. É difícil mostrar no Instagram momentos imperfeitos e de descanso, mas tirar uma selfie à beira de um penhasco, com quarenta semanas de gravidez, atrai muito mais atenção e admiração.

De muitas maneiras, recebemos aplausos por parecer invencíveis e incansáveis, mas isso não nos traz benefícios a longo prazo, em termos de paz e sanidade. Nossas famílias e nossos chefes podem até gostar dessa energia sobre-humana, mas, acima de tudo, é nossa autoestima que se regozija. Na verdade, costuma ser nossa autoestima que não nos deixa tirar a corda do pescoço.

As mulheres recebem todo tipo de mensagem contraditória sobre a quantidade de exercício que deveriam fazer e quais seriam seguros durante a gravidez. O melhor mesmo seria se pudéssemos nos conectar com nosso corpo e saber ouvi-lo. No entanto, quando há tantas coisas mudando tão depressa, às vezes é difícil saber o que nosso corpo está dizendo e o que é realmente bom para nós. Quando vale a pena forçar um pouco? Quando é preciso descansar? O que trará mais conforto a curto e a longo prazo, e o que não passa de velhos hábitos? A verdade é que o que talvez pareça bom nesse momento pode não fazer bem depois de um tempo.

## A DOSE CERTA DE EXERCÍCIO

Manter-se ativa é algo essencial quando se pensa em preparação para o parto. Todas nos encaixamos em algum ponto do espectro: de muito ativas até totalmente sedentárias, e a gravidez é um bom momento para buscar o equilíbrio. Muitos médicos dizem às grávidas: "Continue fazendo o que já faz, não comece nada novo." Na maioria dos casos, é um conselho sábio: podemos continuar fazendo o exercício físico que adoramos, com ligeiras adaptações. Mas não é só isso. Se você trabalha sentada a uma mesa e não gosta muito de se exercitar, recomendo que comece a se movimentar mais. Movimentar-se é o melhor remédio para os incômodos e as dores que vêm junto a um corpo grávido que não para de crescer. Exercícios suaves, como caminhada, natação ou yoga pré-natal, são excelentes para a circulação, para ganhar consciência corporal e autoconfiança de que seu corpo é estável, forte e flexível.

Como já falamos, o parto é muito mais do que uma experiência fisiológica, mas vale a pena se conectar com seu corpo, saber que ele é digno de confiança e capaz. Essa conexão com o corpo e uma experiência de parto positiva são ingredientes fundamentais para que no pós-parto você se sinta bem, saudável. Muitas mulheres usam a gravidez como motivação para entrar em forma, ao passo que algumas mulheres extremamente ativas podem relutar em desacelerar durante a gestação, embora isso seja necessário.

Muitas mulheres que atendo são extremamente ativas. O critério delas sobre o que significa estar em forma se equipara ao de atletas amadoras. Estão em excelente forma física e o exercício regular é parte fundamental de suas vidas. Quando lhes pergunto sobre o plano para o pós-parto e o que identificaram como possíveis ferramentas para combater momentos de estresse, quase todas falam em yoga, pilates ou corrida. Todas são opções saudáveis, claro; exercitar-se é uma ótima forma de aliviar a tensão, mas às vezes é o único mecanismo ao qual as mulheres recorrem. A gravidez é um momento de abrir mão das atividades de alto impacto e de muito esforço físico; logo, é uma grande oportunidade para fortalecer as práticas voltadas para o nosso interior, como a meditação, por exemplo. Dessa forma, não é preciso apelar para exercícios intensos para enfrentar a semana. A ideia é dar um passo atrás, aprender a descansar e conseguir mais fazendo menos. Isso será muito útil no pós-parto, quando não é possível se exercitar com tanto rigor sem comprometer sua saúde.

Eu fico preocupada quando conheço mulheres que são muito rígidas quanto a qualquer mudança de rotina. Mulheres que dizem: "Não vou largar a bicicleta de jeito nenhum. E se alguma médica me pedir isso, eu mudo de médica." Ou: "Estou me sentindo ótima com o CrossFit. Não vejo por que parar." Por que é tão difícil abandonar certos hábitos? E então me lembro que, para onde quer que eu olhe, estamos inundados por imagens do corpo feminino. Se no passado as roupas femininas deveriam esconder a barriga, hoje as grávidas usam vestidos superjustos para acentuar as formas. Nas redes sociais, compartilham-se diversos artigos que reafirmam, de um modo ou de outro, como é incrível que uma mulher grávida ainda consiga fazer determinada atividade.

Recentemente, uma academia especializada em atividades para o pré-natal e o pós-parto lançou uma nova campanha: uma mulher com um barrigão de gravidez segurando um haltere enorme acima da cabeça. Outra imagem recorrente nas redes sociais de academias é a de uma bailarina na ponta do pé, de postura impecável, com uma barriga de nove meses ou quase isso. Praticantes de yoga costumam postar fotos de quando fazem paradas de mão ou de cabeça com a barriga enorme. A mensagem é: "Não é só porque estou grávida que preciso parar de fazer o que eu faço. Sou uma supermulher, e está mais do que provado que sou mesmo imbatível, porque consigo fazer tudo como se não estivesse grávida."

Essas imagens despertam muita atenção e entusiasmo. Elevam a autoestima: amigos e desconhecidos aplaudem a mulher que consegue tamanhos feitos. Vivemos em uma cultura que adora exaltar os exageros, e não é exceção quando se trata de gravidez.

A verdade é que decidir o que e como fazer quando já estamos grávidas é mais complicado do que em outro momento. É importante saber que o corpo grávido é um corpo em constante mudança e vale entender *como* ele está mudando. Há diferentes tensões e demandas agindo. Seu corpo está produzindo um hormônio chamado *relaxina*, que afrouxa os ligamentos e as articulações. A função dele é ajudar as articulações da pelve a se abrirem, criando espaço para o bebê passar. Porém, a relaxina não atua apenas na pelve: ela afeta todas as articulações do corpo, que ficam mais frouxas e menos estáveis. Com articulações menos estáveis, é mais difícil sustentar o peso do corpo.

Exercícios compressivos, como musculação e corrida, impõem ainda mais tensão sobre uma base que já se encontra instável. Em resposta a isso, os músculos acabam se enrijecendo, na tentativa de compensar a sustentação que os ligamentos não conseguem mais dar. Quando os músculos do assoalho pélvico se enrijecem e encurtam, torna-se mais complicado parir um bebê, o que contribui para futuras disfunções no assoalho pélvico. Mesmo quando a mulher está em ótima forma e mantém uma postura correta, a pressão para baixo que o assoalho pélvico sofre em decorrência do peso do bebê, somada ao peso ou impacto adicional, costuma ser mais forte do que o assoalho pélvico é capaz de suportar.

Para as mulheres, o problema é que as consequências do esforço excessivo normalmente não são imediatas, então acreditamos que estamos atentas aos sinais do nosso corpo, mas somos pegas de surpresa quando o parto ou a recuperação pós-parto — ou até mesmo a menopausa — são difíceis. Precisamos desenvolver uma visão a longo prazo sobre a nossa saúde; cuidando da energia vital e do corpo em transformação, podemos usá-los como quisermos em idades mais avançadas.

Quando as articulações e os ligamentos estão mais frouxos, o alongamento pode ser mais fácil. Grávidas que praticam yoga geralmente ficam felizes quando percebem que estão muito mais flexíveis que antes. O que muitas mulheres não percebem — porque é algo difícil de sentir — é que esse avanço em termos de alongamento não se dá por que os músculos estão mais flexíveis, e sim por que os ligamentos estão se estirando demais. Os ligamentos são como elásticos resistentes, firmes e difíceis de esticar. No entanto, uma vez estirados, não retomam a forma original com facilidade. Estirar os ligamentos de forma excessiva durante a gravidez pode contribuir para dores na lombar e na articulação sacroilíaca, bem como para prolapso pós-parto.

Um estudo feito pela revista PLOS ONE com 1.500 mães identificou que 77% enfrentaram dores persistentes na lombar por mais de um ano depois de parir, e 49% sofreram de incontinência urinária. Outro estudo, publicado na *American Journal of Obstetrics and Gynecology*, encontrou níveis similares de dor pélvica permanente em mulheres que passaram por cesarianas e mulheres que tiveram parto normal, o que poderia indicar que a dor se deve ao tempo que precede o nascimento do bebê e não ao parto em si.

Não é preciso ter medo de se movimentar. Atividades do cotidiano, como andar, agachar-se para cuidar das plantas e ficar de cócoras, farão bem ao seu corpo. Na verdade, ajudarão muito mais do que aquele nosso velho e péssimo hábito de oscilar entre sedentarismo e exercícios de alto impacto. Se você é corredora, atleta ou praticante avançada de yoga, o grande desafio é não manter todas as suas atividades. Para quem vê de fora, podem ser impressionantes as quilometragens elevadas e as complexas posições de yoga, mas, sendo honesta consigo mesma, você sabe que, por mais difícil que seja para o seu corpo continuar a mesma rotina de exercícios, no fundo é ainda mais difícil para sua mente abrir mão dela.

Lembre-se de que essa mudança não é para sempre. O devido repouso nos últimos meses de gravidez e nos primeiros meses depois do parto garantirá que você retorne novinha em folha para suas atividades preferidas e que chegue mais depressa à intensidade que mais lhe agrada. Essa pausa a deixará pronta para fazer o que gosta por mais tempo, sem dor e com mais energia o quanto antes.

## EXERCÍCIOS QUE PREPARAM O CORPO PARA O PARTO E DIMINUEM AS DORES DA GRAVIDEZ

A seguir, sugiro alguns exercícios que podem ser feitos regularmente conforme se aproxima o momento do parto. São exercícios leves, que levam em conta as articulações mais frouxas, o corpo em transformação, os baixos níveis de energia e as maneiras de preparar seu corpo para o parto.

**Proteja a lombar e pratique uma postura de sustentação**

Toda grávida já passou pela experiência de se olhar de perfil num espelho ou numa vitrine de loja e ter uma surpresa. Durante a gravidez, o corpo está sempre em movimento, tentando redefinir seu centro de gravidade. Tem muita coisa acontecendo! O corpo precisa se realinhar para sustentar o novo peso dos seios e da barriga em crescimento, sem mencionar os ligamentos mais frágeis que são a base de sustentação da coluna e do tronco.

Nosso estilo de vida não ajuda: o tempo que passamos sentadas, digitando no celular e trabalhando no computador também nos predispõe às adaptações posturais que a gravidez exige naturalmente.

Para compensar os seios que não param de crescer, os ombros começam a se curvar e a cabeça se projeta à frente. Para compensar a barriga cada vez maior, muitas mulheres encolhem o cóccix, achatando os glúteos e empurrando a pelve para a frente. Outras sucumbem ao peso do bebê e acabam acentuando a lordose. Todos esses hábitos podem causar compressão na lombar (ver a Figura 1).

O que fazer, então? O primeiro passo é aguçar sua percepção. Observe se essas tendências posturais lhe são familiares. A verdade é que você traz consigo sua postura de antes da gravidez, e a gravidez normalmente só exagera seus hábitos. Faça uma escolha consciente de praticar uma postura de sustentação. Se no seu caso a lombar já causa desconforto, sugiro que se preocupe em alongar os músculos dessa região; a mesma recomendação vale se o objetivo for apenas sustentar e manter a coluna flexível conforme a barriga cresce. Existem diversas formas de evitar essa sensação de encurtamento que causa dores na lombar.

A percepção começa pela respiração, algo que já fazemos o tempo todo, embora nem sempre consciente. O ideal é que esses exercícios sejam praticados com a ajuda de uma bola de Pilates. Esse é um recurso relativamente barato, que nos obriga a fazer pequenos ajustes em nosso sistema interno de equilíbrio, deixando o corpo mais alerta do que quando nos sentamos no chão ou em uma cadeira. É também um ótimo recurso para o parto e para usar depois que o bebê nascer. Quicar sobre a bola com o bebê no colo costuma acalmar aqueles recém-nascidos que são mais agitados. Mesmo que não tenha essa bola, os exercícios a seguir podem ser muito bons para você; apenas sente-se numa cadeira, com uma boa postura.

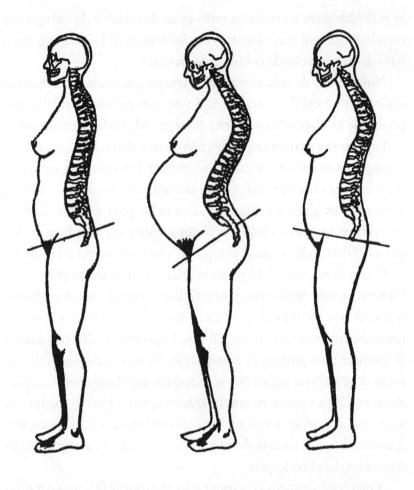

*Figura 1*: **Perfis posturais antes da gravidez, durante a gravidez e no pós-parto**

## RESPIRAÇÃO PARA ALONGAR

O cuidado com a lombar e um bom alinhamento começam pela respiração. Esta respiração específica é para todo mundo e seu foco é na postura e também na preparação do assoalho pélvico. Eu a chamo de respiração para alongar porque ela alonga as curvas da coluna.

1. Conforme se concentra nas inalações, permita que suas costelas se expandam primeiro e depois que a barriga se encha de ar. A ideia é sentir o tronco todo se expandindo.
2. Sua respiração vai se estender até o assoalho pélvico, que você quer soltar e expandir (conforme detalhado mais abaixo). Por ora, deixe apenas que a exalação aconteça. Se você aprendeu a respirar com o diafragma, inflando a barriga nas inalações, agora vai conhecer uma nova abordagem. Para inalar com o foco no tórax e nas costelas, é preciso contrair o abdômen, de modo que as costelas se encham primeiro. É importante que as costelas se movimentem, se ergam e se expandam quando você inalar, o que exige alguma prática.
3. Apoie as mãos na lateral do corpo, sobre as costelas, com os dedos apontando uns para os outros e sinta que as mãos se afastam uma da outra durante a inalação, aproximando-se de novo na exalação, feito uma sanfona (ver a Figura 2).

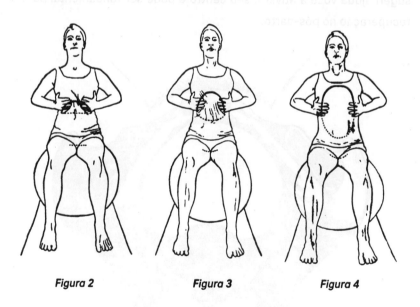

*Figura 2*     *Figura 3*     *Figura 4*

4. Na exalação, mantenha as costelas erguidas, enquanto contrai a barriga em direção à coluna. Depois, ao terminar de jogar o ar para fora, deixe as costelas relaxarem e retornarem à posição inicial (ver a Figura 3).

5. No ciclo seguinte, ao exalar, coordene dois movimentos: de contrair o abdômen em direção à coluna e de erguer o assoalho pélvico. Contraia o abdômen em direção à coluna e ao mesmo tempo puxe o assoalho pélvico para dentro e para cima (ver a Figura 4).

**Observação:** No início, é muito útil praticar esse exercício na bola de Pilates, se possível, porque ela tem uma superfície macia e responsiva, o que nos ajuda a sentir o movimento do assoalho pélvico. Em qualquer superfície, no entanto, você pode visualizar o diamante pélvico: a área que fica entre o osso púbico, os ísquios e o cóccix (ver a Figura 5). Ao inalar, tente sentir o assoalho pélvico se expandindo e se abrindo sobre a bola; depois, ao exalar, tente sentir o diamante se encolher e os músculos pélvicos se afastarem da bola.

Existem diferentes maneiras de respirar, mas essa respiração que sugeri ajuda você a ativar o seu centro e pode ser fundamental para a recuperação no pós-parto.

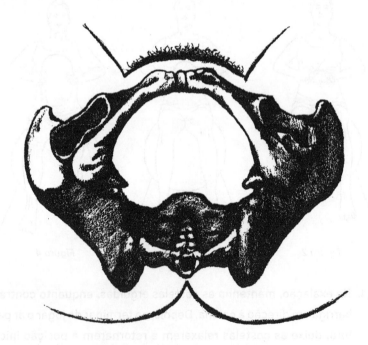

*Figura 5*: O diamante pélvico

# O que é o assoalho pélvico?

Trata-se de um grupo composto de diversas camadas de músculos entrelaçados que envolvem as aberturas inferiores do nosso corpo e servem também de sustentação para nossos órgãos reprodutivos e digestivos. O que isso quer dizer? A primeira camada de músculos garante que o sexo e a evacuação funcionem bem. Ela é importante para o parto, porque envolve músculos que são consideravelmente estirados pela cabeça do bebê; se eles estiverem muito rígidos ou não tiverem tempo suficiente de se ajustar, podem não "afrouxar" o suficiente, correndo o risco de se romper quando o bebê passar.

A segunda camada é importante porque esses músculos garantem que nossos órgãos fiquem no lugar certo, o que é um conceito um tanto vago caso eles sempre tenham estado no lugar certo. Geralmente, só quando alguma coisa não vai bem com nossos órgãos nos lembramos desses músculos, e então não conseguimos pensar em mais nada. Quando essa segunda camada de músculos fica tensa ou distendida, os órgãos começam a escorregar, causando uma sensação de peso e saturação.

## POSTURA DO GATO

Coordenar movimentos simples com a respiração também pode gerar um bom alívio para as dores lombares. Tente fazer a postura do gato (ver a Figura 6).

Fique na posição de quatro apoios. Ao exalar, pressione as mãos contra o chão, aperte o bebê em direção à coluna, deixe a cabeça cair e curve as costas. Respire livremente, levando o ar para as costas, conforme sente os grandes músculos da coluna se expandirem. Em seguida, permita-se fazer movimentos suaves, mexendo os quadris e a cabeça de um lado a outro, como se sentir melhor. Depois, retorne à posição da coluna neutra.

Quando exalar de novo, curve as costas. Repita o movimento cinco vezes, tentando sentir de verdade a barriga, o bebê e as costas.

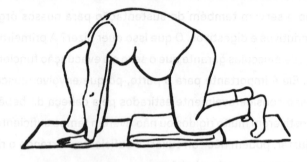

Figura 6: Postura do gato

## AGACHAMENTO NA PAREDE

Agache-se encostada na parede, com as coxas formando um ângulo de noventa graus. Encoste a lombar, os ombros e a cabeça na parede. Ponha as mãos na barriga e, ao exalar, pressione a lombar contra a parede e sinta as mãos se aproximarem uma da outra. Mantenha-se agachada enquanto respira livremente por trinta segundos. Talvez você precise jogar mesmo a bacia para a frente para que a lombar permaneça encostada — tudo bem! Esse exercício é ótimo para manter esses músculos flexíveis e aliviar as dores, mas não se preocupe. Não precisa ficar assim o tempo todo. Ao ficarmos de pé, a postura natural implica uma leve curvatura na lombar. Esse exercício é bom para liberar os músculos enrijecidos da lombar que ajudarão você a manter uma boa postura quando estiver de pé.

## ALONGAMENTO DA PARTE SUPERIOR DAS COSTAS

O agachamento na parede e a postura do gato trazem alívio imediato, mas às vezes o desconforto pode estar acumulado. Quando isso acontece, há alguns possíveis responsáveis. A parte superior das suas costas talvez precise se erguer e se expandir, dando espaço para a lombar se alongar. Assim, o diafragma e o assoalho pélvico encontram espaço para se mexer.

Para expandir a parte superior das costas, entrelace as mãos na nuca. Apoie a cabeça nas mãos, inale e olhe para cima (ver a Figura 7). Inclua toda a parte superior das costas no movimento, não só a cabeça, envolvendo desde o início das costelas (sem arquear a lombar). Você provavelmente sentirá que ganhou espaço entre o bebê e as costelas. Ao exalar, leve os cotovelos para a frente e o queixo na direção do peito.

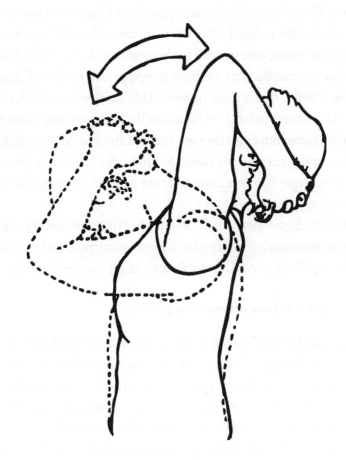

*Figura 7*: Alongamento da parte superior das costas

**Estabilize a pelve**

Além do encurtamento da curvatura lombar, o que também pode contribuir para o desconforto nessa região é a instabilidade na ossatura pélvica. Muitas aulas de yoga pré-natal se concentram nas posturas de abertura de quadril, o que pode ser bem interessante para mulheres que estejam começando a praticar yoga. Porém, se você já é praticante de longa data, não recomendo que permaneça muito tempo nessas posturas, como *baddha konasana* e *upavista konasana*, relaxando e desfrutando da sensação ainda maior de abertura, presente apenas porque seus ligamentos estão cada vez mais frouxos. Como mencionei antes, quando os ligamentos se estendem excessivamente, é difícil retornarem ao tamanho e à força normais.

No pós-parto, esse quadro pode provocar dores na lombar e no sacroilíaco, o que demora um bom tempo para se resolver. Caso sinta a pelve frágil e tenha mais instabilidade do que o normal, use em volta da ossatura pélvica — na altura do fêmur — um cinto fino e molinho, como um cinto de yoga, para minimizar essa instabilidade. Muitas mulheres sentem bastante alívio. Se funcionar para você, recomendo que use esse cinto durante a prática de yoga no último trimestre da gravidez.

Durante a gravidez, a atenção que você dá à sua postura a deixará apta a amamentar, carregar o bebê junto ao corpo e andar com facilidade depois de parir. Logo, vale a pena ter esse cuidado desde já!

**Tonifique e relaxe o assoalho pélvico**

"Faça mais Kegels!" Isso é o que a maioria das mulheres ouve de conselho e informação a respeito do assoalho pélvico. Raramente investigam se as mulheres precisam mesmo desses exercícios, ensinam como fazê-los corretamente ou checam se a prática está sendo adotada. Ao aprender a reconhecer e usar os músculos do assoalho pélvico (ver a Figura 8), você passa a dispor de uma poderosa ferramenta para o parto e o pós-parto. Quanto mais familiarizada estiver com esse território, mais saberá como exercitar e flexibilizar esses músculos, o que permitirá que os reencontre com mais facilidade após o nascimento do bebê.

O assoalho pélvico é a peça que estava faltando para chegar ao alívio da sua lombar. O exercício adequado para essa região ensinará você a puxar para cima e para dentro e também empurrar para baixo e para fora. Caso se interesse por uma prática guiada, que a conduza pela anatomia e a oriente para o exercício de Kegel correto, acesse www.magamama.com/pelvic-mapping [site disponível apenas em inglês] e baixe o guia em áudio.

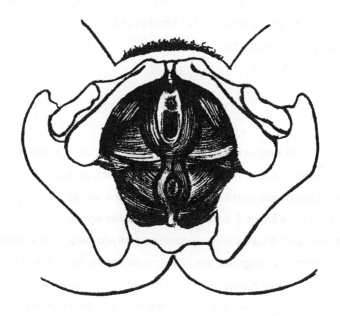

Figura 8: Os músculos do assoalho pélvico

O princípio da Cachinhos Dourados se aplica tanto ao assoalho pélvico quanto aos exercícios em geral. Foram poucas as mulheres — duas, para ser exata — que me procuraram por achar que tinham um assoalho pélvico muito apertado. Quase todas as mulheres que me procuram têm certeza de que seu assoalho pélvico não é forte o bastante. Na realidade, as causas de disfunções nessa região dividem-se quase pela metade, numa distribuição bem equilibrada entre mulheres que poderiam ter mais sustentação e tônus no assoalho pélvico e mulheres cujos músculos precisam se liberar e relaxar.

Então, como saber em que ponto você se encontra nesse espectro? Em primeiro lugar, se pratica equitação, corrida, yoga, Pilates ou é adepta dos exercícios na barra, provavelmente seu assoalho pélvico é forte e apertado. Sua missão será aprender a relaxar esses músculos e criar uma saída fácil para o bebê, minimizando os riscos de laceração. Embora possa procurar um fisioterapeuta para ajudá-la na preparação para o parto — alguém, inclusive, que também possa contribuir no pós-parto —, há muitas coisas que você pode fazer sozinha para se preparar.

## RESPIRAÇÃO AMPLA

De novo, tudo começa pela respiração. Enquanto a respiração para alongar ensina você a relaxar o assoalho pélvico na inalação e contrair na exalação, existe outra etapa crucial para a saúde pélvica: o ato de pressionar para baixo. É o que vamos aprender agora.

Se tiver uma bola de Pilates, comece sentada nela, com a respiração para alongar. Em seguida, na próxima exalação, empurre o assoalho pélvico para a bola. Como você está grávida — sobretudo caso já tenha histórico de prolapso —, não use toda sua força para fazer essa pressão, mas tente descobrir os músculos que fazem isso. Talvez seja necessário experimentar um pouco se você está acostumada a puxar esses músculos somente para dentro e para cima.

Imagine uma fisiculturista que faz muito exercício de bíceps. Os braços dela provavelmente permanecem o tempo inteiro flexionados, mesmo quando está relaxada. Se ela tiver que estender o braço, só conseguirá segurando algum peso ou fazendo pressão. Caso você pratique muitos exercícios que levam a contrair muito a parte interna da coxa ou ativar o *mula bandha* (termo em sânscrito para "fecho da raiz", prática comum do yoga), seu assoalho pélvico é similar a esse braço: está constantemente contraído. Ao empurrar esses músculos para baixo, como se tentasse expulsar um parceiro, você os alonga, deixando-os mais elásticos. Dessa forma, garante-se a amplitude total de movimento desses músculos. No último mês de gravidez, abra mão por completo da etapa de contração. Concentre-se apenas em relaxar e empurrar suavemente durante a exalação.

## MASSAGEM COM BOLA DE TÊNIS

Outra forma de "afrouxar" esses músculos de difícil acesso é usando bolas de tênis. A pressão ajuda a musculatura tensa a relaxar. Posicione uma bolinha na borda externa de um dos ísquios e sente-se sobre ela, devagar e com cuidado. Em seguida, faça com que ela role seguindo a forma de uma ferradura, até chegar à borda oposta do ísquio. Repita o movimento do outro lado. Muitas vezes, a dificuldade de ativação ou liberação é simplesmente devido à dificuldade de entrarmos em contato com áreas de enrijecimento ou lugares dos quais não temos muita consciência proprioceptiva.

Experimente também posicionar a bola no cóccix e depois fazer com que ela siga os traços do diamante pélvico. Dedique mais tempo aos lugares que lhe pareçam estranhos ou muito doloridos, dando a chance de os músculos se liberarem e se expandirem.

## MASSAGEM NO PERÍNEO

Com as mãos, você também pode alongar a musculatura do períneo, mas fique atenta: caso tenha recebido a recomendação de não manter relações sexuais durante a gravidez, é melhor evitar a massagem perineal.

Talvez seja um pouco esquisito alongar sozinha os músculos do períneo, ainda mais quando existe uma barriga protuberante no meio, mas não é uma tarefa impossível. Fique recostada, a um ângulo de sessenta graus, abra as pernas e use um pouco de lubrificante nos polegares. Insira os polegares no orifício vaginal, cerca de dois centímetros para dentro, e faça uma pressão para baixo, na direção do cóccix. Mantenha a pressão durante mais ou menos um minuto, até sentir um alongamento ou talvez certo desconforto, mas não pode sentir dor. Então comece a movimentar os polegares em um semicírculo, fazendo pausas onde houver tensão, para estimular e permitir que o tecido ceda.

Comece com 36 semanas de gravidez e faça essa massagem por pelo menos dez minutos por dia, assim vai sentir uma diferença significativa. Muitas mulheres vêm ao meu consultório para ensaiar o parto, e nesse momento eu pratico com elas o alongamento perineal. Elas geralmente dizem que o que eu faço não tem nada a ver com o que estavam fazendo sozinhas ou com a ajuda dos parceiros. Sem conhecer o território em termos anatômicos, as pessoas acabam sendo cautelosas demais ao alongar os músculos dessa região. A ideia é exigir do tecido e sustentar o alongamento sem que isso seja feito de forma agressiva; o alongamento é o que permitirá uma verdadeira preparação para o parto. Um nível razoável de desconforto é necessário para que a massagem seja eficiente. No meu consultório, faço um trabalho gradual até conseguir pôr um punho inteiro dentro do canal vaginal, para que as mulheres possam ganhar confiança — tanto mental quanto física — de que algo do tamanho da cabeça de um bebê cabe ali, sem causar uma dor de outro mundo. Há muita controvérsia em termos de pesquisa; ainda não se sabe ao certo se a massagem perineal é eficaz ou não, mas esses resultados talvez estejam distorcidos, porque a maioria das pessoas não recebe orientação correta.

Caso não tenha certeza de que está fazendo a massagem perineal de forma correta, vale a pena marcar uma consulta com um fisioterapeuta especializado em assoalho pélvico ou com uma *sexological bodyworker*; esses profissionais podem ensiná-la a fazer a massagem e praticar com você. Isso é especialmente importante para professoras de yoga, bailarinas, adeptas de Pilates, de exercícios na barra e de equitação, pois essas mulheres costumam ter um assoalho pélvico extremamente forte e apertado, ficando desproporcionalmente predispostas a sofrer lesões nessa região durante o parto.

Ao preparar o assoalho pélvico da forma correta, você cria conexão e confiança, mantém contato com essa parte íntima do corpo e tem mais chances de confiar nele quando as coisas ficarem intensas. Assim você também se prepara para um período expulsivo mais curto; em outras palavras, fica menos predisposta a lesionar nervos e tecido. Sair inteira da experiência do parto a deixará pronta para uma recuperação mais breve, menos dolorosa e mais prazerosa.

## TREINAMENTO FUNCIONAL DO SISTEMA NERVOSO

Mais importante do que treinar o corpo para o parto é treinar o sistema nervoso. Você pode ter feito caminhadas, agachamentos, pode ter nadado e visualizado o assoalho pélvico se afrouxar e relaxar, mas não há quase nada a fazer para convencer a parte mais vulnerável e íntima do corpo a se abrir caso você esteja sentindo medo ou se imagine sob algum risco. Portanto, conhecer a si mesma e entender como sua fisiologia reage sob estresse pode ser uma das ferramentas mais importantes para o momento do parto. Comece por este exercício simples: o jogo do minuto.

### JOGO DO MINUTO

1. Cronometre sessenta segundos e comece.
2. Pense num de seus lugares preferidos na natureza, de onde guarda boas lembranças. Ao evocar essa imagem, perceba as sensações em seu corpo. Observe a respiração. Está mais lenta ou mais acelerada, mais discreta ou mais perceptível? Veja como está sua pele; depois, os músculos do rosto. E a pelve?

3. Concentre-se nessa imagem por um minuto e note como se sente depois desse pequeno experimento.

4. Na sequência, reinicie o cronômetro e imagine a seguinte situação: você está com pressa para sair de casa, de manhã, mas não consegue encontrar a chave do carro. Procura em tudo que é canto. Se não encontrar logo, vai se atrasar.

5. Agora observe a respiração e os batimentos cardíacos. Ao comparar com a imagem de uma praia paradisíaca ou de uma floresta tranquila, talvez você se sinta desconfortável.

6. Concentre-se nessa imagem e continue observando o que acontece em seu corpo. Como sua pele reage? E os músculos do rosto, a mandíbula, a pelve?

7. Passado um minuto, avalie como se sente em termos gerais e quanto à sua disposição, às emoções e sensações físicas.

Quando está num de seus lugares preferidos na natureza, o prazer é imenso. Você se sente segura e protegida, como se não houvesse nada com o que se preocupar. Nem é preciso pensar em relaxar; você já está relaxada, porque o ambiente à sua volta a acalma e conforta. Há condições propícias a isso, então você acaba relaxando. A respiração e os batimentos cardíacos desaceleram. A mandíbula afrouxa e os músculos faciais conseguem até articular um sorriso. Você sente a pele macia e porosa. Por outro lado, quando está procurando a chave do carro, o estresse é grande. Seu coração provavelmente fica acelerado, bem como a respiração, ou talvez você prenda totalmente a respiração. A mandíbula se contrai, a testa fica franzida. Pode ser que fique irritada, frustrada ou furiosa. Ao fim de um minuto, deve estar louca para voltar à imagem anterior!

O sistema nervoso é responsável por iniciar todos os impulsos que se transformam em ações no corpo. Isso inclui mexer o braço para pegar um garfo que você deixou cair, mandar uma mensagem para seu intestino se aliviar e, assim, regular a temperatura corporal. O *sistema nervoso simpático* é o responsável pelos movimentos. É quem cuida da fase ativa dos ritmos ultradianos. Lembra quando comentamos que os ciclos naturais do corpo são feitos de noventa minutos de ação e movimento e, depois, dez minutos de descanso? O sistema nervoso simpático predomina durante a fase ativa do ritmo ultradiano.

O *sistema nervoso parassimpático* é o responsável pela fase de descanso dos ritmos ultradianos. Esses dois sistemas agem em conjunto, alternando continuamente sua proporção de ativação, para criar homeostase ou equilíbrio. É necessário que ambos funcionem de modo saudável, fornecendo toda a energia de que precisamos para viver da maneira que julgamos melhor; e a capacidade de descansar faz parte disso.

Sob pressão, no entanto, nosso sistema nervoso não funciona da mesma forma. O sistema nervoso simpático é o responsável também pela reação de luta ou fuga, que existe para nos proteger do perigo, para que possamos agir depressa diante de uma situação ameaçadora, seja lutando, seja caindo fora o mais rápido possível. Em termos evolutivos, era fundamental para fugir de animais selvagens. Hoje em dia, porém, a reação de luta ou fuga é uma reação exagerada para a maioria de nós. Estresses do dia a dia, como engarrafamentos, agendas superlotadas e malabarismos para realizar multitarefas — situações que não configuram ameaças à nossa vida —, acabam sendo encarados como grandes ameaças pelo sistema nervoso. Isso provoca esgotamento, porque o corpo secreta hormônios do estresse, como adrenalina e cortisol, de modo contínuo, drenando as reservas destinadas apenas a usos ocasionais.

Você deve ter sentido a reação do sistema nervoso simpático em seu corpo quando se imaginou procurando feito louca a chave do carro, conforme os batimentos cardíacos se aceleravam e o foco diminuía. Existem também emoções que correspondem às duas divisões do sistema nervoso. A depender do tamanho da ameaça ou da percepção sobre ela — além da frequência com que uma pessoa experimenta essa reação —, surgem sentimentos como irritação, frustração, raiva ou até mesmo fúria.

Ao reagir a situações de ameaça ou perigo, o sistema nervoso parassimpático também funciona de modo diferente. O corpo muitas vezes congela, fica paralisado. Seria como a reação de um cervo diante do farol de um carro. Quando nos vemos frente a frente com algo assustador, é capaz de perdermos a fala e os movimentos. Ficamos atordoados. Essa reação está além do nível da mente racional. Nesse estado, não podemos nos forçar nem ser forçados a nos movimentar ou falar. Uma reação mais exagerada do sistema nervoso parassimpático é o colapso total. Nos animais, seria o "fingir-se de morto". Nos seres humanos, seria algo como perder o controle sobre nossas funções de excreção ou desmaiar. Em termos emocionais, você talvez sinta apatia, resignação, medo ou impotência.

Animais selvagens não passam por traumas, diferente dos seres humanos e dos animais domésticos. Raramente nos permitimos — ou nos permitem — a chance de vivenciar o ciclo completo de ativação e desativação. Esse processo leva tempo e, na vida corrida que temos hoje, nem sempre cabe essa pausa.

Imagine a seguinte cena: você está andando na rua, tropeça e cai. Em geral, morremos de vergonha de cair, o que nos faz pular algumas etapas antes da recuperação completa. Não desaceleramos para observar onde nem como estamos. Sem avaliar possíveis ferimentos ou dores psíquicas, nos levantamos depressa para retomar o passo, sem olhar para os lados, para evitar qualquer um que possa ter visto nossa queda. Os relacionamentos sociais e as sensações de constrangimento podem alterar reações biológicas necessárias, e assim não processamos a experiência em sua totalidade. Evidente que tropeçar é um exemplo muito simples, mas a questão é que essas reações incompletas são cumulativas.

## O lobo e a lebre

*Trauma* é uma palavra que assusta e a maioria de nós evita usá-la. Ou nos identificamos demais ou de menos com ela. Há quem pense "sou totalmente traumatizado" e quem pense "não tenho trauma algum". A verdade é que todos nós vivemos alguns traumas. Queria que houvesse uma palavra melhor para isso, que nem subestimasse ou estigmatizasse o problema. O trauma faz parte da vida. Felizmente, a cura também. A melhor maneira de entender a questão é observar o comportamento de animais selvagens. Ao ler a história a seguir, sugiro que observe as sensações em seu corpo.

Imagine um lobo caçando uma lebre. O lobo anda de um lado a outro, salivando, e então começa a se aproximar aos poucos. A certa altura, a lebre sente que está sendo seguida e para de se mexer (congela). Se o lobo continuar se aproximando, ela se fingirá de morta (desmaia). Caso o lobo ainda esteja interessado, pegará a lebre pelo pescoço e a sacudirá para confirmar se está morta. Em geral, os predadores não se interessam por presas mortas. Uma vez convencido de que a lebre não está viva, o lobo simplesmente a larga para trás e vai embora. Ao sentir que o lobo foi embora, a lebre abre os olhos para olhar em volta (orientação visual), depois suas orelhas se erguem e ficam se mexendo para a frente e para trás (orientação auditiva). Em seguida, se por meio dos sentidos ela perceber que está segura, ergue-se sobre as quatro patas e continua a perscrutar o ambiente. Por fim, começa a tremer e fica tremendo (descarga/desativação) até que isso se encerre de forma natural e ela saia correndo.

Quando o sistema nervoso simpático ou parassimpático não completa todo o ciclo de ativação a desativação, cria-se um curto-circuito. Com o sistema em curto-circuito, acontece um sulco ou um *loop*, um padrão repetitivo. Portanto, quando enfrentamos um desafio ou uma situação de estresse, nosso sistema reage da mesma forma que reagiu em situações anteriores que entende como análogas. Na queda no meio da rua, a vergonha social nos coloca em piloto automático. Ignorando a necessidade de fazer uma pausa, desacelerar e nos recuperar, pulamos direto para a ação. Se imaginarmos os fotogramas de um diafilme antigo, quando vivemos um trauma é como se nossa mente pulasse alguns fotogramas do filme. O corpo segue em frente, mas há uma incongruência entre o que o corpo vivencia e o que a mente registra. Essa experiência fragmentada resulta em trauma e inaptidão de viver o momento presente.

## JOGO DO TRÊS

Diante de um estresse ou trauma, é difícil permanecer no presente. Quando passamos por situações de estresse, nosso corpo e nossa mente repetem lembranças do passado ou projetam cenários futuros. Uma ferramenta simples e importante que pode ajudá-la a sintonizar com o momento presente é o jogo do três. É possível fazer em qualquer lugar e a qualquer momento.

1. Onde quer que esteja — seja em seu quarto, num consultório médico ou no banheiro —, olhe ao redor. Observe três coisas no ambiente. Por exemplo, um retrato de família, um copo d'água e uma camisa.
2. Nesse mesmo lugar, note três coisas a respeito de si mesma. Por exemplo, seu rosto está quente, está animada com este livro, está tendo contrações.
3. Faça uma pausa entre cada objeto, sensação ou sentimento. Alterne entre o que você enxerga do lado de fora e o que enxerga dentro de você. Repita três vezes.
4. Então veja como se sente de modo geral. O que resultou desse exercício de observação?

Alternar sua atenção entre o que está a seu redor e o que está dentro de você pode ajudá-la a permanecer no presente e manter a calma. Talvez você precise trabalhar um pouco a mente. Se ela começar a fazer associações do tipo "retrato de família", "minha mãe me tira do sério", "só espero que ela não chegue ao hospital cedo demais", volte a atenção para o objeto. Deixe que o retrato de família seja apenas um retrato de família. Se isso for impossível, procure outro objeto que implique menos associações complicadas. Escolha os objetos com naturalidade e, fazendo essa alternância entre mundo exterior e mundo interior, permita-se ficar mais à vontade consigo mesma.

Quando o assunto é o parto, estamos falando das partes mais íntimas de nosso corpo, o que requer segurança e proteção. No passado, talvez não tenha sido exatamente assim que o corpo da mulher foi tratado. Um número impressionante de mulheres já sofreu violência sexual. Outras já passaram por exames e procedimentos ginecológicos traumáticos, abortos ou perdas gestacionais. Quando um bebê se insere nesse território — por mais que seja um evento fisiológico "normal" —, o parto nem sempre é encarado pelo corpo como algo normal. Ele pode servir de gatilho para um dos *loops* de nosso sistema nervoso. O parto pode, por exemplo, provocar uma reação de paralisia em uma mulher que já tenha sido vítima de violência sexual ou que tenha passado por experiências de parto ou ginecológicas negativas.

Se você já foi vítima de violência sexual ou enfrentou uma jornada difícil em termos de fertilidade, gravidez, perda ou abuso, procure um terapeuta que possa ajudá-la a restabelecer as reações de seu sistema nervoso, e assim você consiga se sentir mais fortalecida para o nascimento do bebê. A Terapia Somática de Resolução de Trauma é uma abordagem poderosa que pode libertá-la dos resíduos desses padrões anteriores e fazer com que você chegue ao dia do parto com menos transferência de experiências difíceis do passado. No momento do parto, também pode ser muito positivo ter uma doula ao lado, que conheça sua história. Assim você recebe orientação, apoio e sabe quais são suas opções caso comece a se sentir confusa ou desorientada. Mulheres que têm histórias traumáticas com hospitais talvez devessem considerar opções alternativas, como parir em casas de parto ou mesmo em casa, evitando disparar *loops* traumáticos anteriores. Com conhecimento e ajuda, temos a chance de evitar futuros traumas e até mesmo curar os do passado. Podemos ter uma experiência restaurativa, em que nosso sistema nervoso demonstre resiliência e em que saiamos do parto mais completas e fortalecidas. Isso é fundamental para estabelecer as bases de uma boa recuperação pós-parto.

## IDENTIFIQUE AS REAÇÕES DO SISTEMA NERVOSO

1. Passamos o dia reagindo a pequenos estresses, que nem sempre representam coisas ruins. Podem ser situações bem simples: seu celular que começa a tocar dentro do consultório médico, uma amiga que está sendo grossa, uma caixa de e-mails lotada, um presente generoso ou um elogio inesperado. Feche os olhos e imagine cada um desses cenários.

2. Se seu celular tocasse em um consultório médico, seu impulso seria querer se esconder ou fugir? Essa é a reação de fuga. Ou seu instinto seria ignorar e esperar até que parasse? Essa é a reação de paralisia. Seu impulso seria ficar irritada com a pessoa que estivesse ligando bem na hora da consulta? Essas talvez sejam reações instantâneas, mas ajudam a entender como seus circuitos funcionam.

3. Agora imagine que você tenha acabado de voltar de duas semanas deliciosas de férias, antes desses cenários acontecerem. Sua reação provavelmente seria menos intensa.

4. Por outro lado, imagine que sua semana tenha sido especialmente estressante: você pode ter brigado com seu parceiro ou parceira, pode ter sofrido um leve acidente de carro. Depois disso, ao se

**ver diante de um desses cenários, sua capacidade de atenuar as próprias reações costuma ser muito menor.**

Ina May Gaskin, parteira e pioneira do parto natural, é famosa pela seguinte fala: "Boca aberta, colo uterino aberto." Ela está se referindo ao relaxamento da mandíbula para o relaxamento do assoalho pélvico, em vez de contrair e resistir, para que o bebê saia. Contrair a mandíbula e tensionar os músculos são típicas reações de luta do sistema nervoso simpático. Pense num cachorro rosnando para defender seu território. Por outro lado, o sistema nervoso parassimpático é responsável por permitir que os esfíncteres se abram e pela liberação dos fluidos corporais. É preciso que o sistema parassimpático esteja funcionando bem para que a evacuação, o parto e o orgasmo aconteçam naturalmente.

Com isso em mente, fica claro por que é tão importante escolher o lugar onde se sente mais protegida para parir. Da mesma forma que o lugar do parto precisa ser, de preferência, seguro e tranquilo, o ideal é que o refúgio pós-parto também seja um ambiente protegido, para que você possa relaxar. Será preciso desanuviar um pouco da experiência do parto, sobretudo se as coisas aconteceram de forma inesperada, seja por um viés positivo ou negativo. Um local sossegado facilita o reequilíbrio do sistema nervoso, que por sua vez ajuda o leite a descer mais rápido, garantindo um vínculo mais fácil a partir da amamentação.

Outro fator a se considerar é que as intervenções no processo de parto afetam a capacidade funcional do nosso sistema nervoso. Uma anestesia, por exemplo, induz um estado de paralisia no corpo. Com o corpo imobilizado, ainda que apenas parcialmente imobilizado, as reações do sistema simpático são abafadas, ou seja, você não consegue se mexer. Se você não consegue sentir algumas partes do corpo e não pode se mexer quando quer, o corpo entende isso como uma ameaça. Do ponto de vista fisiológico, essa percepção pode se relacionar a uma sensação de impotência e dissociação. Do ponto de vista pragmático, você pode acabar não conseguindo falar o que deseja para enfermeiras, médicos e parteiras. Talvez se sinta confusa ou simplesmente "abra mão" do seu plano de parto ou de defender suas escolhas.

O mesmo vale para o parto cirúrgico. Embora a anestesia, na maioria dos casos, alivie ou previna a dor, o corpo continua sendo cortado, o que representa uma ameaça. É fundamental que a mulher possa completar o ciclo produzido pela anestesia: após a paralisia imposta, o corpo precisa tremer conforme a medicação vai perdendo o efeito e o sistema nervoso se reequilibra — da mesma forma que fez a lebre. Se esse trecho de alguma forma reverberou em você, por conta de sua experiência pessoal ou de parto, a seção "Ressignificando um parto que precisa de cura", no Capítulo 9, vai lhe dar um passo a passo de como ressignificar sua experiência por conta própria.

## APROVEITE O SEXO EXPLORATÓRIO

E se eu lhe dissesse que o sexo pode preparar você para o parto tão bem quanto os cursos pré-natais? Pois é a mais pura verdade.

Trata-se de um dos mais férteis e inexplorados territórios da preparação para o parto. Ao se permitirem explorar o sexo, os casais também estabelecem as bases para uma vida íntima prazerosa após o nascimento do bebê. Uma jornada sexual ativa e engajada prepara o corpo e a mente para o parto, a maternidade e para uma vida erótica prazerosa.

Esse é um tema delicado, do qual trato com a maior seriedade. Em nossa cultura, o debate sobre sexo é tão limitado que, quando o assunto vem à tona, é normal sentirmos uma mistura de fascínio e vergonha, desconforto e desejo, atração e aversão. A respeito de nossa imagem corporal e de nossa percepção sobre o que é sexy, atraente e desejável, temos dificuldade de nos expressar e de sentir desejo sem culpa. Muitas mulheres que me procuram explicam que entendem o poder do sexo em essência, mas não sabem muito bem como colocá-lo em prática. Elas sentem como se existisse uma caixa secreta que guardasse a chave para uma vida sexual transformadora e iluminada, mas não soubessem onde achá-la. Esse debate, por si só, daria um livro inteiro, porque o sexo é provavelmente a ferramenta de cura mais potente e inexplorada do nosso tempo. Porém, existe um ponto de partida para aprofundar a sexualidade enquanto você se prepara para o parto e para o que virá depois.

Para início de conversa, vale a pena expandir nossa definição sobre *sexo* e entender as diferenças entre a excitação masculina e a feminina.

A maioria das pessoas acha que sexo é sinônimo de penetração, do pênis na vagina. Ao definirmos o sexo dessa forma, limitamos a forma de nos conectar e a possibilidade de novas formas de prazer. Quando só pensamos em sexo como coito e orgasmo, ele pode se transformar num "toma lá, dá cá": eu dou prazer a você, e depois você me dá prazer. É um roteiro limitado. As mulheres costumam se sentir culpadas por demorar a atingir o orgasmo. Caímos na rotina: apelamos para movimentos e posições que já sabemos que nos fazem chegar ao orgasmo, e assim não necessariamente exploramos diferentes possibilidades ou formas de sentir prazer.

Culturalmente, nossa ideia de sexo baseia-se na trajetória da excitação masculina: uma subida constante, seguida por uma queda brusca. É o típico retrato do homem que começa a respirar e a "meter" cada vez mais rápido, até chegar ao clímax, e depois cai no sono. A maioria dos filmes pornôs é feita para os homens, então, mesmo as mulheres performam de acordo com a trajetória da excitação masculina, num crescendo até chegar ao grito do gozo. Mas a excitação feminina funciona de maneira diferente.

Nos homens, a excitação total pode ser muito rápida: às vezes, demora de trinta segundos a um minuto. A excitação feminina se dá em ondas, com altos e baixos, e a excitação total leva em torno de

35 a 45 minutos. Essa é a biologia de como o tecido erétil funciona. Para a maioria das mulheres, é mais demorado que para os homens chegar ao ponto em que o toque genital funciona como grande estímulo. Embora as mulheres tenham tanto tecido ingurgitável quanto os homens (verdade!), o nosso não é tão visível e, portanto, acaba sendo mais misterioso — para nós mesmas e para nossos parceiros e parceiras. A mulher consegue fazer sexo com penetração sem estar totalmente excitada, e pode até sentir prazer, mas, depois de parir, isso fica muito mais difícil e até doloroso. Ainda que as transformações da sexualidade feminina possam ser desconcertantes após o nascimento do bebê, o pós-parto é uma grande oportunidade para estreitar relações com nossos desejos, com a nossa natureza erótica e para descobrir caminhos novos e desconhecidos rumo ao prazer.

A seguir, sugiro algumas maneiras de ampliar as possibilidades eróticas que podem influenciar positivamente sua experiência de parto.

**Ponha em xeque seu papel de quem proporciona prazer**

Junto com seu parceiro ou parceira, tire uns quinze ou vinte minutos para receber carícias não genitais. Apenas receba as carícias, por mais tentadora que seja a ideia de retribuir. Experimente diferentes tipos e naturezas de toque, como tapinhas, se acariciar com penas, massagens e beliscões, além de usar diferentes partes do corpo para o contato. Use um cronômetro. Faça uma pausa quando o tempo acabar e respirem juntos por um minuto. Em seguida, compartilhem um com o outro algo que tenham aprendido ou que tenha sido surpreendente. (Caso não esteja num relacionamento, pratique consigo mesma — experimente os diferentes tipos de toque em seu próprio corpo, como massagens, batidas, tapinhas e arranhões.) Se estiver muito tentada a agir de forma recíproca ou a ser a única pessoa que proporciona prazer, opte por inverter os papéis em outro dia. Permita-se apenas receber, que é mais difícil do que se imagina.

**Faça uso da sua voz**

Permita-se emitir sons audíveis. Acostume-se a ouvir sons inesperados que vêm à tona a partir de sensações diferentes e do seu inconsciente. Assim, quando der à luz, seus sons viscerais não lhe serão tão surpreendentes.

Diga o que você gosta e o que não gosta. Se existe algo que realmente não gosta, mas vem tolerando, sugira uma alternativa. Desenvolva a habilidade de dizer sim e não, e perceba como seu corpo reage a isso. Caso tenha dificuldade de fazer isso — como é o caso da maioria das mulheres —, pode ser que a palavra *talvez* tenha que ser *não* por um tempo. Envolva seu parceiro ou parceira, explicando que esse processo serve para deixá-los ainda mais íntimos do que realmente querem e amam. Ao evitar mal-entendidos e frear sua tendência de simplesmente aceitar o que vier, fica mais fácil esclarecer o que você deseja e encontrar forças para expressar o que quer — não apenas entre quatro paredes, mas também na experiência do parto.

**Sexo sem sexo**

Essa talvez seja uma negociação um pouco mais árdua, mas também pode ser um exercício fascinante, capaz de abrir mente e corpo a novas sensações e experiências; basta estar disposta a tentar.

Como seria vivenciar uma hora de brincadeiras sexuais sem penetração nem orgasmo? A ideia pode até soar estranha; afinal, o que vocês estariam fazendo sexualmente, durante uma hora, sem o objetivo de gozar ou de fazer o outro gozar? E se o objetivo do sexo não fosse gozar, mas se conectar e se desprender do resto, de todas as obrigações? Se fosse uma questão de acompanhar o outro e de escuta profunda? Você consegue estar dentro da experiência e não de fora, assistindo à experiência? Tem coragem suficiente para experimentar a estranheza de tentar algo novo? Quando chegar perto do clímax, consegue desviar e depois recuar? Em vez de ir em busca do alívio, permita-se sustentar a sensação mais forte e reduzir a intensidade. Desacelere tudo, totalmente. Concentre o interesse nos micromovimentos. Isso está intimamente ligado a desenvolver a capacidade do seu sistema nervoso. Ao brincar com os limites da excitação, você expande a amplitude de sensações que consegue sustentar, sem cruzar a fronteira do clímax. Isso a ajudará a ampliar sua capacidade de sentir.

### Amplie a capacidade de sentir

Outra forma de ampliar sua capacidade de sentir é através de jogos sensoriais. Em uma cesta, reúna diferentes objetos, como penas, pedras, palha, óleos, lixa, lã, pelos e qualquer outra coisa de textura ou cheiro interessante. De olhos fechados, pegue um dos objetos. Imagine que nunca tenha tocado nele antes. Depois de cerca de trinta segundos, tateando o objeto perceberá uma mudança. Ao mover o objeto na mão ou fazê-lo deslizar pela pele, em vez de pensar sobre ele ou fazer associações, estará percebendo-o sensorialmente, o que é infinitamente mais interessante. Você consegue sentir a mão e a pele experimentando o objeto e consegue sentir o próprio objeto. Continue por dois minutos. Gosto de utilizar um cronômetro, porque dois minutos podem passar rápido ou parecer uma eternidade. Seja curiosa e busque o prazer.

### Identifique seu tema erótico central

A ideia de tema erótico central vem de um livro chamado *A mente erótica*, de Jack Morin. Ele afirma: "Por trás do seu tema erótico central, está a fórmula para transformar questões emocionais pendentes, da infância e da adolescência, em excitação e prazer."

Nesse processo de transformação de questões emocionais pendentes, também podemos ser protagonistas de nossa vida erótica e construir experiências profundamente prazerosas e que alimentem a alma. Quando nos empoderamos de nossa sexualidade, quando damos voz a desejos especificamente relacionados à pelve, nos envolvemos numa prática extraordinária de preparação para o parto e para o pós-parto.

Quando você conhece pelo menos um de seus temas eróticos principais, pode assumir um papel ativo para criar as formas de conexão sexual que lhe interessam. Algumas pessoas ficam preocupadas, achando que isso pode comprometer o mistério das conexões. Na verdade, conhecer o traço comum entre alguns pontos altos da sua vida erótica permite que você se concentre em experiências que já funcionaram no passado e esqueça o que não funcionou. Isso também lhe dá mais um elemento de autoconhecimento para se fortalecer e ser proativa sexualmente, com demandas tangíveis. Como a maioria dos exercícios exploratórios, você pode praticar com alguém especial ou sozinha. Pode ser inclusive com um bom amigo ou uma boa amiga, com quem possa explorar seu tema erótico central. Às vezes, ao compartilhar experiências, o outro consegue enxergar semelhanças que nos escapam. Essa também é uma prática excelente para desenvolver intimidade com seu parceiro ou parceira. Vocês podem anotar suas experiências individuais e depois compartilhar um com o outro o que descobriram. Não precisam entrar nos detalhes, mas podem dividir a motivação ou motivações que descobriram e algo que tenha lhes surpreendido ou interessado. Comece de mente e coração abertos. Caso esteja dividindo com alguém, suspenda qualquer julgamento ou crítica; em vez disso, sinta-se grata por estarem compartilhando com você coisas tão íntimas e sensíveis. É um processo mais linear do que circular. Talvez sejam necessárias algumas idas e vindas no material e nas experiências que você recolheu até chegar a um tema. Podem surgir mais informações nos seus sonhos, assim que começar a investigação.

Para descobrir seu tema erótico central:

1. Pense em três ou quatro de suas experiências mais eróticas e registre-as por escrito. Ao fazer isso, não se julgue. Não se

trata de uma competição para ver quais foram as mais extravagantes ou indecentes que você já teve, embora talvez queira justamente destacá-las, o que sem dúvida pode fazer. Trata-se de VOCÊ. Quando relembra suas experiências sexuais, o que se destaca como excepcional? O que a arrebata?

2. Depois de identificar as experiências, escreva sobre cada uma delas. Descreva as cenas, em vez de analisá-las. Quem estava lá? Como era o ambiente? De quais detalhes interessantes você se lembra? Escreva de um jeito que alguém que não esteve presente consiga ler e ter alguma noção de como foi estar lá. Conte uma história.

3. Em seguida, deixe a história "descansar" por um ou dois dias. Quando voltar, releia todas as descrições. Circule ou sublinhe as palavras que se destacam como temas entre as experiências, e não nas experiências em si. O que é comum às experiências que você escolheu? (Essa etapa talvez seja difícil de fazer sozinha. Se tiver uma amiga disposta a passar por esse processo com você, podem ler uma para a outra. Pessoas de fora muitas vezes conseguem enxergar motivações que não percebemos.)

4. Depois de encontrar pistas para um possível tema, pense sobre sua faceta sexual do momento. Seu tema erótico tem sido incorporado e abordado na vida íntima?

5. Dever de casa: imagine uma prática de autoprazer que inclua um elemento de sua motivação erótica principal.

6. Crédito extra: convide seu parceiro ou parceira para uma experiência que inclua uma parte de sua motivação.

**A construção do menu**

Comece fazendo uma lista de desejos sexuais. Você pode dar o pontapé inicial com o que aprendeu de sua motivação erótica principal, até construir um baú de tesouros com fantasias e ideias sobre sua vida erótica. Isso pode incluir desde tomar um banho com seu parceiro ou parceira, passar uma noite sob as estrelas, até querer experimentar uma posição sexual específica. Em minha prática, percebi que as pessoas já têm dificuldade de começar por aí. Na nossa cultura, o diálogo sobre sexo costuma ficar restrito a uma questão de frequência (quantas vezes?) ou técnica, relações sexuais ou posições.

Caso queiram incluir na lista a frequência ou algumas posições que gerem curiosidade, ótimo. Incluam também como vocês gostariam de se sentir durante o sexo e curiosidades que tenham sobre o próprio corpo, sobre o corpo do parceiro ou da parceira, e as fantasias de um e de outro. Sugiro que cada um faça uma lista individual e depois comparem, juntando uma com a outra para criar um menu coletivo. Não é necessário pôr em ação todos esses desejos, embora talvez seja isso que vocês queiram. Criar intimidade ao compartilhar e explorar desejos que possam parecer estranhos ou que sejam tabus. As pessoas têm ideias diferentes do que seja tabu. Já atendi casais que passaram anos muito constrangidos ou com receio de falar sobre seus desejos, até descobrirem que compartilhavam das mesmas fantasias. Que alívio! Contudo, mesmo que isso não aconteça, cria-se intimidade só de se compartilhar sem julgamento. (Fique atenta ao seguinte: se um de vocês dois assiste muito pornô, isso acaba influenciando as fantasias. Se apenas um dos dois assiste, o outro costuma ser menos receptivo às fantasias do parceiro ou parceira, sobretudo se ele ou ela diz que as fantasias vêm do pornô, que parecem fabricadas e não desejos autênticos.)

O ato de dar à luz e a jornada da maternidade exigem que se perca o controle tanto no nível físico quanto emocional. Como é possível se preparar para perder o controle? Praticando um pouco de cada vez. Recebendo, relaxando quanto ao resultado, ampliando sua capacidade de sentir e estando dentro da experiência: tudo isso ajuda você a surfar as ondas de excitação, orgasmo e contrações crescentes. Caso esteja imersa numa rotina sexual, é um ótimo momento para explorar o sexo de uma forma que a prepare para o parto e amplie as possibilidades de intimidade e crescimento. Uma conexão sexual mais rica e mais diversificada, que revele novos caminhos para o prazer, pode servir como uma incrível base para o renascimento de seu vínculo sexual no pós-parto.

## RESUMO

- Ao preparar o corpo para o parto, mantenha-se ativa ou torne-se ativa, mas não exagere. Ouça o seu corpo e o que os profissionais de saúde lhe recomendarem sobre exercícios.
- Pratique exercícios e alongamentos suaves que a ajudarão a dar à luz, contribuindo também para sua recuperação pós-parto.
- Lembre-se de que a estabilidade fica comprometida por conta dos ligamentos mais frouxos, então cuidado para não alongar demais e sobrecarregar as articulações.
- Você pode exercitar a abertura do assoalho pélvico e pode, com as mãos, alongar a musculatura do períneo.
- Treine o sistema nervoso, alternando fases de contração e relaxamento, de fazer e de ser.
- Ampliar sua sexualidade pode ser uma maneira incrível de se preparar para o parto.

**Práticas**

- Pratique a respiração para alongar, dois minutos por dia.
- Baixe o áudio, em inglês, e aprenda a praticar corretamente o exercício de Kegel para a preparação para o parto e a recuperação [em www.magamama.com/pelvic-mapping, disponível apenas em inglês]. Faça pelo menos uma vez.
- Se você é ginasta, pratica yoga, equitação, Pilates ou é entusiasta dos exercícios na barra, foque no movimento de "empurrar" o assoalho pélvico. Considere a hipótese de marcar uma consulta com um fisioterapeuta especialista em assoalho pélvico

ou com um *sexological bodyworker* para ajudá-la a relaxar essa região antes de parir.

- Caso tenha algum histórico de violência sexual ou trauma de hospitais, invista em uma doula e em uma terapia somática, como a Terapia Somática de Resolução de Trauma. Assim, você facilita o processo de parto e, consequentemente, sua experiência pós-parto.
- Adote pelo menos uma atitude fora da sua rotina sexual, praticando um dos exercícios listados anteriormente.

### Reflexões

- Identifique onde você se encontra no espectro de atividade — atividade de mais ou de menos —, e tente encontrar o equilíbrio.
- Faça uma lista de curiosidades ou desejos sobre seu próprio corpo, sobre o corpo de seu parceiro ou parceira e sobre formas como você gostaria de explorar tudo isso.
- Ponha no papel três ou quatro de suas experiências mais eróticas e identifique os temas eróticos centrais. Depois, tente ver o que elas têm em comum. Agora crie um enredo que inclua alguns desses elementos.

## Parte 2

## USUFRUINDO DO QUARTO TRIMESTRE

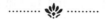

*No momento em que nasce a criança, nasce também a mãe.
Ela nunca existiu antes disso.
A mulher existia, mas não a mãe. A mãe é algo absolutamente novo.*

—Osho

Parabéns! Você conseguiu. Cruzou a fronteira. Pariu um bebê e pariu também a si mesma em direção a uma nova fase da vida. Não há transformação maior no corpo, na mente e no espírito do que se tornar mãe. A transição rumo à maternidade, um processo contínuo e individual, merece respeito. Diversas culturas em todo o mundo vêm honrando essa fase que se dá logo após o parto, permitindo que as recém-mães descansem, fornecendo a elas alimentos nutritivos e mãos que curam.

Essa janela sagrada, como é chamada na Índia, é um período que deve ser desfrutado. Embora seja relativamente curto, pode oferecer grandes recompensas. Ao descansar e aceitar ser nutrida, você não apenas experimenta uma alegria concreta no momento presente, como leva isso para sempre, estabelecendo as bases da sua saúde pelo resto de sua jornada na maternidade e pelo resto da vida. Muitas vezes, aproveitar esse tempo da janela sagrada pode ser desafiador e esmagador, por ser contrário ao estilo de vida que levamos. Para algumas mulheres, talvez seja impossível imaginar algum descanso quando se tem um recém-nascido em casa, sobretudo nas horas e dias logo após o parto, quando pode ser difícil lidar com nossas emoções (e por "lidar" não quero dizer controlá-las e, sim, entendê-las).

É por isso que começamos a Parte 2 discutindo temas muito abordados, como "baby blues", depressão pós-parto e hormônios. Antes de se sentir estressada pela quantidade de informação a esse respeito, é bom saber o que é normal e pode ser simplesmente "encarado", quando se aceitam essas flutuações como parte do processo.

Embora às vezes pareça uma tarefa hercúlea descansar e se alimentar com um recém-nascido em casa, esta parte do livro traz ferramentas específicas e sugestões que podem ajudá-la a abordar as cinco necessidades universais da mulher no pós-parto: descanso, alimentação nutritiva, toque afetuoso, parceria espiritual e conexão com a natureza. Assim, são grandes suas chances de sair desse período mais fortalecida e completa.

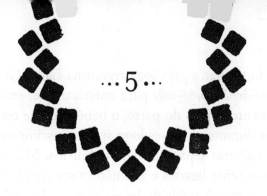

## ... 5 ...

## equilibrando as emoções

Dar à luz e se tornar mãe é uma das maiores transições que você pode viver. Por mais que o bebê já esteja fora do seu corpo, ainda existe uma conexão extremamente complexa entre vocês dois. Os sistemas energéticos e emocionais ainda não estão separados, o que levará um tempo para acontecer. Se quiser preparar o terreno para uma recuperação satisfatória e até feliz, faça escolhas que contemplem essa nova relação, tão delicada. O sistema nervoso do bebê está em desenvolvimento e o seu está se reequilibrando. Um lar tranquilo e sereno representa o refúgio ideal para esse momento. Em todos os níveis, você está se adaptando a uma avalanche de mudanças — em termos energéticos, hormonais, estruturais e orgânicos —, num curto período de tempo. Embora possam ser imprevisíveis e desconcertantes, as oscilações de humor são absolutamente normais nessa fase. Este capítulo traz o essencial para você entender seus hormônios e emoções durante essa transição.

### PROTEJA A MÃE-BEBÊ

Em suaíli, existe a palavra *mamatoto*, que significa "mãe-bebê". Essa palavra reflete a ideia de que, nos primeiros meses após o parto, mãe e bebê estão interconectados e são interdependentes em níveis físicos, energéticos e espirituais.

De modo similar, a psicóloga argentina Laura Gutman usa os termos *mãe-bebê* e *bebê-mãe* para enfatizar que, embora separados fisicamente depois do parto, o bebê e a mãe continuam tão conectados durante os meses logo após o nascimento que não se pode usar palavras separadas para defini-los. Mãe e bebê ainda estão intimamente ligados e um não existe sem o outro. Um se define pelo outro. A saúde do bebê depende da saúde da mãe e a saúde da mãe depende da saúde do bebê. O bebê reflete o estado psíquico da mãe e só se define em relação a seu ambiente, que, no início, é a mãe. Essa fusão interdependente é diferente de qualquer outro vínculo. Assim, apresenta características específicas e elementares, ditadas tanto pela fisiologia quanto pela intuição ou sabedoria ancestral.

O próprio termo *quarto trimestre* sugere uma fase em que o bebê continua tão dependente da mãe quanto foi ao longo dos três primeiros trimestres. É claro que, depois do parto, o bebê se separa em termos físicos. Contudo, como descreve Laura Gutman em *A maternidade e o encontro com a própria sombra*:

> *(...) esse corpo recém-nascido não é apenas matéria, mas também um corpo sutil, emocional, espiritual. Embora a separação física aconteça efetivamente, persiste uma união que pertence a outra ordem.*
>
> *De fato, o bebê e sua mãe continuam fundidos no mundo emocional. Este recém-nascido, saído das entranhas físicas e espirituais da mãe, ainda faz parte do entorno emocional no qual está submerso. Pelo fato de ainda não ter começado a desenvolver o intelecto, conserva suas capacidades intuitivas, telepáticas, sutis, que estão absolutamente conectadas com a alma da mãe.*

Hoje em dia, já se toma certo cuidado para suavizar a transição abrupta pela qual o bebê passa, de dentro da barriga para o mundo aqui fora. Cada vez mais hospitais permitem que os bebês permaneçam no quarto logo após o nascimento e incentivam o contato pele com pele. O parto de Lótus, em que o cordão umbilical não é cortado e a placenta é mantida intacta após o nascimento, vem se tornando mais popular, como forma de reverenciar a conexão e amenizar sua ruptura. Contudo, de fato ocorre uma separação física, ainda que a fusão emocional e espiritual permaneçam.

Como essa interconexão nos parece tão milagrosa e até um pouco curiosa, há alguns vídeos circulando nas mídias sociais que mostram bebês que não estavam respirando, mas logo "voltam à vida" ao entrar em contato com a mãe. É evidente que um recém-nascido pode ser "reenergizado" e reavivado pela mãe, a fonte de sua vida física, emocional e espiritual. Eu tive a chance de ver o outro lado da moeda ao testemunhar o poder dessa conexão mãe-bebê.

## *Relatos pessoais*

### Alison

Não é apenas o bebê que precisa da mãe ou que pode ser "reanimado" por ela. Fui a doula da cesariana de uma moça chamada Alison. O filho dela foi levado para o berçário logo que nasceu. Acompanhei minha paciente da sala de cirurgia para o quarto. Foram minutos e então horas de espera, e nada de o bebê voltar. Ela continuou gemendo como se estivesse em contrações e começou a gritar, reclamando de uma dor mais forte que a dor do trabalho de parto. As enfermeiras iam toda hora até ela aumentar a dosagem dos analgésicos. Nada adiantava. Senti que seu corpo ansiava pelo bebê; e eu já estava aflita de ver que um bebê perfeitamente saudável continuava em "observação", depois de tanto tempo. Liguei diversas vezes para o berçário, solicitando que ele voltasse logo para o quarto da mãe. Segurei as mãos de Alison enquanto ela gritava e chorava, angustiada, implorando por mais analgésicos, mas não podiam lhe dar mais nada. Sem sombra de dúvida, no instante em que o bebê foi finalmente levado para ela, a dor cedeu. Alison parou de chorar na mesma hora, e as contrações diminuíram.

O corpo da mãe precisa do bebê que acaba de nascer. Em termos físicos, energéticos e espirituais, acontece uma ruptura quando o recém-nascido é levado para longe da mãe, e vice-versa, então precisamos dar a máxima atenção à sábia ideia do binômio mãe-bebê, para criar condições desse binômio prosperar.

Uma separação indesejada entre mãe e bebê após o parto cria muito estresse nos dois lados. Esse estresse pode dificultar a criação de um vínculo e a amamentação. Quando mãe e bebê ficam juntos depois de um parto fisiológico, as horas iniciais são chamadas de "horas de ouro", graças aos hormônios do amor que inundam o ambiente, abençoando todos os envolvidos. O sistema nervoso da mãe e do bebê estão se comunicando entre si, transmitindo sinais de segurança ou de estresse.

Algumas intervenções, como analgesia ou partos mecânicos e cirúrgicos interrompem a ligação mãe-bebê. Um parto difícil ou traumático também causa uma ruptura no sistema mãe-bebê. No Capítulo 9, apresento sugestões específicas para lidar com partos que exijam algum tipo de cura.

Uma das formas de apoiar o desenvolvimento da unidade mãe--bebê é garantindo que a energia do processo de parto se complete. Isso ajuda a mãe a se sentir mais ancorada, orientada e presente, para entrar em sintonia com as necessidades progressivas do bebê e assim conseguir atendê-las.

### Completando a energia do parto

Da mesma forma que temos nosso corpo físico, composto de ossos, músculos e articulações, temos um corpo energético. Ele não pode ser diretamente tocado, mas pode ser sentido. Esse poderoso conjunto de circuitos é o que o yoga e a medicina tradicional chinesa buscam atingir. Elas desbloqueiam a energia estagnada que passa por esses canais e fortalecem nossa capacidade de propagar energia através de nosso corpo, deixando os sistemas imunológico, endócrino e nervoso robustos e resilientes.

A energia natural do parto é algo impressionante. Para acessar e canalizar o poder e a força necessários para o parto, o campo energético da mulher se expande. Em paralelo ao movimento físico descendente de empurrar o bebê para fora, a energia do parto se desloca de cima para baixo durante o nascimento. A mulher atrai energia cósmica para o seu corpo, e joga para o reino material, mundano.

O parto em si é um poderoso fluxo para baixo, e esse vigoroso movimento exige que tanto o corpo físico quanto o corpo energético se abram, mais do que em qualquer outro momento. Os centros energéticos inferiores se abrem quase ao máximo. Assim como muitas mulheres não levam em conta o impacto físico que esse processo pode desencadear, a maioria de nós também não considera o que acontecerá do ponto de vista energético.

Embora pareça vago e intangível, sobretudo em uma cultura que não inclui a linguagem da energia e do espírito na maioria dos debates sobre saúde, a expansão do campo energético e sua forma alterada durante o processo de parto são questões reais. Após dar à luz, a mulher precisa primeiro completar o ciclo da energia do parto, permitindo que ela percorra todo o caminho de seus sistemas. Em seguida, precisa ajudar seu campo energético a retomar um tamanho confortável. As visualizações "Complete o ciclo do parto" e "Reduza o campo energético do parto" podem guiá-la para criar esses deslocamentos de modo a preservar a harmonia da unidade mãe-bebê.

Talvez não seja comum nos darmos conta do poder de nosso campo energético, mas quando trabalhamos com isso, vemos que os efeitos são tangíveis. Como *bodyworker*, combino trabalho energético e toques físicos para ajudar as mulheres a completarem o ciclo energético do parto. A fisiologia da unidade mãe-bebê é concebida para o parto vaginal sem intervenção. Assim, quando o parto segue por outros caminhos, muitas vezes há processos fisiológicos inacabados que correspondem a processos energéticos inacabados. Já atendi muitas mulheres que passaram por cesarianas e que, às vezes, quinze anos depois do parto, quando encostava em suas cicatrizes, ainda sentiam a anestesia, a raiva do médico leviano ou indelicado e a sensação excruciante de não estarem suficientemente anestesiadas em um dos lados da incisão quando a experiência do parto é revivida. Também não é raro ver mulheres que passaram por cesarianas vivenciando contrações uterinas durante esse processo. O corpo tem uma memória celular do nascimento como um movimento descendente que envolve contrações do útero, dilatação do colo do útero e alargamento dos tecidos vaginais. Quando o parto acontece de outra forma, a memória fisiológica do corpo fica comprometida.

> Bebês que nascem por meio de cesariana ou com alguma ajuda mecânica, como fórceps ou extração a vácuo, também costumam apresentar movimentos incompletos. Eles não tiveram a oportunidade de empurrar com os próprios pés, o primeiro movimento de extensão da coluna sob o osso púbico, nem receber a massagem cranial decorrente da pressão exercida pelas paredes da vagina. Esses reflexos e impulsos representam um começo importantíssimo do desenvolvimento humano. Há muitas modalidades especializadas em ajudar os bebês a recuperar essas etapas, incluindo *Body-Mind Centering*, Terapia Craniossacral Biodinâmica, método Anat Baniel, Feldenkrais e Experiência Somática. Ajudar os bebês a completar a experiência do parto pode influenciá-los em diversos aspectos, desde cólicas e padrões de sono a curto prazo, até habilidades motoras e desenvolvimento emocional a longo prazo.

Seja qual for o tipo de parto que você teve — empoderador, de partir o coração ou algo entre os dois —, envolva-se nesse processo simples de completar o ciclo, dando a todas as facetas de si mesma a oportunidade de seguir em frente rumo à janela sagrada.

## COMPLETANDO O CICLO DO PARTO

Comece com uma intenção e uma prece. Aloje essa prece na mente, no coração e no espaço do útero. Peça que essa luz, espírito ou Deus remova tudo que não lhe pertence. Peça uma bênção para liberar a energia do parto e o que estiver em seu caminho, levando-a para baixo e para fora. Reconheça o poder dessa energia e todas as formas como ela a ajudou.

Visualize uma corrente de luz intensa partindo do topo da cabeça, passando por todos os centros energéticos e saindo pela vagina, limpando tudo pelo caminho. Permita que tudo o que for velho, desnecessário ou que não lhe pertença vá com a luz, pra fora de si e pra terra. Comece esse processo dois ou três dias depois do parto e continue diariamente pelas duas primeiras semanas. Mas vale lembrar que ele pode ser feito a qualquer hora. Se estiver lendo este livro anos depois de parir, sugiro que você evoque alguma lembrança de quando deu à luz. Traga essa lembrança para o seu corpo, e quando esse momento estiver nítido aos olhos de sua mente, convoque a energia divina ou força vital e permita que ela se mova através de você.

Durante o parto, seu campo energético se expandiu de forma assombrosa, como talvez jamais volte a acontecer. Esse campo expandido permite que você se abra à sabedoria e força maiores do que o normal. No entanto, para a vida cotidiana e os primeiros cuidados maternos, é importante que seu campo energético retorne a um tamanho mais razoável.

## REDUZA O CAMPO ENERGÉTICO DO PARTO

- Feche os olhos e imagine o espaço que você ocupa e seu campo energético. Não há certo ou errado. Tente sentir intuitivamente. Sinta o corpo físico e depois o corpo energético que gravita à sua volta.
- Imagine esse espaço luminoso se reduzindo e se aproximando, de volta à sua pele, até você se sentir em uma cápsula oval de luz que ao mesmo tempo a protege e nutre.
- Imagine que essa luz dourada, densa e amorosa, nutre você com o amor e a conexão de que precisa.
- Em seguida, avance mais uma camada, em direção à pele, e imagine que está levemente coberta por uma teia de aranha. Sinta os contornos da própria pele e relaxe em seu corpo. A intenção de voltar ao reino material por meio do corpo físico poderá ajudá-la a ancorar.

Em termos energéticos, o que se exige da mulher no parto — expansividade, transcendência, abertura — é diferente do que se exige no pós-parto: presença, ancoragem, firmeza. Quando conseguimos ajudar nosso campo energético a retornar, de forma progressiva, para um tamanho confortável e conduzimos a energia do parto para fora, de uma ponta à outra, ganhamos uma consciência mais focada e vivenciamos menos desordem e desorientação no amplo sentido.

Além da mudança no tamanho do campo energético do parto, a concentração e distribuição de energia também mudam durante o nascimento. Os centros superiores, que nos conectam à energia do universo, tornam-se abertos e receptivos. Os centros inferiores também ficam sobrecarregados, nos conectando à terra, à nossa ancestralidade e às sensações fundamentais de segurança e pertencimento. O centro de energia que fica em nosso plexo solar, lugar da expressão individual, diminui no momento em que damos vida a outro ser. É um momento em que nosso sistema energético assume a configuração de uma ampulheta; ficamos altamente receptivas à conexão transcendental e abertas a uma experiência de conscientização universal: nosso topo da cabeça está escancarado. Quando trazemos vida ao mundo, ganhamos a possibilidade de entrar em contato com a própria fonte da vida. Do mesmo modo, estamos amplamente abertas na base. Recebemos a oportunidade de nos conectar à terra, à base do ser, a nosso lar físico.

O processo de consolidação da energia no pós-parto exige que fixemos a energia na pelve e no topo da cabeça. Quando os centros energéticos estão abertos, ficam mais vulneráveis e expostos. Como parte do processo de reintegração após o nascimento, os dois centros inferiores que correspondem ao assoalho pélvico, ao colo do útero e ao útero também precisam de ajuda para retomar o equilíbrio. Isso vale para qualquer tipo de parto. Quando a mulher passa por um parto transformador, é comum haver uma hesitação interna para vedar o sistema de volta, pois existe o medo de perder contato com o êxtase e a transcendência encontrados durante o parto. Por outro lado, se a mulher teve uma experiência de parto difícil, os dois chakras inferiores podem parecer vagos e distantes.

No yoga, os grandes centros energéticos são chamados *chakras*, palavra que em sânscrito significa "círculo" ou "roda". Eles se distribuem ao longo da coluna e correspondem a plexos nervosos do corpo físico. São associados a características emocionais e espirituais. Na maioria dos sistemas, há sete deles. O primeiro chakra é a base; na mulher, localiza-se no períneo ou no colo do útero, e está relacionado a todo o assoalho pélvico. Tem relação com estabilidade, segurança e conexão à nossa tribo. Na mulher, o segundo chakra fica no útero e no sacro. É o centro de nossa criatividade e sexualidade. O primeiro e o segundo chakras são os mais afetados pelo parto, uma vez que ele acontece justamente nessa área.

Experiências mal resolvidas que tenham perdurado nessa região, sejam de ordem física ou energética, podem sofrer abalos e ser reativadas durante o parto. O sétimo chakra, ou chakra da coroa, se relaciona à conexão que temos com nossos eus mais elevados e com o divino.

A necessidade de proteger e vedar os centros energéticos inferiores é coerente com a forma como muitas culturas usam o calor e o contato, após o parto, para envolver a mãe (veja mais na seção "Aquecer a mãe", no Capítulo 6). No leste da África, muitas mulheres se sentam sobre vapores escaldantes logo após darem à luz. Da perspectiva da medicina ocidental, isso poderia aumentar o fluxo sanguíneo e levar, potencialmente, a um inchaço. Contudo, essa prática do leste do continente africano usa o calor para ajudar a vedar as aberturas de energia. A técnica de envolver a barriga com panos, usada em países do mundo todo, de Java ao Brasil, tem objetivos físicos e energéticos. O *rebozo*, tecido mexicano, é usado não só para ajudar os órgãos da mulher a ficarem firmes e protegidos, como também para dar à mulher uma noção de seus limites particulares. Muitas culturas insistem que as novas mães só fiquem dentro de casa e que limitem o número de visitantes, para que tenham tempo de harmonizar os corpos físico e energético.

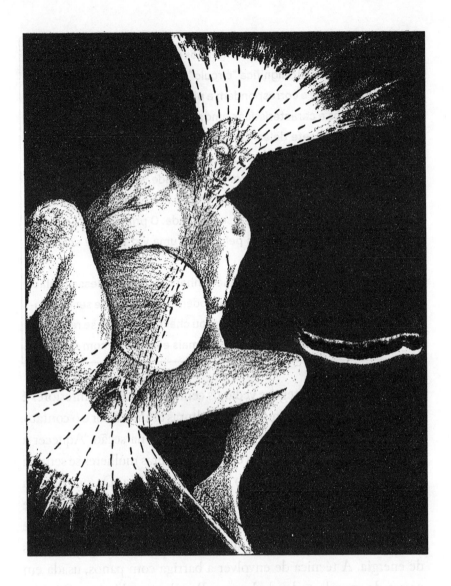

*Figura 9*: **Ampulheta do parto**

Se a experiência do parto configura nosso corpo energético como uma ampulheta (Figura 9), a reorganização do pós-parto parece uma vagem (Figura 10). Começamos a fechar o topo e a parte inferior, o topo da cabeça e a base, para nos reconectar à nossa noção de identidade pessoal, em nossos centros medianos. Estamos começando a nos sentir como indivíduos, ao mesmo tempo em que estamos intimamente conectadas a outro. Essa transição acontecerá por conta própria, pois segue a flutuação natural do funcionamento da vida: uma oscilação constante entre expansão e contração. Porém, quando estamos cientes desse processo enquanto ele está acontecendo, conseguimos estimular e saborear cada etapa.

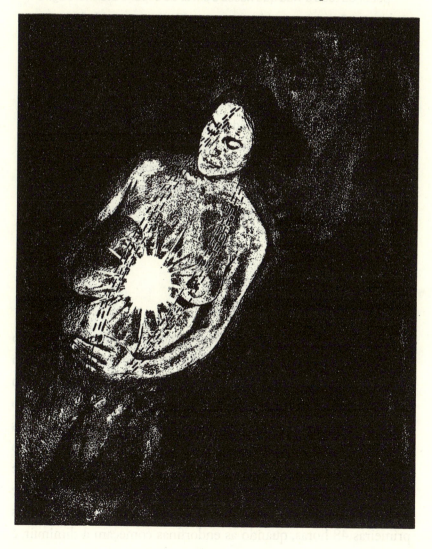

*Figura 10*: Vagem do parto

## Reverenciando o espaço uterino

Há alguns gestos simbólicos que podemos adotar como recordação do poder sagrado de nosso útero, que acaba de parir uma vida. Sobretudo nessa fase de purificação, restauração e renovação que acontece após o parto, é fortificante relembrar o poder de toda a vida que nasce a partir do espaço uterino. Sugiro que a mãe recém-parida separe uma tigela em que só ela coma, mais ninguém. A tigela simboliza o útero. Ao se comprometer em ser alimentada por meio dessa tigela e não compartilhar o que houver dentro dela, a nova mãe mantém uma noção de dignidade e de limites. Não se trata de negar o binômio mãe-bebê, mas de reconhecer a necessidade de sermos amparadas e nutridas, para ficarmos em harmonia. Enquanto mães, compartilhamos e doamos tanto, que é importante manter nossa individualidade de formas significativas, ainda que pequenas. Outra sugestão é manter uma tigela com água e uma flor dentro, na mesinha de cabeceira ou altar.

## O QUE ESTÁ ACONTECENDO COM OS MEUS HORMÔNIOS?

É evidente que as mudanças que vivemos durante a gravidez e o parto vão além de transformações físicas ou energéticas: incluem também mudanças hormonais. Ao longo da gravidez, a mulher não apenas desenvolve um bebê dentro de si, como também um novo órgão: a placenta. Depois que a placenta é expelida, os hormônios femininos começam a se alterar drasticamente. No primeiro ou no segundo dia depois do parto, é provável que você sinta um pico de euforia. Não importa como seu bebê nasceu, há uma satisfação e realização enormes por finalmente conhecê-lo! Em geral, depois das primeiras 48 horas, quando as endorfinas começam a diminuir, é comum que a mulher passe a viver flutuações de humor e emoções.

Isso é o que rotulam de "baby blues". Como há muita informação e muito medo em torno da depressão pós-parto, muitas mulheres entram em pânico, achando que essa fase sentimental vai durar para sempre. Para a maioria delas, as emoções à flor da pele se normalizam em torno de duas semanas após o parto.

Do momento em que a placenta é parida até o instante em que o leite efetivamente desce, os níveis de estrogênio e progesterona da mulher desabam para os mesmos níveis de uma mulher na menopausa. Sai de cena a progesterona, hormônio da calma e da tranquilidade, ao qual você se acostumou na gravidez, para que os hormônios necessários à amamentação surjam mais depressa. O processo de regulagem dos hormônios continua por vários meses, conforme o corpo trabalha para fazer o útero voltar ao tamanho normal e para produzir uma quantidade cada vez maior de leite para um bebê que não para de crescer. O corpo está se libertando de um excesso de fluidos que armazenam hormônios agora desnecessários. Um dos motivos para que as mulheres sejam incentivadas a manter-se aquecidas e suar bastante (veja a seção "Aquecer a mãe", no Capítulo 6) é que assim o processo de eliminação pode ser minucioso e completo. É comum que as lágrimas também façam parte dessa fase de eliminação.

Em vez de entender o papel de cada hormônio específico, é importante entender como eles trabalham coordenadamente uns com os outros. Para isso, adoro a forma como a Dra. Claudia Welch, no livro *Balance Your Hormones, Balance Your Life* [*Equilibre seus hormônios, equilibre sua vida*, em tradução livre], divide os hormônios em duas categorias: hormônios sexuais *yin* e hormônios do estresse *yang*. Nosso corpo tem a quantidade certa de energia e matéria-prima para produzir hormônios. Como a sobrevivência é uma necessidade fundamental, a prioridade sempre vai para a produção de hormônios do estresse que são decisivos para esse fim. Muitas coisas acabam sendo registradas em nosso sistema nervoso como ameaças maiores do que efetivamente são. A percepção dessas ameaças acarreta a liberação gradual de hormônios do estresse. Quando estamos sob estresse, nosso corpo direciona os seus recursos para um modo de sobrevivência, associadas ao estresse e não ao nosso prazer ou a nossos circuitos sexuais, que se relacionam à nossa capacidade de relaxar, criar vínculos e amamentar.

Por sorte, o contrário também acontece: quando os hormônios sexuais estão sendo produzidos, é menos provável que o corpo produza hormônios do estresse. Assim, se a mulher se sente segura e protegida, seu corpo produzirá hormônios sexuais que reforçam essa sensação de relaxamento, o que, por sua vez, ajuda na produção de leite e no processo de recuperação.

**Hormônios que você precisa conhecer**

**Hormônios sexuais**

Os hormônios sexuais estão ligados ao bem-estar. Na mulher, os principais são o estrogênio e a progesterona. Ambos são produzidos pelos ovários, até o início do segundo trimestre da gravidez, quando a placenta assume a produção hormonal e eles passam a ser produzidos por ela.

O *estrogênio* é o hormônio feminino mais "encorpado", o que dá à mulher suas características sexuais mais pronunciadas, como seios voluptuosos, quadris largos e lábios grossos. Durante a gravidez, o estrogênio mantém o forte revestimento uterino, aumenta a circulação sanguínea e atua como principal regulador dos outros hormônios importantes. Depois do parto, os níveis de estrogênio caem e ficam baixos enquanto a mulher estiver amamentando. Ele é encontrado em todos os tecidos do corpo e é responsável pela lubrificação.

A *progesterona* é o complemento do estrogênio. Durante a gravidez, os níveis de progesterona chegam a subir até duzentas vezes mais que o normal. Portanto, quando esse hormônio deixa o corpo depois da saída da placenta, é uma queda acentuada, permitindo que se inicie a produção de leite. Depois que o bebê nasce e a placenta sai, os ovários precisam reassumir a função de produzir progesterona. É a progesterona que proporciona a algumas grávidas um estado emocional feliz, sonhador e estável; a forte queda nesse hormônio pode dar à nova mãe a sensação de ter menos resiliência para as mudanças do pós-parto. A progesterona só volta a níveis normais quando a mulher começa a ovular.

A *ocitocina* já foi chamada de "hormônio do amor" e "hormônio do abraço". Ela promove apego e vínculo. É liberada depois de um abraço de trinta segundos e também enquanto vemos vídeos de bichinhos fofos ou de bebês. A ocitocina é responsável pelo reflexo de ejeção fetal, pelas contrações uterinas durante o trabalho de parto e pelos laços especiais criados entre todas as pessoas presentes no momento do parto. O toque é uma das melhores maneiras de estimular a produção de ocitocina, e é por isso que as mães recém--nascidas precisam muito do toque afetuoso, na mesma medida em que o oferecem a seus bebês.

Na gravidez, a *relaxina* é produzida a uma taxa dez vezes maior do que o normal, então os ligamentos e as articulações se flexibilizam, abrindo espaço na pelve para o bebê sair. Como a relaxina afeta todas as articulações, algumas mulheres às vezes sentem dor em outras articulações do corpo, uma vez que estas ficam mais frouxas e menos estáveis. Enquanto a mulher estiver amamentando, a relaxina continuará sendo produzida no corpo; logo, as articulações e os ligamentos talvez só retomem a força e a estabilidade depois do desmame.

### Hormônios do estresse

Os hormônios do estresse não são vilões. Eles ajudam a acelerar o desenvolvimento do feto e também dão à mulher a energia extra necessária para empurrar o bebê para fora! Porém, é comum produzirmos muito mais hormônios do estresse do que precisamos, o que nos impede de acessar os hormônios sexuais tão positivos e estimulantes, que são fundamentais para um período pós-parto agradável e até mesmo feliz.

A *adrenalina* e o *cortisol* atuam juntos. A adrenalina é responsável pela explosão de energia no curto prazo, seja de fuga ou de luta, mas cai depressa. O cortisol é sempre liberado com a adrenalina, mas tem uma ação mais longa e, portanto, efeitos mais duradouros.

Na gravidez, os níveis de cortisol aumentam, sobretudo no último trimestre. Acredita-se que isso ajude a acelerar o desenvolvimento dos pulmões e do cérebro do feto, logo antes do parto. Depois do nascimento, embora os hormônios sexuais sejam os principais responsáveis pela produção e liberação do leite, precisa-se também de um pouco de cortisol. O excesso de cortisol, no entanto, acaba competindo com os hormônios sexuais, o que contribui para a ansiedade e o estresse e bloqueia o acesso ao circuito da ocitocina que pode fazer com que a descida do leite, na amamentação, cause uma sensação relaxante e prazerosa.

As práticas sugeridas na seção "Treinamento funcional do sistema nervoso", do Capítulo 4, deram-lhe uma boa noção de como esses picos e essas quedas hormonais ecoam no sistema nervoso. Sob estresse, quando você imaginou que não estava encontrando a chave do carro, o cortisol começou a percorrer suas veias, seu coração passou a bater mais rápido e você talvez tenha começado a suar. Por outro lado, ao lembrar-se de seu lugar favorito para passar as férias, você pôde respirar calmamente e desacelerar. Essas práticas também abrem caminho para nos reconectarmos ao momento presente através dos sentidos, representando uma das formas de produzir mais hormônios sexuais.

## A importância do exame de sangue

Assim como você pode ser proativa quando se trata da sua saúde e marcar uma consulta com um fisioterapeuta após o parto, também vale a pena pedir a seu ginecologista, no check-up das seis semanas após o nascimento do bebê, um exame de sangue completo, para avaliar seus níveis hormonais e sua função imunológica. Por causa dos antidepressivos e pílulas anticoncepcionais que costumam ser receitados a torto e a direito para as mulheres, desequilíbrios no sistema hormonal ou no sistema imunológico podem passar despercebidos e ficar sem tratamento. Dá para evitar essa situação com uma medida bem simples: na consulta médica, peça que lhe prescrevam um exame de sangue.

É extremamente importante checar seus níveis hormonais antes de cogitar o uso de antidepressivos, pois assim você trata do problema certo. Nos últimos tempos, tenho visto em meu consultório um número cada vez maior de mulheres que desenvolveram doenças autoimunes no período pós-parto. Muitas apresentam alterações significativas na função tireoidal depois de ter bebê. Uma a cada doze mulheres no pós-parto — proporção espantosa — é diagnosticada com tireoidite de Hashimoto, doença autoimune da tireoide. Baixa função tireoidal ou das glândulas suprarrenais podem se confundir com depressão. O exame de sangue também revela como seu corpo está processando o cortisol.

Embora seja normal uma reação de estresse diante de um evento tão significativo quanto o parto, essa quantidade saudável de estresse pode ser atenuada quando a mãe no pós-parto se inunda de hormônios sexuais. O "baby blues" pode ser menos melancólico se a mulher estiver cercada de gente que a ama, recebendo amor por meio de uma comida gostosa ou de carinho.

Para entender mais sobre o papel dos hormônios e como lidar com eles de maneira holística, recomendo muitíssimo o livro *WomanCode* [*Código da mulher*, em tradução livre], da Alisa Vitti. Esse livro foi tão importante no meu processo pessoal de cura que convidei a Alisa para escrever o prefácio deste livro. O seu site [disponível apenas em inglês] — FLOLiving.com — é uma ferramenta acessível que oferece apoio hormonal no pós-parto e para além dele, de modo que você consiga entender facilmente o passo a passo para equilibrar seus hormônios a partir da alimentação e de mudanças no estilo de vida. Implementar o protocolo de cinco passos — que já ajudou muitas mulheres a se curar de problemas ginecológicos, como dores nos ciclos menstruais, síndrome do ovário policístico ou questões de fertilidade — é uma forma acessível de equilibrar os hormônios no pós-parto.

Caso precise de mais ajuda e apoio, o próximo passo é pedir que seu médico lhe prescreva um exame de sangue. É importante saber o que está se passando em sua fisiologia, no que diz respeito a imunidade e função tireoidal, antes de cair num diagnóstico de depressão.

## RESUMO

- Embora mãe e bebê se separem fisicamente no nascimento, seus sistemas energéticos e emocionais continuam intrinsecamente interconectados.
- Depois de parir a placenta, os níveis hormonais caem drasticamente e começa um longo processo de regulagem, que pode durar alguns meses: se antes a mãe estava desenvolvendo e parindo um bebê, agora ela vai entrar em processo de alimentar a criança e ajudar seu próprio corpo a se recuperar.
- No período que vai de 48 horas até duas semanas após o parto, é normal ficar emotiva e chorosa, o que é conhecido como "baby blues".

- Às vezes, desequilíbrios hormonais, doenças autoimunes, isolamento e falta de apoio podem ser confundidos com depressão.

### Reflexões

- Existe alguma parte do seu corpo que você sentiu que foi negligenciada na experiência do parto? Você sente que seu bebê conseguiu completar seu processo de nascimento?
- Como foi para você estar separada fisicamente do seu bebê, mas ainda continuar muito conectada a ele em termos emocionais e energéticos?
- De que formas você pode reverenciar seu espaço uterino e permanecer conectada a ele?

### Práticas

- Faça o exercício de "Completar o ciclo do parto". Esse exercício e o que vem na sequência são inspirados no trabalho da Tami Lynn Kent, fisioterapeuta especialista em saúde da mulher que desenvolveu uma prática baseada em ferramentas físicas e energéticas para tratar melhor a bacia pélvica, chamada cuidado pélvico holístico. Ela é autora de *Wild Feminine* [*Feminino selvagem*, em tradução livre] e de outros livros, além de dar aulas sobre essa prática [acesse www.wildfeminine.com para mais informações (site disponível apenas em inglês)].
- Faça o exercício de "Reduzir o campo energético do parto".
- Antes de tomar anticoncepcionais ou antidepressivos, peça que seu médico lhe prescreva um exame de sangue completo para avaliar os hormônios e o funcionamento do sistema imunológico.

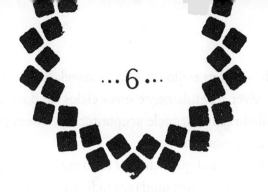

## restaure a vitalidade

Depois que minha filha nasceu, passei três anos tentando atingir um suposto ideal de saúde. Queria me sentir melhor, então praticava exercício físico. Mas acabava ficando exausta e nada energizada, quando para mim sempre tinha sido o contrário. Antes de cada ciclo menstrual, era acometida por uma crise alérgica, que virava um resfriado, que virava uma sinusite. Estava tão frustrada com esse ciclo de doenças que procurei a ajuda de um acupunturista adepto da medicina tradicional chinesa. Passadas algumas sessões, ele me disse que eu precisava dar prioridade absoluta a duas coisas: comer e descansar. Só isso.

Quando não estivesse cuidando da minha filha ou trabalhando, tinha que descansar. Em qualquer brecha que tivesse nas atividades, por menor que fosse, precisava me deitar um pouco. Ele me pediu que reduzisse o tempo que passava fora, circulando pela cidade, para ficar perto de casa, para cozinhar para mim, me alimentar com regularidade e dormir. Além de dar aula de yoga — aulas particulares ou para turmas —, a única coisa que podia fazer eram exercícios suaves de respiração. Depois de passar anos e anos em constante movimento, praticando, dando aulas e usando o yoga e também a dança para controlar minha energia e minha saúde, fui aconselhada a não fazer nada. Era algo totalmente contrário à minha ideia de um estilo de vida saudável. Se não estivesse tão cansada de viver repetidamente esses ciclos de doenças, e se não tivesse confiado tanto naquele acupunturista, é bem provável que não acatasse seu conselho.

No fim das contas, fiquei feliz por tê-lo ouvido. Para a maioria de nós, o pós-parto exige uma mudança radical em termos energéticos, algo que traz um ritmo totalmente novo à nossa vida. Como já falei antes, a nossa sociedade idealizou a energia inesgotável, do tipo que consegue espremer num dia comum trabalho, exercício e meditação, além de família e relacionamentos sociais. Acontece que a maioria dos pobres mortais, mesmo aqueles que não têm filhos, parece estar numa luta constante para encontrar o equilíbrio.

A Ayurveda e a medicina tradicional chinesa trazem conhecimentos seculares para encontrar esse equilíbrio e, em particular, uma sabedoria para o período pós-parto que ajuda a mulher a restaurar de fato a vitalidade, reconstruir seus sistemas e emergir ainda mais forte da experiência de dar à luz. Para nossas avós e bisavós, era normal e aceitável desacelerar depois de parir. Essa sabedoria pode ser redescoberta, e podemos recorrer às tradições orientais para encontrar alguma orientação e descobrir como honrar essa fase tão especial da vida.

As perspectivas da Ayurveda e da medicina chinesa sobre a saúde no pós-parto dariam um livro inteiro dedicado só a isso. Aqui, tentei trazer alguns conceitos elementares: a visão da medicina chinesa sobre os elementos, fluidos, fluxo de qi e dieta; e os doshas, tipos de corpo e asanas da Ayurveda. Os dois sistemas compartilham dos mesmos princípios fundamentais do cuidado no pós-parto, como ambiente harmonioso, boa companhia, alimentos integrais ricos em nutrientes e uso de calor para aquecer a mãe. Se os detalhes de cada sistema lhe parecerem excessivos, retorne aos princípios básicos. Ao implementá-los, você melhora a qualidade do seu pós-parto e também de toda a vida que tem pela frente.

## PARA NUTRIR O YIN

A medicina tradicional chinesa acredita que os momentos de transição na vida são momentos vulneráveis, que deveriam receber atenção e cuidados especiais. O período logo após o parto é visto como a maior transição da vida de uma mulher — maior do que seu próprio nascimento, sua primeira menstruação ou a menopausa.

Considera-se que no pós-parto a mulher se encontra num estado de desequilíbrio, e a qualidade de sua recuperação influenciará sua saúde pelo resto da vida. Nessa fase, é possível restaurar a saúde — tanto em relação a questões de antes quanto a questões do pós-parto — seguindo os princípios da medicina chinesa no que diz respeito a estilo de vida e alimentação. Contudo, quando se descumprem as normas de "sair de campo" e descansar por um mês, as doenças podem se enraizar profundamente no corpo e inclusive se intensificar anos depois.

Sun Simiao, célebre médico e erudito da dinastia Tang, escreveu muito sobre ginecologia. Ele enxergava a saúde da mulher como elemento central para uma sociedade saudável, o que foi revolucionário para o ano 700 da Era Comum. Na tradução para o inglês, feita por Sabine Wilms, de sua obra *Essential Prescriptions* [*Prescrições essenciais,* em tradução livre] encontramos um trecho que diz: "Ele incluiu o corpo feminino numa perspectiva mais ampla da vida, para além do corpo individual, bem como da sobrevivência da família por gerações e gerações; em última instância, como ideal altruísta em benefício da sociedade e do macrocosmo como um todo." Sun Simiao "defendia, com eloquência, a necessidade de 'prescrições separadas' e cuidados especiais para o corpo e a mente da mulher", concluindo que as mulheres são "dez vezes mais difíceis de tratar" do que os homens. Isso se deve à complexidade de nossos ciclos mensais, nossos ciclos de parto e todo um ciclo de vida repleto de mudanças em nossos sistemas endócrino e reprodutivo.

Entender o caráter único da constituição biológica e energética da mulher faz com que o período pós-parto seja um momento altamente respeitado e reverenciado. Depois de fazer uma enorme doação de energia ao parir uma criança, a mulher é protegida, servida e nutrida em termos de corpo, mente e espírito. A família, a comunidade e todo o sistema cultural voltam-se para ajudá-la a repor o que se perdeu, de forma que ela possa retomar a saúde plena e cumprir seu papel de mãe perante a sociedade. É evidente que cada mulher vive essa experiência de uma maneira, mas a medicina chinesa traz alguns princípios muito úteis que nos ajudam a entender o que nossos sistemas enfrentam durante o parto e depois dele.

## Os fluidos na medicina chinesa

Nutrir o yin, o sangue e o qi são aspectos importantes quando se pensa em restaurar a vitalidade, mas do que se trata, exatamente? Comecemos pelo *yin*.

### Yin

Yin e yang são forças opostas, complementares, definidas pela relação e proporção que guardam entre si. Se yin se refere ao lado sombreado de uma montanha, yang representa o lado iluminado. Como a terra gira e muda seu posicionamento em relação ao sol, também muda o quanto vemos de cada lado da montanha. Logo, há sempre um equilíbrio dinâmico entre essas duas forças.

Características tipicamente yin são: líquido, escuro, frio, lento e úmido. Características tipicamente yang são: incandescente, luminoso, quente, rápido e seco. Yin é da noite; yang é do dia. Yin é considerado feminino e conectado ao arquétipo feminino. Yang é considerado masculino e ligado ao arquétipo masculino. O sangue e a essência (*jing*) são yin, e a força vital (*qi*) é yang. A parte da frente do corpo, a parte interna dos braços e das pernas e o períneo são yin; a parte de trás do corpo, a parte externa dos braços e pernas e o topo da cabeça são yang. Mães são yin; filhos são yang.

A gravidez é sobretudo um estado yin, enquanto o parto representa um equilíbrio dinâmico entre yin e yang. Quando se desenrolam sem interrupções, os trabalhos de parto começam, em sua maioria, à noite, momento em que a atmosfera costuma estar calma, escura e yin em sua natureza. O parto em si envolve uma enorme quantidade de fluidos corporais, também yin. Porém, yang é igualmente importante no trabalho de parto, pois se expressa na força e intensidade do movimento muscular do útero para empurrar o bebê e a placenta para fora. Como o parto cria uma deficiência de yin por conta da perda de sangue e fluidos, há um desequilíbrio logo depois. Quando a mulher tem um bebê, as tendências que já estão presentes em seu sistema são exageradas; se ela já apresenta deficiência de yin, a tendência é que essa deficiência aumente ainda mais. Uma vez que o estilo de vida atual é predominantemente yang, muitas mulheres têm deficiência de yin.

| YIN | YANG |
|---|---|
| lado sombreado da montanha | lado iluminado da montanha |
| líquido | incandescente |
| escuro | luminoso |
| frio | quente |
| lento | rápido |
| úmido | seco |
| noite | dia |
| sangue e *jing* (essência) | *qi* (ver a seguir) |
| períneo | topo da cabeça |
| feminino | masculino |
| mães | filhos |
| hormônios sexuais | hormônios do estresse |

## Qi

O que é o qi? A palavra *qi* costuma ser traduzida como "energia vital". Acontece que *energia* é um termo bastante vago. Ele pode se referir a muitas coisas: desde "vibrações", como em "tal pessoa tem uma energia ruim", passando por fontes de energia, é o caso de "energia solar", até nosso nível de vigor, por exemplo "hoje estou me sentindo sem energia". O qi, no entanto, descreve a força vital, primordial do universo, presente em todas as coisas.

Um dos principais objetivos da acupuntura é harmonizar o fluxo do qi pelos meridianos do corpo — que são a rede de distribuição do qi, do sangue e de outros fluidos — e cuidar da saúde dos órgãos, otimizando-a. Obstruções nos meridianos causam dores e impedem a livre circulação do qi e do sangue. A livre circulação do qi pelos meridianos nos dá uma sensação de conforto, de prazer e é sinal de excelente saúde.

### Sangue

Para a medicina chinesa, o *sangue* é tanto o fluido, em si, que conhecemos como sangue, quanto a energia de ativação subjacente a ele, que o estimula a se movimentar e circular pelo corpo. O sangue e o qi são interconectados. O qi movimenta o sangue e o sangue não pode ser formado sem o qi. Diz-se que "o sangue é a mãe do qi. E o qi é o comandante do sangue". De acordo com essa visão de mundo, a saúde física, mental e espiritual estão ligadas; logo, o sangue é tido como a substância do corpo que ancora o espírito. Quando o sangue é abundante, o espírito fica tranquilo — mais um motivo para formar sangue. É fundamental para a saúde da mulher cuidar do estado de seu sangue (que é yin, por natureza, em contraste com a natureza yang do qi).

Durante o parto, passamos por uma significativa perda de qi e de sangue. Os canais ficam abertos, e elementos desencadeadores de doenças (como frio, vento, umidade, calor e secura) podem penetrar no corpo, causando alguns males. No Ocidente, esses conceitos estão começando agora a entrar em nossa consciência cultural, mas as tradições orientais oferecem maneiras simples e confiáveis para a mulher nutrir o yin, formar sangue e revitalizar o qi, retomando assim a saúde plena. Se os alimentos são remédios, comecemos pela nutrição alimentar.

### Alimentos como remédios

Para nutrir o sangue, o yin e a essência, precisamos de descanso, de alimentos ricos em minerais e colágeno, além de conforto emocional e espiritual — algo bem similar às cinco necessidades universais do pós-parto! Tradicionalmente, as fórmulas à base de ervas e as opções de alimentos para mães no pós-parto costumam ser altamente nutritivas em muitos níveis, reabastecendo o sangue, o qi, o yin, o yang e os fluidos corporais.

Para neutralizar o frio que acompanha a deficiência de sangue, a recém-mãe pode se beneficiar de alimentos quentinhos e que ajudam a formar sangue. Seguem alguns exemplos:

- Carne vermelha
- Frango
- Ovos
- Sementes de gergelim preto
- Tâmaras
- Verduras cozidas
- Cenouras
- Sopas

**Observação:** No Apêndice 5, sugiro uma lista de compras mais completa, para ajudá-la a abastecer a despensa e orientar os amigos e a família sobre o tipo de comida que você gostaria de comer.

O foco das duas primeiras semanas é completar a limpeza do útero, minimizar os riscos de infecção e estimular a produção de leite. Você pode tomar sopas especiais, mas bem simples, nessas duas semanas para finalizar o processo de sangramento, que é justamente o processo de eliminação que limpa o útero conforme ele retoma seu tamanho normal. Há uma famosa fórmula chinesa à base de ervas, destinada às mulheres no pós-parto, chamada decocção de engendrar e transformar (Sheng Hua Tang), que ajuda a expelir o sangue antigo do útero, ao mesmo tempo contribuindo para a formação de sangue novo e saudável. Ajuda, também, a reduzir infecções e facilita a produção de leite materno. Nenhuma fórmula consegue ser a mais adequada para todo tipo de pessoa, então vale a pena consultar um especialista em medicina chinesa para fazer um tratamento voltado a suas necessidades específicas.

Nas semanas seguintes, as sopas e os ensopados começam a ter outro objetivo: se antes era desintoxicar, a ideia passa a ser fortificar; é preciso fortalecer o qi e o sangue. As sopas tonificantes podem continuar sendo tomadas para garantir um leite materno de alta qualidade, uma vez que ele se forma a partir do sangue e do qi da mãe.

Segundo a medicina tradicional chinesa, os bloqueios emocionais (como ressentimento e raiva) facilmente se transformam em questões físicas, como mastite; portanto, quando estabilidade emocional e um ambiente agradável também favorecem a produção de leite. A tristeza ou o choro, por sua vez, diminuem ainda mais o qi e os fluidos. Os fluidos também são fundamentais para a lubrificação durante o sexo. No Apêndice 6, você encontra algumas receitas de sopas incríveis para o pós-parto, como o caldo de ossos ultraproteico com urtiga e kitchari. O livro *The First Forty Days* [*Os primeiros quarenta dias*, em tradução livre] é uma excelente fonte para esse momento, com mais de quarenta receitas, e ainda oferece um ótimo complemento às informações e receitas que compartilho aqui.

## Relatos pessoais

### Circe

Circe foi snowboarder profissional e hoje atua como agente de esportes radicais, numa indústria dominada por homens e movida a testosterona. Em sua agência, é a única mulher no meio de dez homens. Ela passou a adolescência e o início da fase adulta curtindo cada minuto da vida. Viajava o mundo todo, ia a muitas festas, praticava snowboard, surfava e adorava se encontrar com gente importante e tomar conta de seus clientes de peso. Quando teve o primeiro bebê, aos 32 anos, era inverno, ou seja, alta temporada para sua clientela. Quando o bebê estava com cinco semanas de vida, ela pegou um avião para o Festival de Cinema de Sundance e para os X Games de inverno. Com o bebê no canguru, celular numa das mãos, mala de fraldas no ombro oposto, a maternidade não ia diminuir seu ritmo. Continuou construindo sua carteira de clientes e todos a adoravam e a admiravam pelo compromisso que tinha com a maternidade: carregava o bebê para todos os eventos, pois queria continuar amamentando e cuidando dele.

Aos 40 anos, Circe teve o segundo bebê, e voltou à ativa em apenas quatro dias. Dessa vez, sua recuperação não foi tão tranquila. Ela sofreu com problemas digestivos, alergias alimentares, eczema e por fim foi diagnosticada com uma doença autoimune. Para se curar do estômago, embarcou numa jornada que incluía uma dieta e cuidados com o sono, sendo forçada a desacelerar.

O segundo parto a colocou em uma situação de débito energético. Todos sabiam que Circe era uma mulher com um estoque impressionante de força vital original e resiliência. Tinha um estilo de vida cheio de exigências, que envolvia viagens internacionais, vultosas negociações e uma clientela de alto nível. Ainda assim, parecia dar conta de tudo sem muito esforço. No entanto, como não abriu espaço depois de nenhum dos dois partos para uma recuperação plena, seu corpo começou a enguiçar. Não dava mais para ignorar o débito de saúde acumulado; era preciso dar foco total para a reconstrução de todo o sistema. Foram alguns anos de dedicação intensa à recuperação do estômago, bem como de redução deliberada do ritmo, até que ela atingisse um novo nível de vitalidade.

Outra dica útil é temperar a comida com condimentos com propriedades aquecedoras, como gengibre, pimenta-do-reino e canela. Evite ingerir coisas geladas como sorvete ou água com gelo, pois podem transferir frio ao útero, aumentando o gasto energético necessário à digestão — energia que no pós-parto a mulher não tem sobrando. No Ocidente, com o propósito de se recuperar o mais rápido possível, é comum as mulheres adotarem estratégias que já tenham usado em alguma outra época para retomar a forma física e a saúde, exatamente como eu fiz, sem levar em conta os parâmetros de sua nova realidade. Optamos por sucos, saladas e vitaminas, na tentativa de seguir uma dieta saudável e perder peso, mas nessa fase os alimentos frios e crus na verdade sobrecarregam o sistema, e nos deixam debilitadas no futuro. Nessa fase, a mulher precisa mesmo é se nutrir e formar sangue e yin.

É fundamental que a mãe faça refeições regulares, com proteínas e caldos quentes, para reabastecer os fluidos e ajudar na formação de sangue novo e de leite. A gordura, em especial, é uma substância yin necessária à produção de leite. Adeptos da medicina chinesa usam as mais diversas espécies de plantas, minerais e animais em suas fórmulas à base de ervas. Diz-se que, quando há necessidade de se repor substâncias corporais (sangue, yin e essência), às vezes só as substâncias medicamentosas à base de "carne e sangue" é que dão conta do recado. Isso significa que, para algumas mulheres, comer carne é crucial para obter a quantidade de ferro e de outros minerais necessários.

Não quero ser estraga-prazeres, mas fique atenta: caso comece a perder peso muito rápido ou de repente, saiba que seu bebê provavelmente não está usufruindo da energia que você tem de sobra, mas de suas reservas energéticas, o que é a receita para o esgotamento. Faça sempre três refeições por dia, com dois lanches nutritivos entre elas. Escolha alimentos que tenham uma quantidade adequada de proteína e gordura saudáveis. Assim, você mantém níveis estáveis de glicemia e consegue recuperar a energia, além de ter estoques suficientes para o bebê.

## *Mother roasting* na medicina chinesa

As culturas asiáticas levam muito a sério a ideia de que a mãe precisa ficar aquecida. As mulheres são aconselhadas a manter a lombar e o abdômen cobertos o tempo todo nos meses subsequentes ao parto. As chinesas mais jovens sofrem com a insistência das sogras, por exemplo, para que as janelas de casa permaneçam fechadas, impedindo a entrada de correntes de ar, enquanto o apartamento abafado fica fedendo às ervas que elas fervem no fogão ao longo do dia. As mulheres são incentivadas a tomar banhos de ervas, em vez de chuveiro, para manter a cabeça sempre aquecida. Nem todas aderem a isso com muita alegria, mas a maioria acaba respeitando as antigas tradições passadas de geração em geração pelas mulheres da família.

Na medicina do leste asiático, o "mother roasting" pode ser literal: refere-se especificamente aos acupunturistas que aplicam a moxabustão aos pontos de acupuntura no baixo ventre e na lombar. A energia yang da moxa (a erva artemísia) ajuda a vedar a lombar e o abdômen, protegendo a mãe de possíveis dores na coluna e de prolapso (queda do qi), além de ajudar a resguardar o qi dos rins (evitando a incontinência) e resolver outros problemas persistentes.

## NUTRIÇÃO POR MEIO DA TRADIÇÃO AYURVÉDICA

A Ayurveda é um sistema milenar de saúde que teve origem na Índia. Ela é "irmã" do yoga, e ambas derivam da filosofia Sankhya, escola de pensamento indiana. "Ayurveda" significa "ciência da vida" e oferece todo um sistema de cura para a mente, o corpo e o espírito que o yoga procura harmonizar. Os asanas, ou posturas, são o yoga do corpo; a Ayurveda é o yoga da medicina.

Enquanto a medicina ocidental adota estratégias de tratamento indistintas para aliviar os sintomas das doenças, a Ayurveda trata a origem das doenças e dos desequilíbrios conforme a constituição particular de cada indivíduo. Ela integra a vida cotidiana e leva em conta elementos como clima, estação e essência individual para determinar as melhores alternativas de cura. As escolhas de estilo de vida variam desde o que comer e quais temperos ou ervas usar, até práticas de respiração e movimentos que proporcionem o maior bem-estar a cada um de seus adeptos.

O bem-estar está associado à plenitude. Nós nos tornamos plenos ao lembrar que somos feitos dos mesmos elementos encontrados na natureza e que nossa verdadeira natureza é o espírito. Essa medicina planetária defende a interdependência de tudo — minerais, plantas, animais e seres humanos — e incentiva a conexão aos ritmos da natureza, utilizando seus dotes para a nossa cura.

A Ayurveda entende que a mente e o corpo são conectados de maneira indissociável e que influenciam um ao outro infinitamente. Também entende que tratar de um é tratar do outro. Assim como na medicina chinesa, o objetivo da medicina ayurvédica não é apenas que o paciente fique bom quando está doente, nem prevenir, antes de tudo, doenças, embora ambas façam isso muito bem. O objetivo é que cada um viva em plena harmonia, exercendo seu propósito de vida em toda a sua potência, de acordo com a própria força vital.

Há um ditado na Ayurveda que diz: "Você não é o que come, mas o que digere e assimila." Na medicina ayurvédica, nossa capacidade de digerir comida, pensamentos, sentimentos, experiências e tudo o mais do nosso entorno determina a qualidade da nossa saúde e do nosso bem-estar. Segundo essa tradição, se estivermos digerindo, assimilando e eliminando bem, seremos felizes. Quando conseguimos digerir tudo o que assimilamos por meio dos sentidos, incluindo as emoções e experiências de vida, nosso fogo digestivo, o *agni*, pode fazer a distinção entre o que precisamos assimilar e converter em matéria-prima e o que precisamos eliminar.

**O que é o agni?**

Vamos reservar um tempinho para entender o importante papel do agni, ou fogo digestivo. Ele está presente em todas as células do corpo e transforma o alimento em diferentes tipos de tecido. São sete os tecidos vitais (*dhatus*): plasma, sangue, músculo, gordura, osso, tecidos do sistema nervoso e tecidos do sistema reprodutivo. Eles se nutrem de forma sucessiva. Se um tecido não se forma bem, o tecido seguinte, construído a partir dele, não recebe nutrição adequada.

No pós-parto, o tecido mais importante a ser nutrido é o *rasa*, que significa "suco" ou "gosto"; é ele que forma a linfa e o plasma do sangue. É a base para a formação e desintoxicação de todos os demais tecidos. Nessa fase, o rasa da mulher costuma diminuir por conta da perda de fluidos depois da gravidez e da amamentação. Outros fatores prejudiciais ao rasa são estilos de vida que também aumentam o *vata*, sobre o qual falaremos mais adiante neste capítulo.

Tecidos secundários (*upadhatu*) são produzidos quando os tecidos primários encontram-se bem nutridos e abundantes. Por exemplo, os upadhatus do rasa são o leite materno e o sangue menstrual. Se o rasa estiver empobrecido, a mãe talvez tenha pouco leite.

O agni é a força que determina o que se transforma em tecido primário (dhatu), o que se transforma em tecido secundário (upadhatu) e o que vira resíduo (*mala*). A mulher precisa comer e digerir uma boa quantidade de alimentos formadores de tecido para dispor de substâncias suficientes para formar o leite sem precisar recorrer a seus estoques de energia e reduzir seus tecidos vitais. O corpo fará o que for preciso para produzir o leite, mas se a mulher não está forte o bastante, acabará usando seus próprios tecidos para isso. O agni também precisa se manter forte e estável para evitar que as toxinas bloqueiem os canais da formação de tecidos.

Portanto, a comida que botamos para dentro, quando bem digerida, literalmente se transforma no leite docinho e nutritivo que alimenta nossos bebês e contribui para o desenvolvimento geral de *ojas*, que tem relação com o sistema imunológico dos bebês.

### O que é ojas?

Depois que são formados o plasma, o sangue, os músculos, a gordura, os ossos, os tecidos do sistema nervoso e os tecidos do sistema reprodutivo (*shukra*), um oitavo tecido se desenvolve: o ojas. É ele que contém nossa energia vital, gera estabilidade para o corpo e a mente, e fortalece o sistema imunológico.

### Fortalecimento do agni e revitalização do ojas

No pós-parto, as mães ficam mais suscetíveis a um agni debilitado e um ojas baixo. A medicina ayurvédica se dedica ao fortalecimento e à revitalização do agni e do ojas, por meio de práticas simples porém importantes, envolvendo a ingestão adequada de alimentos. Comer a intervalos regulares, comer sentada e ingerir alimentos de fácil digestão são as formas mais fáceis de começar a reacender o agni. Quando a digestão transcorre com facilidade, o corpo da mulher deixa de gastar tanta energia com o processo digestivo e pode se concentrar só na recuperação e na reconstrução. Por isso, da mesma forma como acontece na medicina chinesa, há todo um cuidado especial com a preparação e apresentação da comida no pós-parto.

O que a mulher pode fazer para reconstruir o ojas no quarto trimestre? Comer determinados alimentos, como tâmaras, leite, manteiga ghee e gergelim; ingerir certas ervas, como ashwaganda (ginseng indiano), shatavari e brahmi; descansar o corpo e a mente e criar vínculo com o bebê; passar um tempo na natureza; meditar e manter o rasa nutrido com chás adocicados e emolientes (alcaçuz ou erva-doce); ingerir muito líquido, como caldo de ossos, sopas e ensopados; e receber bastante massagem com óleos que aqueçam o corpo.

A comida é preparada com ervas específicas que auxiliam a digestão, uma vez que os alimentos e as ervas são a matéria-prima para a reconstrução e potencialização do ojas. Descanso, amor e compaixão também contribuem para isso. Ao manter no pós-parto a prática de desacelerar, a recém-mãe consegue começar a reconstruir seu ojas desfrutando de momentos simples e tranquilos, como olhar nos olhos de seu recém-nascido, permanecer atenta à própria respiração enquanto alimenta o bebê e limitar o tempo gasto desnecessariamente diante de telas, seja do computador ou do celular. Na medicina chinesa, recomenda-se que as mulheres descansem os olhos, sobretudo nos meses subsequentes ao parto, porque os olhos estão relacionados à quantidade de sangue de que elas dispõem. Descansar os olhos é importante para não sobrecarregar o sangue no fígado, tanto o órgão quanto o meridiano, que já se encontra deficiente em mulheres no pós-parto. É claro que tirar um tempinho para checar as redes sociais, responder e-mails ou fazer compras on-line pode ser prático e até revigorante, mas em excesso compromete a força vital; o ideal é que durante essa fase tão sagrada se gaste o mínimo possível de tempo com isso. Em contrapartida, rezar e meditar, atividades que clareiam a mente, nos aproximam de nosso coração e nos põem em contato com o divino.

**Os três doshas: vata, pitta e kapha**

A Ayurveda acredita que tudo que existe no mundo material é composto de uma combinação entre os cinco elementos da natureza: terra, água, fogo, ar e éter. A presença ou ausência de cada elemento, bem como a combinação e a proporção entre eles, determina a forma de um objeto. Nos seres humanos, esses elementos se agrupam em três categorias chamadas *doshas* ou constituições. Todos nós apresentamos uma combinação entre esses elementos que vai mudando ao longo da vida, a depender do ambiente em que vivemos e do nosso estilo de vida, mas chegamos ao mundo com uma predisposição divina e genética que fazem com que haja um ou dois doshas predominantes. Os três doshas são: *vata*, *pitta* e *kapha*, e há possibilidades infinitas de eles se expressarem.

## Cozinhar no pós-parto

Acredito que ter alguém cozinhando para você, como uma doula pós-parto, uma amiga querida ou alguém da família, pode estabelecer um ritmo que tranquiliza a todos. Não dá para acelerar o tempo que os alimentos levam para cozinhar (a não ser que você use o micro-ondas, o que eu não recomendo). Há um quê de primordial e elementar quando cuidamos da nossa relação com esse elemento mais básico da terra, respeitando o tempo que se leva para selecionar, preparar e cozinhar a comida. Cada panela no fogão cozinha no seu tempo. A mãe consegue relaxar quando sabe que terá comida suficiente e que será bem alimentada. Esse é o tipo de comida preparada com amor, deliciosa e nutritiva para você e toda a família. Assim, o bebê também consegue relaxar, porque a mãe está relaxada. Tanto a Ayurveda quanto a medicina chinesa defendem que a recém-mãe deve comer alimentos frescos todos os dias, para uma nutrição de qualidade.

Mas é claro que comida de restaurante e refeições congeladas também têm seu espaço! É melhor ter alguma coisa para comer do que não ter nada, especialmente porque acabou de parir. Se a maioria das refeições é quente, caseira, balanceada e de fácil digestão, um pouco de comida de restaurante ou de sobras não farão mal. Não se trata de perfeição, e sim de atenção!

Vata, traduzido como "vento", é composto de ar e éter e comanda todos os movimentos do corpo e da mente. É responsável pela eliminação, pelos movimentos musculares, pelos "inputs" sensoriais para o cérebro, pelo sistema nervoso e pela circulação de nutrientes em todos os tecidos celulares. Vata é o dosha mais importante, porque, quando está em desequilíbrio, costuma desequilibrar também os outros doshas.

Pitta deriva dos elementos fogo e água e controla a digestão e o metabolismo.

Kapha é produzido da combinação entre os elementos terra e água, além de conceder estrutura e estabilidade ao corpo, bem como lubrificação e força.

## Identifique o seu dosha

O tipo *vata* se movimenta com rapidez e costuma ser magro. Não gosta de clima frio e tem tendência a cabelo e pele seca. Sua mente também é rápida: aprende com muita facilidade. Quem é vata acaba tendendo mais para a ansiedade, e tem sono leve e irregular.

Pessoas predominantemente *pitta* têm compleição robusta e, quando estão em desequilíbrio, podem se mostrar impacientes e coléricas. Têm boa digestão e não gostam de pular refeições. Também não gostam de clima quente e seco. São conhecidas pela mente afiada, boa memória e qualidades de liderança. Costumam dormir bem e acordar descansadas.

Os tipos *kapha* são conhecidos pela constância e confiabilidade. Têm corpo mais arredondado e flácido, com tendência a ganhar peso. Dá para reconhecer os kaphas pelos olhos grandes e pele clara. Dormem muito e conseguem pular refeições, porque sua digestão é lenta. Enquanto o ágil vata tende à ansiedade, o lento kapha tende à depressão. Pessoas de constituição kapha são as que têm mais energia, embora nem sempre aparentem. São pacientes e raramente explodem.

Descobrir seu tipo específico de dosha — sendo que a maioria de nós é uma combinação entre eles — está para além do escopo deste livro. Para nosso objetivo aqui, o mais importante sobre os doshas é entender que todas as mulheres passam por um desequilíbrio de vata no pós-parto. Durante o trabalho de parto e o parto em si, vata — sob a forma do vento descendente (*apana vayu*) — é a força que ajuda a conduzir o bebê pelo canal de parto e fazê-lo sair pela vagina. Mesmo as mulheres que passam por cesarianas experimentam um aumento de vata.

Depois que o bebê nasce e o útero se esvazia, vata continua presente sob a forma de espaço. Se a mulher já tem uma constituição do tipo vata, o desequilíbrio de vata será ainda mais pronunciado. De todo modo, essa condição pode deixar a mulher dispersa e fora do eixo, vulnerável ao frio e à secura. A prática ayurvédica recomenda que, durante a janela sagrada, as recém-mães dediquem uma atenção especial para controlar o aumento de vata, equilibrando as características de vata — frio, leve, móvel, seco e áspero — com seus opostos — quente, pesado, estático, úmido e macio. As três principais formas de reconduzir o sistema ao equilíbrio e à plenitude são: calor, óleos e hidratação.

### Comer a própria placenta?

O uso da placenta na recuperação pós-parto é um ponto de convergência entre o movimento de retorno às coisas da terra e a importação para os Estados Unidos da medicina tradicional chinesa, com sua consequente adaptação à realidade local. A ideia desse movimento era que os seres humanos se espelhassem na natureza: como os animais comem a própria placenta, nós deveríamos fazer o mesmo. Raven Lang, parteira do início dos anos 1960, adepta do parto domiciliar, preparava um ensopado da placenta depois do parto, que era servido para todos os presentes. Nos anos 1980, quando sua prática se tornou mais urbana, ela passou a fazer cápsulas de placenta, mais fáceis de ingerir. Ainda não se conhecem cientificamente os efeitos do consumo da placenta. Muitas mulheres mencionam um humor mais estável, menos choro e uma recuperação pós-parto mais fácil. Felizmente, não há efeitos negativos comprovados. O mais provável é que a cápsula de placenta seja algo entre a homeopatia e o placebo. Se o seu corpo precisa dos hormônios, vai usá-los; caso contrário, eles serão eliminados. Talvez a ideia seja apenas dar espaço para a magia do ritual e acolher nosso lado animal.

## Aquecer a mãe

A atenção que a Ayurveda dedica ao calor no pós-parto é similar à da medicina chinesa e de outras culturas tradicionais do mundo todo. Estar aquecida, tanto em relação ao ambiente externo quanto ao que ingerimos, ajuda a neutralizar a tendência de que surja um frio natural depois que o bebê nasce. Como já foi mencionado, em alguns países do leste africano, depois de dar à luz, as mulheres sentam sobre uma panela com vapores escaldantes, para vedar a abertura vaginal e proteger-se contra a entrada de vento ou frio — algo completamente diferente das bolsas de gelo para o períneo, tão recomendadas nos hospitais norte-americanos. No interior do México, as mulheres passam por uma cerimônia de "fechamento dos ossos", um ritual dividido em quatro partes; em determinado momento, ficam num pequeno cômodo fechado e as parteiras vão despejando sobre elas uma mistura bem quente de água e ervas. Depois a mulher é enrolada feito uma múmia, para que o calor seja retido, o que lhe permite continuar suando e se desintoxicando.

Em muitas culturas e tradições, como na Malásia, Coreia do Sul, no Japão, México e Brasil, as mulheres são incentivadas a ficar "embrulhadas". Essas técnicas de usar faixas em volta da barriga não apenas protegem os órgãos, colocando-os de volta no lugar, como também dão às mães uma sensação de calor e conforto, aliviando a sensação de vazio. Dessa forma, elas conseguem sentir os contornos do próprio corpo, o que traz alguma "contenção". A recém-mãe é estimulada a vestir algumas camadas de roupas quentes e deixar os pés sempre aquecidos. Banhos quentes, à base de ervas, são utilizados para que ela possa literalmente "ficar de molho"; aconselham, inclusive, que ela só saia do banheiro depois de estar completamente vestida.

Deixo aqui sugestões para você implementar em casa algumas técnicas de aquecimento:

- Faça uma infusão de ervas frescas ou secas, como alecrim, camomila, confrei, gengibre, eucalipto, limão, capim-limão e lavanda, e depois banhe-se com isso. Em seguida, enrole-se num roupão quente e vista meias.
- Use uma bolsa de água quente no baixo ventre e na lombar. Tenha sempre um pano ou uma toalha entre a bolsa e a pele, para não se queimar. (Caso prefira, adote a compressa elétrica, mas o ideal é que seja do tipo que desliga automaticamente. Assim, se você cair no sono, não há risco de sofrer queimaduras.)
- Mantenha-se hidratada com chás quentes de ervas, em vez de optar por bebidas geladas.
- Tente enfaixar a barriga. Para isso, use um tecido próprio para esse suporte. Quem melhor pode ensinar essas técnicas tradicionais é uma doula pós-parto. Ela também pode ensinar alguém da sua família ou uma amiga a enfaixá-la. Outra possibilidade é fazer tudo sozinha. Procure instruções sobre isso ou

assista no YouTube a alguns vídeos explicativos. No Capítulo 7, há mais detalhes e explicações sobre esse procedimento.

**Vaporização vaginal**

Você achou que já tinha ouvido de tudo, certo? Pois eu também. Faça uma busca na internet por "vaporização vaginal". Antes de descartar a ideia como última moda entre as grávidas, vale a pena saber que mulheres no mundo todo vêm adotando essa técnica há séculos, usando elementos como leite de cabra, cúrcuma e artemísia. Na Coreia do Sul, na Eritreia e no Suriname, por exemplo, as mulheres usam a vaporização vaginal de forma rotineira, para cuidar da saúde ginecológica. Se voltarmos no tempo de uma geração, é possível encontrar esse tipo de tradição em quase todos os cantos do mundo. A maioria das pessoas já ouviu falar em banhos de assento — banhos em que o períneo fica imerso em água com ervas ou sais de Epsom, o que eu também recomendo —, mas a vaporização é diferente, pois consegue atingir de forma mais profunda os órgãos reprodutivos. As ervas usadas são absorvidas através do tecido poroso da mucosa e os órgãos reprodutivos não são os únicos afetados: muitas mulheres relatam sentir menos inchaço nas pernas, alívio para as dores nos seios, bem como ciclos menstruais menos dolorosos e mais regulares.

Há muitos benefícios possíveis para o uso da vaporização vaginal no pós-parto, incluindo o aquecimento do corpo, a recuperação do local de inserção da placenta e a ajuda na limpeza de qualquer resíduo do útero. O vapor cria calor de dentro para fora, o que é ao mesmo tempo terapêutico e extremamente relaxante. O calor também melhora a circulação de sangue, linfa e qi, o que, junto de ervas medicinais com propriedades antissépticas e antibióticas, ajuda a liberar a estagnação.

Em geral, é muito difícil lavar eventuais pontos que tenham sido necessários para o parto, mas a vaporização com ervas antissépticas limpa facilmente os tecidos sem precisar de fricção. Além disso, o vapor ajuda os órgãos a voltar a suas posições ideais. Também pode ser muito útil em casos de prolapso, seja logo depois do parto, seja meses ou anos depois, como relatam diversas mulheres. Imagine uma panela com tampa, e como o vapor é capaz de jogar a tampa para o alto, de modo que ela seja empurrada, com a água fervente embaixo. De forma parecida, quando o vapor penetra no corpo da mulher, os órgãos são impelidos para cima. Keli Garza, conhecida como "mestra do vapor", é a maior especialista do mundo em vaporização vaginal e nos usos dessa técnica nos mais diversos países. Ela própria aplicou a vaporização todos os dias depois de parir, durante trinta dias, começando duas semanas depois de ter bebê. Foi parte de sua rotina de cuidados, ajudando-a a sangrar por menos tempo, se recuperar por inteira e ficar pronta para retomar a vida sexual.

Depois de um parto vaginal, você só deve fazer a vaporização a partir do momento em que não estiver mais sangrando com muita intensidade. Se houver somente pequenos vestígios de sangue, não só pode como deve adotar a vaporização, que vai ajudar seu corpo a se livrar o quanto antes de quaisquer resíduos do útero. Evidente que se estiver tendo uma hemorragia, você precisa de ajuda médica e não de vapor! Caso tenha passado por uma cesariana, a vaporização também é necessária e útil: apenas aguarde seis semanas, até que os pontos estejam completamente cicatrizados.

Para fazer a vaporização vaginal, recomendo o uso de uma cadeira especial. Há muitos vídeos no YouTube que ensinam a adaptar o vaso sanitário para isso, mas a forma mais segura é usar uma cadeira projetada especialmente para essa finalidade, assim a vulva sensibilizada fica a uma distância correta do recipiente com os vapores das ervas.

Acredito que no pós-parto esse ritual diário envolvendo a vagina possa ser um passo importante rumo ao resgate do nosso corpo. A vaporização vaginal representa um divisor de águas para as primeiras relações sexuais da mulher nessa fase. É possível que ela retome a prática sexual com mais confiança e autoconhecimento, sem medo ou hesitação.

## Óleo é amor

Em sânscrito, a palavra para óleo é *sneha*, que também significa "amor". Como o desequilíbrio de vata tende a gerar secura, as novas mães são estimuladas a lubrificar o corpo, seja por meio da alimentação, seja por meio de massagens. Como o óleo é denso, suave e delicado, ajuda a atenuar o que há de leve, forte e áspero em vata. Recomenda-se que as recém-mães comam gorduras saudáveis, como pelo menos uma colher de sopa de manteiga ghee orgânica, manteiga tradicional ou óleo de coco a cada refeição, sobretudo quando houver constipação ou ressecamento. O óleo nutre os tecidos e ajuda a fortalecer o sistema nervoso. Se você está acostumada a uma dieta de pouca gordura, uma colher de sopa de gordura a cada refeição talvez lhe pareça muito. Não se preocupe: não é toda gordura que engorda. Ghee, manteiga e óleo de coco são emolientes e contribuem para a recuperação dos tecidos; além disso, quando transferidos por meio do leite materno, também ajudam no desenvolvimento do cérebro do bebê.

Outra forma de lubrificar o corpo é através de massagem. O toque é parte importantíssima da abordagem ayurvédica para a recuperação pós-parto. A abhyanga, ou massagem com óleo, é recomendada para os primeiros 42 dias. Isso mesmo: massagem diária! Não parece um sonho? Indianos e nepaleses consideram a massagem diária no pós-parto uma questão de necessidade, e não de luxo. Uma massagem relaxante e ritmada ajuda a restaurar o sistema nervoso e livrar o corpo das toxinas acumuladas durante a gravidez. Numa fase em que as coisas podem parecer confusas e muitas mulheres se sentem sobrecarregadas, a massagem frequente pode ajudá-las a ter calma, a permanecer centradas e ancoradas.

Óleos de gergelim, amêndoas, coco e damasco são conhecidos por acalmar vata e podem ser ótimos para massagem.

Caso não tenha alguém para massageá-la, faça uma automassagem. De pé num banheiro bem quentinho ou sentada numa toalha para a qual não liga muito, passe no corpo todo o óleo de sua preferência, aplicando-o de forma generosa. Antes, coloque o frasco numa tigela com água quente ou despeje a água por cima por alguns minutos para aquecê-lo. Comece pelo centro do corpo e depois faça movimentos para fora, em direção aos braços e às pernas. Os movimentos devem ser amplos, suaves e carinhosos; nas articulações, faça círculos.

Massageie o abdômen, no sentido horário, acompanhando a direção dos intestinos. Não se esqueça do couro cabeludo. Depois de quinze minutos, tome um banho quentinho de banheira ou chuveiro. Enxague primeiro os pés, para não escorregar. Escolha uma toalha para ser a sua toalha pós-massagem, porque ela vai ficando detonada de tanto óleo. Tome alguns cuidados na hora de lavar essas toalhas. Vale a pena acrescentar um pouco de vinagre e bicarbonato de sódio à água quente, quando a máquina de lavar estiver cheia. É melhor que a toalha encharcada de óleo seque naturalmente, porque em altas temperaturas o óleo pode se tornar inflamável.

**Como se hidratar**

A terceira técnica para acalmar vata é manter a hidratação, e quanto a isso não tem erro. Para se hidratar, tome muita água, chás e sopas. Evite a desidratação eliminando a cafeína, o álcool e os refrigerantes. Se seu bebê nasceu no verão, ferva um litro de água com duas colheres de sopa de sementes de cominho, coentro e erva-doce; coe, deixe esfriar e vá bebendo ao longo do dia. Esse chá ajuda a recuperar os fogos digestivos, sem superaquecer o corpo. No inverno, sirva-o quente. Evite bebidas geladas em todas as estações, para não umedecer ou esfriar os órgãos digestivos. Um grande passo em relação aos cuidados no pós-parto é se lembrar de manter-se aquecida e hidratada.

Tanto a Ayurveda quanto a medicina chinesa nos remetem à sabedoria da terra, lembrando que certos alimentos só crescem em determinadas épocas do ano, e à sabedoria do ciclo da vida, lembrando que certos alimentos são mais apropriados para determinados momentos da nossa vida. Independentemente da forma como a mulher cuidou de si ao longo do tempo, o parto exige alguma recuperação. Quanto mais tranquila e completa for essa recuperação, mais rápido será o retorno à saúde plena.

Embora muitos enxerguem esse tipo de cuidado como um luxo, deveríamos recategorizá-lo como uma necessidade. Hoje, muitas mulheres não cogitariam dar à luz sem o apoio de uma doula, porque há muitos indícios de que o trabalho de parto com esse suporte acaba sendo mais curto e com menos intervenções. Quinze anos atrás, no entanto, ninguém sabia o que era uma *doula*. Atualmente, elas estão sendo cada vez mais procuradas e muitos homens e mulheres entendem seu papel.

## A Escola da Janela Sagrada

Ysha Oakes, grande pioneira e defensora dos direitos das mulheres, criou nos Estados Unidos a profissão de "ayudoulas" e fundou a Escola da Janela Sagrada. Ela treinou doulas pós-parto sobre alimentação e massagem ayurvédica, e também sobre questões espirituais e yogues relativas à transição para a maternidade. Estudou com o renomado guru Maharishi Mahesh, que ficou famoso por causa dos Beatles, e passou pelo programa dele sobre mães e bebês, que estabeleceu esse modelo de seis semanas de cuidados absolutos para os dois envolvidos no processo.

Ysha Oakes relatou que numa pequena amostra de 35 participantes do Programa Mãe e Bebê, nenhuma das mulheres teve depressão, num momento em que uma a cada sete mulheres era diagnosticada com esse quadro. Sonya Bastow, ayudoula em Boulder, no Colorado, contou que em treze anos de trabalho ajudando centenas de famílias no pós-parto, poderia contar em uma das mãos o número de mulheres que sofreram de "baby blues" ou de depressão pós-parto. Nenhuma das mães que receberam seus cuidados entre três e seis dias por semana, durantes seis semanas, tiveram depressão! Ela também disse que muitas a contratavam depois do nascimento do segundo filho e diziam ter sido uma experiência completamente diferente. Ficaram menos "chorosas" do que no primeiro pós-parto e sentiam um grande alívio por ter alguém em casa com elas durante o dia, além de ter a sensação de que tudo daria certo.

Um estudo publicado no periódico britânico *Birth* identificou que apenas 4,7% das mulheres que usaram doulas tiveram partos prematuros, e 20,4% passaram por cesarianas, em comparação aos respectivos percentuais de 6,3% e 34,2% para as que não usaram doulas. Outros estudos citados no trabalho "Support for Women in Childbirth" ["Apoio à mulher durante o parto", em tradução livre], do banco de dados Cochrane de Revisões Sistemáticas, apontam que ter uma doula como parte da equipe de parto diminui a duração do trabalho de parto em 25%, o uso de ocitocina em 40% e os pedidos de peridural em 60%.

Ainda estamos despertando para a importância do período pós-parto. Até o momento, não existem pesquisas quantitativas que meçam a importância de uma doula pós-parto para a recuperação da mulher a curto e longo prazo. Porém, pergunte a qualquer mãe que tenha investido numa doula pós-parto, ela concordará que foi o melhor investimento feito. Não tem preço poder contar com a presença de uma mulher experiente que vai a sua casa lhe oferecer massagens, preparar refeições nutritivas, banhos à base de ervas e facilitar todo o processo de cura natural.

Mesmo que não seja possível contratar ajuda profissional, tenha em mente que você não precisa ser especialista em medicina chinesa ou ayurvédica para implementar alguns princípios simples capazes de melhorar sua recuperação pós-parto. O mais importante a lembrar é: nutrir as características de yin e acalmar vata. Para isso, descanse, consuma alimentos nutritivos e mantenha-se aquecida; assim, estará investindo em sua saúde e força a longo prazo.

## RESUMO

- A medicina chinesa e a ayurvédica acreditam que a força vital da mulher fica comprometida no processo de parto, exigindo cuidados e fortalecimento no pós-parto, para que ela possa se recuperar completamente e retomar a saúde plena.
- Mulheres costumam ter deficiência de yin e de sangue logo após o parto. A alimentação e as práticas que ajudam a mantê-la aquecida permitem a formação de sangue e de yin, garantindo-lhe fluidos suficientes.
- Toda mulher passa por um desequilíbrio de vata no pós-parto. As três formas de acalmar vata são: óleo, calor e hidratação.

### Reflexões

- O que você pode fazer imediatamente para nutrir o yin?
- Considere os diferentes fluidos chineses e tente ver se acha um padrão em sua vida, de algum deles que seja muito baixo ou muito alto.
- Leia a descrição dos diferentes doshas. Consegue identificar seu dosha predominante? Você já tem tendência a um desequilíbrio de vata? Caso tenha, o que pode começar a fazer para ajudar nesse reequilíbrio?

**Práticas**

- Vista roupas quentes, principalmente meias.
- Mantenha o abdômen, a lombar, a nuca e os pés cobertos.
- Envolva-se em cobertores quentes.
- Faça banhos de assento.
- Tente a vaporização vaginal.
- Tome chás de ervas.
- Mantenha o ambiente sempre aquecido.
- Não fique de cabelo molhado.
- Evite correntes de ar, ventiladores e não durma de janela aberta.
- Descanse os olhos e limite o tempo que passa diante das telas.
- Evite pegar peso.
- Fuja de emoções fortes, sobretudo a raiva.
- Evite alimentos gelados e crus.
- Consuma sementes de gergelim preto, nozes, verduras, beterraba, frango, ovo, carne, algas, missô e peixe cozido com gengibre e vinho de arroz.
- Cozinhe com ervas que aquecem (pimenta-do-reino, gengibre, canela e cardamomo).
- Use a moxabustão (artemísia) para aquecer o baixo ventre, do osso púbico até o umbigo, de cinco a dez minutos, quatro ou cinco dias depois do parto.

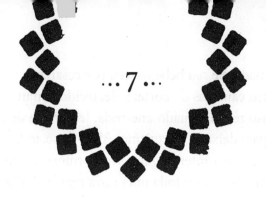

... 7 ...

*restabeleça o corpo*

Parece um milagre — e muitas vezes é perturbador — ver que nosso corpo continua mudando depois do parto, com o peso sendo alterado e redistribuído. Os seios e a barriga não param de se transformar, conforme o fluxo de descida do leite. Os órgãos diminuem e se movimentam para encontrar a melhor posição, uma vez que não há mais bebê lá dentro. Cada olhada no espelho revela proporções até então desconhecidas.

Não quero soar como um disco arranhado, mas adivinhem como a recuperação do corpo começa? Isso mesmo, com descanso. Sem muitos rodeios, a verdade é que, embora dar à luz seja um evento natural, algo que as mulheres vêm fazendo há séculos, o corpo paga um preço. Portanto, o parto exige um período de recuperação. É um erro pensar que você será capaz de seguir com a mesma rotina de antes e com suas atividades normais, como se não tivesse acabado de passar dez meses grávida e de ter vivido uma experiência física tão impactante.

Na gravidez, seu útero cresceu mais de cinco vezes em relação ao tamanho normal. Se você teve parto vaginal, seu colo do útero e seu canal vaginal mudaram de forma, para abrir caminho para o bebê, seus órgãos foram espremidos para as laterais e a pele do períneo se esticou. Não se trata de algo rotineiro, ao qual o corpo já está acostumado. Se seu bebê nasceu por cesariana, você teve pelo menos quatro camadas de corte: pele, tecido conjuntivo, músculo e órgão. Caso tenha tomado anestesia, lembre-se de que ela leva um tempo para deixar o organismo. Além disso, todas as mulheres experimentam uma intensa gangorra hormonal: aumentos acentuados, quedas bruscas e toda uma nova regulagem de hormônios no pós-parto.

Cada mulher tem um período de recuperação diferente, e isso pode sofrer influência de fatores concretos — como tempo de gestação, duração do trabalho de parto, desenrolar do parto, número de gravidezes anteriores (incluindo perdas gestacionais e abortos) e horas de sono — e de fatores aparentemente sem relação: se ela se sente bem nutrida, se tem um parceiro ou parceira que a apoia e quando terá que voltar ao trabalho.

De modo geral, as parteiras concordam que toda mulher deveria passar os primeiros quinze dias após o parto em repouso absoluto, independente de quaisquer considerações individuais. Diz o ditado: "Cinco dias de cama, cinco dias na cama e cinco dias ao redor da cama."

São quinze dias quase sem sair do quarto, mantendo as pernas fechadas e se movimentando o mínimo possível. Esse descanso proporciona os mais profundos níveis de recuperação. As fibras da pelve conseguem se unir novamente e curar quaisquer lacerações ou leves arranhões que não precisam de pontos, mas que ainda assim causam dor. A psique tem tempo de integrar a experiência sem *inputs* adicionais. Todo o corpo físico se beneficia do sossego, e assim os órgãos internos conseguem se assentar e se reequilibrar.

Nesses primeiros quinze dias, uma boa forma de se reconectar com o corpo é por meio de uma respiração suave. Vale a pena recapitular a "Respiração para alongar". Ela permite que você se conecte ao seu centro e ajuda a equilibrar o sistema nervoso. Duas vezes por dia, por pelo menos dois minutos, feche os olhos e se concentre no movimento da respiração passando pelo peito, costelas, barriga e pelve. Caso sinta qualquer desconforto ao respirar profundamente, adie um pouco essa prática. Se passou por uma cesariana e está sentindo a cicatriz ou a aderência repuxarem, espere mais uns dias e comece de novo. Ainda não é necessário fazer nenhum exercício para o assoalho pélvico. Deixe que a inteligência natural do seu corpo dite o ritmo. Esses quatro minutos também estabelecem o hábito diário de retomar a conexão com o corpo, consigo mesma e com o momento presente. O ideal é praticar essa respiração na posição de "descanso construtivo" (veja a Figura 11), que requer um esforço mínimo. Deite-se de costas, com os pés inteiros encostados no chão e um pouco mais afastados um do outro que a distância dos quadris. Deixe os joelhos tombarem para dentro, repousando um contra o outro.

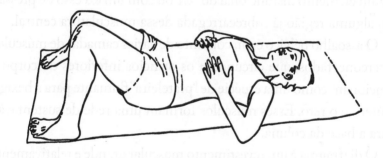

*Figura 11*: Descanso construtivo

## RECUPERAR O *CORE*

Exercitar o *core* é a parte mais importante do processo de recuperação do parto; quando consegue dar atenção a isso, a mulher tem grandes chances de se sentir de novo cheia de energia e fortalecida. Mas o que é o *core*? Ouvimos muito falar dele, mas na maior parte das vezes pensamos que se resume basicamente ao abdômen. Só que exercitar o *core* vai muito além de fazer abdominais. O *core* é formado por quatro grupos musculares principais: assoalho pélvico, diafragma, músculo transverso do abdômen e músculo multífido. Janet Hulme, autora do livro *Pelvic Rotator Cuff* [*Manguito rotador pélvico*, em tradução livre] e fisioterapeuta especializada na saúde da pelve, chama esses músculos de "os quatro centrais". Esses grupos musculares são fundamentais para a postura e a sustentação dos órgãos. Quando estão em equilíbrio, mal se notam, principalmente porque se organizam em camadas, e muitos deles são grupos de pequenos músculos. Ao contrário dos músculos peitorais ou do bíceps, por exemplo, que "incham" quando acionados, não podemos perceber tão claramente a ação. Trata-se de músculos estabilizadores, que ajudam a dar equilíbrio. As reclamações mais comuns de quem vira mãe — dor nas costas, no pescoço, no ombro e nas articulações, além de desconforto no sacroilíaco — costumam ter relação com algum elemento disfuncional do *core* ou com um excesso de pressão em alguma região já sobrecarregada dessa musculatura central.

O assoalho pélvico é um conjunto de várias camadas de músculos interconectados, que circundam os orifícios inferiores do corpo e funcionam como uma espécie de "prateleira" flutuante para a bexiga, o útero e o reto. Esses músculos formam uma rede de sustentação para a base da coluna.

O diafragma é um revestimento muscular grande e relativamente fino, que se prende em volta da caixa torácica. Ao inspirarmos, ele se encolhe, como um guarda-chuva fechado, e quando expiramos, ele se expande, retomando o formato normal de guarda-chuva aberto.

O músculo transverso do abdômen também é conhecido como TA ou espartilho muscular. É mais profundo que o reto abdominal — que abrange os músculos do "tanquinho" — e circunda toda a coluna, chegando à parte frontal do corpo. Os carregadores de bebê reproduzem o funcionamento desses músculos.

Os músculos multífidos são uma série de pequenos músculos que ligam uma vértebra à outra da coluna e possibilitam pequenos ajustes posturais, correções no equilíbrio e uma postura ereta.

Para que o *core* seja completamente ativado, esses quatro grupos musculares precisam entrar em ação e atuar de forma coordenada. Depois de ter bebê, muitas mulheres têm de se lembrar de ativar o *core* primeiro, antes de fazer qualquer esforço físico. Se você voltar a praticar exercícios cedo demais, sem antes garantir que o *core* esteja acionado, pode gerar uma pressão excessiva em outras partes do corpo, o que requer compensações. Quando parte do corpo não está desempenhando seu papel, outra costuma assumir a tarefa, mas isso pode gerar desconforto, porque traz desalinhamento. A maternidade acaba exigindo diversos movimentos desconfortáveis, como carregar o bebê, colocá-lo no bebê-conforto, carregar o próprio bebê-conforto, ficar para cima e para baixo checando como o bebê está, além, é claro, da amamentação. Para fazer tudo isso sem se machucar, é preciso que haja uma sustentação interna.

Os músculos podem ser intrínsecos ou extrínsecos. Os *músculos extrínsecos* são os grupos musculares maiores, muitos dos quais são visíveis e cujos nomes nos são familiares, como quadríceps, bíceps e trapézio, por exemplo. Eles são responsáveis pelos movimentos grandes. Os *músculos intrínsecos* são menores e ficam mais perto do esqueleto. Estão relacionados aos nossos reflexos e ajudam a iniciar os movimentos, além de coordenar o equilíbrio.

De acordo com o Método Rolf de Integração Estrutural, num corpo saudável o movimento se equilibra entre os sistemas musculares intrínseco e extrínseco. No mundo ideal, eles trabalham juntos, de maneira coordenada. Depois do parto, os músculos intrínsecos ficam comprometidos e levam um tempo para retomar suas funções. Em geral, os músculos extrínsecos acabam tendo trabalho extra para manter o equilíbrio estrutural. Em termos específicos, como os músculos do assoalho pélvico estão sobrecarregados e fracos, os músculos externos do quadril e seus rotadores se esforçam para estabilizar a pelve. Como os músculos da barriga estão frouxos e frágeis, a musculatura da lombar e da borda da pelve se ajustam para sustentar a coluna.

Considerando que todos os níveis do nosso ser estão relacionados, o *core* também contribui para nos sentirmos estáveis, seguras e à vontade no mundo e na nossa pele. Quando o *core* está fragilizado, muitas mulheres se sentem descontroladas, dispersas, indecisas e receosas. Se o *core* está rígido demais, as mulheres talvez se sintam endurecidas, empacadas e apáticas, o que dificulta o contato com sentimentos mais profundos. Quando o *core* se encontra firme e estável, a mulher sente como se tivesse acesso a seu mundo interior e contasse com uma bússola interna para guiá-la em suas decisões e ações.

### Enfaixe a barriga

De três a sete dias depois que o bebê nasce, você pode envolver a barriga, para ajudar os órgãos a retomar seu posicionamento ideal, dar à lombar um pouco mais de sustentação e incentivar os músculos abdominais a se aproximarem mais uns dos outros. Talvez soe como modismo, mas essas técnicas de envolver a barriga e usar cintas ou faixas no pós-parto são utilizadas há séculos, em países como Malásia, Indonésia, Nepal, Índia e Taiwan. Do ponto de vista da Ayurveda e da medicina chinesa, envolver a barriga diminui os riscos de que frio ou vento entre no corpo. Hoje, já existem cintas mais modernas, menos específicas e mais práticas, que continuam eficientes.

Para ter uma recuperação abdominal e pélvica saudável, veja se o tecido ou a cinta que você escolheu não está apenas espremendo sua cintura; quando se aperta bem forte a cintura, mas sem dar sustentação à pelve, talvez o assoalho pélvico acabe pressionado, o que pode agravar ainda mais alguns problemas já crônicos nos tecidos, como prolapso, por exemplo. O tecido ou cinta ideal é apertado de baixo até em cima e levanta os órgãos e a barriga, ao mesmo tempo em que os aproxima da linha média do corpo.

Na medicina chinesa, o meridiano que vai do períneo, passa pela linha média do corpo e chega ao rosto chama-se *ren mai*, que se traduz por "vaso da concepção" ou VC. O ponto VC1 é cortado quando há episiotomia; também é afetado em caso de laceração. O ponto VC4 é prejudicado em casos de cesariana. Envolver a barriga ajuda a proteger esse canal, que é o meridiano que mais se relaciona à maternidade e ao arquétipo da mãe.

Em suma, envolver a barriga pode ajudar a:

- curar ou prevenir a diástase (separação das paredes abdominais);
- melhorar a postura e evitar dores na lombar e no sacroilíaco;
- esquentar (acalmar vata);
- unir novamente os ligamentos da pelve, evitando que se estirem ainda mais.

## Como enfaixar a barriga

Existem práticas desse tipo nas mais diversas culturas, da Índia a Taiwan, cada uma com suas particularidades. Em comum, a intenção de manter a mulher protegida contra o vento e o frio, além de ajudar na prevenção de dores na lombar, dando sustentação vertical para os órgãos e o *core*.

Na Malásia, a tradição de enfaixar a barriga utiliza um tecido chamado *bengkung*. Para facilitar, vou chamá-lo simplesmente de "faixa". Essa faixa tem pelo menos oito metros de comprimento — podendo chegar a doze metros se você for alta ou tiver um tronco maior — e cerca de quinze a vinte centímetros de largura. Com um tecido tão grande como esse, o mais fácil e eficiente é quando a cinta está enrolada. Algumas mulheres colocam a extremidade numa cesta ou numa sacola, para facilitar na hora da amarração. Recomendo que se guarde a cinta já enrolada, facilitando o manuseio e deixando-a pronta para ser usada.

Abaixo, dou algumas instruções básicas, passo a passo, de como amarrar o *bengkung* sozinha. Vista uma camisa regata por baixo, para não ter que lavar a faixa com tanta frequência e para que os pontos de torção não piniquem a pele.

1. Fique de pé, em frente a um espelho de corpo inteiro. Desenrole o tecido, até obter um pedaço com o mesmo comprimento do seu tronco, medindo do osso púbico até a testa. Essa parte é chamada de "cauda". Coloque a extremidade dela sobre o ombro ou prenda na boca.

2. Comece pela linha média do corpo. Desenrole o tecido e coloque-o em volta dos quadris, atrás das costas, e passe para a frente. (Embora estejamos falando em envolver a barriga, o ideal é envolver também os quadris, de início, para depois ir subindo até a barriga.)

3. Agora torça a "cauda" com força contra a extremidade maior, para uma volta completa, de forma que o final fique na posição de início e a parte que ainda falta desenrolar fique perto do corpo novamente. Algumas pessoas colocam a extremidade maior, enrolada, numa cesta e vão desenrolando conforme fazem a amarração. A "cauda" volta a se estender para cima do ombro. No fim, serão de dez a quatorze voltas.

4. O tecido acaba se sobrepondo, e você terá que abri-lo na largura cada vez que passá-lo em torno da cintura ou dos quadris.

5. Puxe para ajustar a tensão, e torça de novo, passando pelas costas, até que as duas partes se encontrem de novo na linha média. Continue segurando a "cauda" na frente. Os nós precisam ficar alinhados, por isso o espelho é importante.

6. Ajuste a tensão conforme necessário e continue com a amarração, torcendo sempre as duas partes do tecido na linha média.

7. Por fim, faça um nó e enfie as extremidades por dentro do tecido.

Essa amarração com o *bengkung* geralmente vem depois de uma massagem na barriga com ervas como gengibre, cravo, erva-doce e capim-limão, para aquecer o abdômen, a lombar e os seios. Embora seja incrível receber esse tipo de massagem à base de ervas pelas mãos de um profissional — o que eu recomendo muito —, também é possível fazer uma automassagem com uma dessas ervas ou uma combinação entre elas, antes de usar a faixa.

A ideia é que, de quatro a seis semanas após o parto, as mulheres usem essa "faixa" por pelo menos seis horas por dia, podendo permanecer com ela o dia inteiro, tirando-a apenas para dormir. Os malaios e indonésios, como acontece em grande parte das culturas asiáticas, respeitam um período de confinamento que vai de quarenta a 48 dias, quando mulheres mais velhas da família tomam conta daquela que acabou de virar mãe. Uma doula pós-parto pode ajudar seu parceiro, parceira ou uma amiga próxima a lhe ensinar a amarração, caso você esteja com alguma dificuldade. Na internet, há também vídeos curtos que podem ser úteis. As primeiras vezes são complicadas, mas depois desse início o processo dura de cinco a dez minutos no máximo.

Tome cuidado caso seus punhos estejam sensíveis, para não se estirarem quando você for puxar a faixa a fim de criar a tensão necessária. (Os punhos ficam especialmente sensíveis no pós-parto, por conta dos movimentos exigidos para amamentar o bebê e carregá-lo, e também porque os ligamentos mais frouxos deixam as articulações instáveis.) Entre o terceiro e o décimo dia após dar à luz, quando o sangramento mais intenso já tiver parado, comece a se amarrar. Só experimentando para saber como você prefere, para ver que intensidade lhe dá conforto. Quando adotam essa técnica, muitas mulheres se surpreendem ao ver que a amarração está muito apertada, mas que mesmo assim são agradáveis. Caso essas técnicas lhe pareçam muito complicadas, você pode escolher uma opção já pronta para vestir.

Essas técnicas de amarração estão longe de ser a cura milagrosa para o excesso de peso, mas podem ajudar seu corpo a retomar a forma, a energia e a vitalidade. Algumas mulheres têm medo de que a sustentação extra pode enfraquecer os músculos da barriga. Mas vale lembrar que envolver a barriga não implica apenas um suporte muscular; é também uma forma de apoio energético e psicológico. Você precisa se recuperar por inteira e precisa de ajuda para isso. Ysha Oakes, da Escola da Janela Sagrada, certa vez disse que envolver a barriga é como ser abraçada num momento em que há tecido estirado e espaço vazio dentro do corpo. O corpo consegue funcionar melhor, sem tanto deslizar nas articulações. Envolver a barriga pode ajudar na regeneração dos tecidos, na função intestinal e na digestão. Até os hormônios e o humor saem ganhando.

## RECUPERAR A FORÇA

Passados esses primeiros quinze dias, movimentos suaves aliados à respiração podem lançar uma base sólida para uma recuperação e saúde duradouras. Dando atenção ao *core* e aos músculos intrínsecos, você cria um alicerce que lhe permitirá retomar os exercícios e usar os músculos extrínsecos sem se machucar.

Nessa fase, o principal é a qualidade e não a quantidade. Ao contrário do que diz o senso comum, que nos sugere que façamos os exercícios de Kegel a cada vez que o telefone toca ou diante de todo sinal vermelho, não é preciso ficar de prontidão o dia inteiro para contrair o assoalho pélvico. Porém, é importante manter a consistência. Melhor executar bem um exercício cinco minutos por dia do que fazer trinta minutos de prática ou uma hora e meia de treino só uma vez na semana. Quando se trata de reativar e exercitar a musculatura intrínseca, devagar se vai ao longe. Se, a qualquer momento, você notar que está sangrando mais ou que está sentindo dor depois dos movimentos — para além da dor muscular —, é provável que tenha exagerado.

Não é a hora de tentar ultrapassar seus limites e ampliar a flexibilidade. Os ligamentos ainda estão se recuperando, então talvez pareça que os músculos se alongam durante o exercício, mas dessa vez o "alongamento" na verdade significa que o material que mantém os ossos unidos está se tornando mais pegajoso, o que ninguém quer para os dias já fluidos do pós-parto.

## Yoga

Atualmente, o yoga é apresentado como a cura universal: boa para tudo, tanto que até os médicos a recomendam. Mas existe um tipo de yoga adequado para cada momento. Uma prática de yoga que enfatiza o alongamento das pernas, o trabalho do *core* ou a expansão da parte superior das costas é excelente para esse período de recuperação. Por outro lado, posturas de abertura de quadril não são indicadas. Muitas mulheres me procuram, confusas, sem entender por que a coluna ou a pelve estão doendo depois da prática de yoga. Esse desconforto costuma acontecer porque elas usam a sequência de yoga pré-natal como modelo a seguir depois de ter bebê. Só que os objetivos do yoga pré-natal são exatamente o oposto dos objetivos da prática pós-parto. No yoga pré-natal, enfatiza-se a abertura e expansão da pelve e incentiva-se o movimento descendente, com a intenção de criar espaço para o bebê. A prática pós-parto deveria ajudar os ossos e ligamentos a se unirem de novo, reerguer tudo que ficou prejudicado e nutrir o *core* do corpo.

O pós-parto é uma grande oportunidade para expandir nossos conceitos sobre o yoga. Trata-se de uma prática voltada para escutar as necessidades do nosso corpo num determinado momento e nos adaptar a elas. As sugestões a seguir incluem posturas que ajudam a vedar a pelve, alongar a coluna e aliviar dores na lombar e na parte superior das costas. São posturas seguras, mesmo para quem sofreu alguma lesão no parto ou teve diástase.

# PLANO DE MOVIMENTAÇÃO SEMANAL

Todos os movimentos descritos aqui começam pela respiração. Vá até o fim com as exalações, para sentir o baixo-ventre se tonificar e despertar. "Ir até o fim" talvez seja mais uma intenção do que um movimento de verdade, mas é para isso mesmo que serve: para acordar esses músculos do baixo-ventre. Vá montando sua rotina de fortalecimento semana a semana, acrescentando os novos exercícios listados àqueles que você já fez na semana anterior.

No caso dos exercícios que fazem referência a uma bola, indico a de 15 centímetros de diâmetro, mas você também pode usar um bloquinho de yoga ou uma toalha de banho de tamanho médio, bem enrolada. A bola, porém, é a escolha mais conveniente e confortável para as rotações de perna.

## Primeira semana

Comece com a Ponte na parede.

### POSTURA DA PONTE, COM OS PÉS NA PAREDE, USANDO UMA BOLA

1. Deite de costas, com a pelve a uma distância de cerca de quarenta centímetros da parede.
2. Ponha uma bola entre as coxas e aperte-a de leve, conforme levanta os quadris devagar, articulando a coluna (ver a Figura 12).
3. Com os joelhos a um ângulo de noventa graus, pressione os pés na parede e, mantendo a isometria, puxe os calcanhares para baixo, ativando os tendões da perna e os músculos do glúteo, enquanto enrola e desenrola a coluna (ver a Figura 13). Você deve sentir que está trabalhando a parte interna das coxas, ao mesmo tempo em que massageia a coluna e os músculos das costas.
4. Expire ao levantar os quadris e inspire ao abaixá-los.
5. Repita de cinco a dez vezes.

Observação: A bola entre as pernas serve para você sentir uma conexão entre a parte interna das coxas e o baixo-ventre. Imagine que está tentando puxar a bola para baixo, na direção da pelve, ao mesmo tempo em que a aperta. Ao fazer isso, sinta a musculatura do transverso abdominal, que é como um cinto de segurança para a parte baixa da cintura. Sinta o movimento respiratório e a ativação do baixo-ventre como iniciadores do movimento. Caso não consiga sentir, não se preocupe: os próprios exercícios podem ajudar a despertar esses músculos.

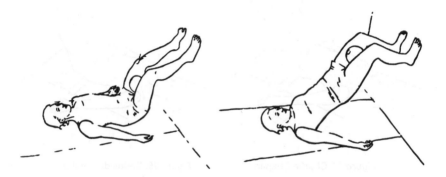

*Figura 12*: Ponte na parede, posição neutra    *Figura 13*: Ponte na parede, erguida

## Segunda semana

Acrescente o Charlie Chaplin/Dedos de pombo, além da ponte no solo.

### CHARLIE CHAPLIN/DEDOS DE POMBO

1. Deitada de costas, com a pelve a uma distância de cerca de quarenta centímetros da parede, estenda as pernas para o alto.
2. Com uma bola entre as coxas, gire os fêmures para fora, de modo que os dedos fiquem afastados uns dos outros, à la Charlie Chaplin (ver a Figura 14).
3. Em seguida, gire os fêmures para dentro, com os dedos apontando para dentro, como dedos de pombo (ver a Figura 15). Continue apertando a bola.

4. Ao expirar, gire as pernas para fora; depois, inspire trazendo as pernas para a posição neutra, com os pés paralelos.
5. Na próxima expiração, gire as pernas para dentro, e ao inspirar volte à posição neutra.
6. Faça de três a cinco repetições completas da rotação das pernas.

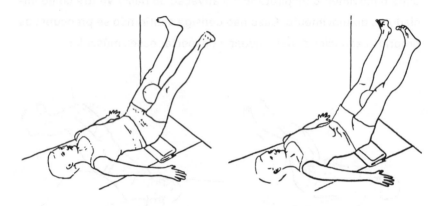

*Figura 14*: Charlie Chaplin      *Figura 15*: Dedos de pombo

## PONTE NO SOLO

1. Deite de costas, com os pés afastados na mesma distância dos quadris, e cerca de trinta centímetros afastados dos glúteos. Você pode usar um bloco entre as coxas (ver a Figura 16).
2. Ao expirar, erga o cóccix, depois a pelve, em seguida a lombar e, por fim, o meio das costas, apertando o bloco (ver a Figura 17).
3. Ao inspirar, inverta a sequência, baixando o meio das costas, a lombar, a pelve e, por fim, o cóccix. Na medida do possível, articule a coluna. Evite dividir o movimento em grandes partes. Imagine um colar de pérolas: tente fazer o movimento sentindo cada vértebra como se fosse uma pérola.
4. Repita lentamente, cinco vezes.

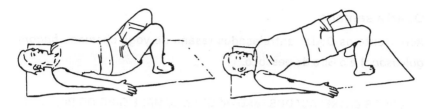

Figura 16: Ponte no solo, posição neutra        Figura 17: Ponte no solo, erguida

## Terceira semana

Acrescente a Postura do gato na bola.

### POSTURA DO GATO NA BOLA

1. Sente na bola, com os pés na mesma distância dos quadris, e apoie as mãos sobre as coxas (ver a Figura 18).
2. Ao expirar, enrole a pelve e deixe a cabeça cair para a frente, arredondando a coluna (ver a Figura 19).
3. Ao inspirar, volte à posição neutra.
4. Repita o ciclo cinco vezes.

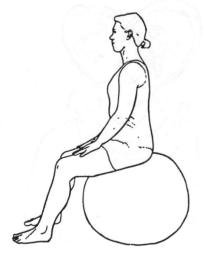
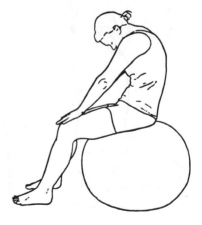

Figura 18: Posição neutra na bola        Figura 19: Postura do gato na bola

## Quarta semana

Acrescente os Dedos entrelaçados (asana de yoga chamado *badam gulyasana*) e o Giro do pescoço.

### DEDOS ENTRELAÇADOS (BADAM GULYASANA) E GIRO DO PESCOÇO

1. Entrelace os dedos, girando as palmas das mãos para o alto, e estique os braços para cima (ver a Figura 20).
2. Mantenha os cotovelos e os braços esticados, sentindo a cintura e a caixa torácica se alongarem.
3. Solte as mãos e aos poucos deixe os braços caírem.
4. Com as mãos nas coxas, incline a cabeça em direção ao ombro direito e pressione a mão esquerda contra a coxa, bem de leve (ver a Figura 21).
5. Permaneça um tempinho na postura e inspire.
6. Ao expirar, gire a cabeça para o outro lado.
7. Repita o ciclo cinco vezes.

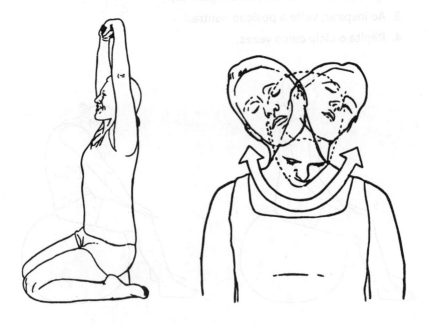

*Figura 20*: Dedos entrelaçados          *Figura 21*: Giro do pescoço

## Quinta semana

Acrescente a Flexão dos pés com faixa (variação do *supta padangusthasana*) e a Borboleta deitada (variação do *supta baddha konasana*).

### FLEXÃO DOS PÉS COM FAIXA
### (VARIAÇÃO DO SUPTA PADANGUSTHASANA)

1. Deite de costas, com os joelhos dobrados e os pés no chão. Deixe os pés juntos, de modo que a parte interna das coxas encoste uma na outra.
2. Ative o baixo-ventre ao expirar e deixe a pelve grudada no chão, mantendo toda a lombar apoiada. Coloque uma faixa elástica em volta do pé direito, segurando cada ponta da faixa com uma das mãos, e estique o pé em direção ao teto (ver a Figura 22).
3. Os joelhos continuam se tocando. Gire o fêmur ligeiramente para dentro, puxando a faixa para sentir bem a panturrilha. (A ideia não é que seja um alongamento forte para os tendões; o principal é sentir a conexão entre a perna e o abdômen, eliminando a estagnação da parte inferior das pernas.)
4. Permaneça dois minutos em cada lado. Relaxe pelo menos um minuto antes de seguir em frente.

### BORBOLETA DEITADA (VARIAÇÃO DO SUPTA BADDHA KONASANA)

1. Para a próxima variação, mantenha a lombar toda encostada no chão e afaste os joelhos um do outro, deixando as solas dos pés unidas (ver a Figura 23). Não deixe os joelhos se abrirem demais. Se fizer isso, a lombar acabará saindo do chão. Sustente os joelhos na altura necessária para conseguir manter a lombar no chão.
2. Permaneça na postura de três a cinco minutos. É normal as pernas tremerem: é um bom sinal, e significa que os pequenos músculos estão despertando.

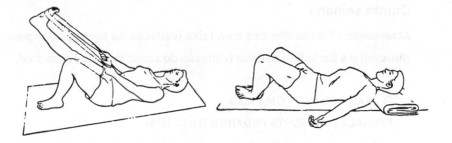

*Figura 22*: Flexão dos pés com faixa     *Figura 23*: Borboleta deitada

## Sexta semana

Acrescente a Sustentação da cabeça, os Braços de águia (braços *garudasana*) e a Oração invertida (*paschima namaskara*).

### SUSTENTAÇÃO DA CABEÇA

1. Sentada na bola, entrelace as mãos atrás da cabeça.
2. Ao inspirar, erga o peito e deixe a cabeça descansar sobre as mãos, arqueando a parte superior da coluna. Ao expirar, deixe o queixo cair no peito, aproximando os cotovelos. Mantenha a lombar estabilizada e deixe o movimento acontecer apenas na parte superior da coluna (ver a Figura 24).
3. Repita cinco vezes.

### BRAÇOS DE ÁGUIA (BRAÇOS GARUDASANA)

1. Sentada na bola, estique os braços à frente, na altura dos ombros.
2. Dobre os cotovelos, a noventa graus. Apoie o cotovelo direito na dobra do cotovelo esquerdo e cruze os antebraços, até as palmas das mãos se tocarem (ver a Figura 25). Se as palmas não se tocarem, deixe as costas das mãos em contato.
3. Contraia os braços, erga os cotovelos e direcione a atenção e a respiração para o espaço entre as escápulas.

## ORAÇÃO REVERSA (PASCHIMA NAMASKARA)

1. Com as mãos atrás das costas, segure o cotovelo direito com a mão esquerda, e o cotovelo esquerdo, com a mão direita (ver a Figura 26), ou então faça a posição da oração, com as mãos para trás (ver a Figura 27). Caso tenha tendinite nos cotovelos ou nos punhos, ou Síndrome do túnel do carpo, escolha a primeira opção, de segurar os cotovelos opostos.
2. Abra o peito e respire na postura. Ao inspirar, sinta as clavículas se afastando e expanda ainda mais peito.
3. Mantenha a conexão com o baixo-ventre enquanto expira.

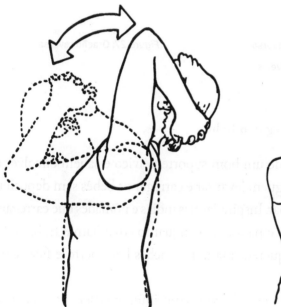

*Figura 24*: Sustentação da cabeça

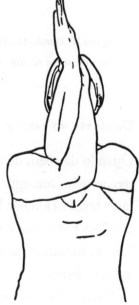

*Figura 25*: Braços de águia

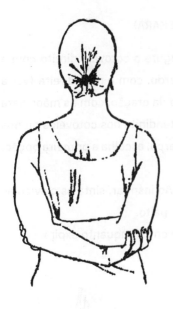 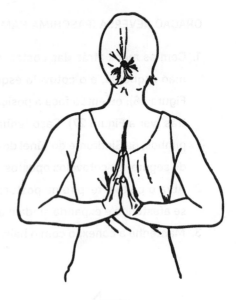

*Figura 26*: Oração reversa, segurando os cotovelos

*Figura 27*: Oração reversa

## Conforto ao carregar o bebê

Quando dispõem de um bom suporte pélvico e sabem envolver o *core*, as mães conseguem levantar e carregar os bebês sem depositar tanta tensão à lombar. Inspiradas nas índias e nômades que carregam os filhos para cima e para baixo enquanto cozinham e trabalham, hoje as mulheres querem manter os bebês bem perto e ficar com as mãos livres.

Carregar o bebê perto do corpo traz inúmeros benefícios. Para o bebê, estar pertinho do corpo da mãe é como ampliar a experiência do útero. Nesse "casulo", ele consegue escutar os batimentos cardíacos da mãe, sentir o cheiro do leite materno e a cadência familiar dos passos dela. Isso tudo ajuda a organizar o sistema nervoso do bebê. Como o sistema dele e o da mãe estão profundamente entrelaçados nessa fase, podemos dizer que os dois vivem um processo dinâmico de corregulação. Alguns estudos mostram que os bebês de fato choram menos quando são carregados dessa forma. Esse conceito de *baby wearing* ganhou notoriedade no início dos anos 1980, quando o Dr. Harvey Karp estudou uma tribo sul-africana cujos bebês não sentiam cólica. Ele descobriu que esses bebês raramente choravam porque estavam sempre em contato físico muito próximo com outros seres humanos que os carregavam.

Do ponto de vista da mãe, é libertador conseguir fazer compras, cozinhar, lavar roupa e ir ao banheiro, mantendo ao mesmo tempo o bebê seguro e bem perto do corpo. Os bebês gostam tanto dessa proximidade, que muitas vezes acabam dormindo. Existem inúmeros carregadores no mercado: alguns ergonômicos para a mãe e o bebê, mas outros, não. É importante encontrar pelo menos um tipo que funcione melhor para vocês. Como o *core* perde muito da força depois que o parto acontece, pode ser duplamente prejudicial carregar peso sem que haja um bom suporte subjacente. Reserve um tempo para testar diferentes estilos, antes mesmo do parto, mas certamente depois também, assim você economiza dinheiro, além de estresse emocional e físico. Algumas lojas especializadas alugam carregadores por uma semana, então é possível experimentar uns dias antes de comprar. Os mais apropriados para recém-nascidos são aqueles que deixam as pernas do bebê dobradas e a coluna em sua curvatura côncava natural. Evite os que deixam as pernas penduradas e o peito projetado à frente. A ideia é que o carregador imite seu abraço quentinho nesses primeiros dias de vida.

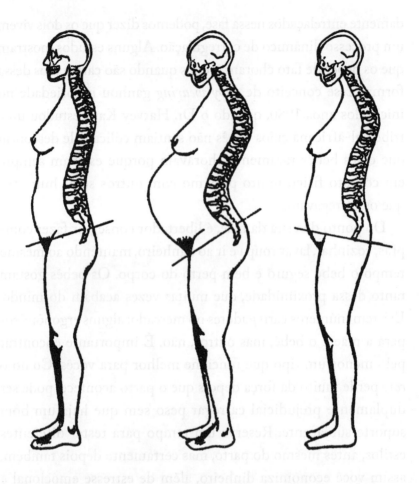

*Figura 28*: **Posturas de perfil: antes da gravidez, durante a gravidez e no pós-parto**

Sempre que usar um carregador, tome cuidado para não entortar muito a postura. Se estiver carregando o bebê como se fosse uma "mochila", preste atenção para não projetar sua cabeça à frente. Se estiver usando um sling para um dos lados, perceba se não está fazendo o quadril desse lado avançar. E se estiver com o bebê à frente do corpo, não dobre a pelve, jogando o quadril para a frente. Quando a mulher consegue ficar atenta à linha de prumo e manter o assoalho pélvico acionado, carregar o bebê pode se tornar um excelente exercício tonificador e fortalecedor. Caso o peso seja excessivo, e você precise fazer algumas compensações para carregar o bebê, talvez acabe sentindo dor por conta do estresse repetitivo das mudanças posturais, o que gera desalinhamento.

Quando se trata de carregar o bebê, quanto mais perto ele estiver do seu corpo, melhor. Com o corpo do bebê junto ao seu centro de gravidade, a impressão é de estar carregando uma carga mais leve. Caso você esteja com a ideia de adotar essa prática no dia a dia, é bom ter algumas opções de carregadores, podendo, assim, variar segundo as demandas do corpo. Quando você muda a forma de carregar ou alterna o carregador, o corpo tem a chance de se adaptar a diferentes padrões de distribuição de peso. Essa variação ajuda a aliviar a tensão acumulada e o desgaste, que acontece quando a mesma área é sobrecarregada, além de permitir que você mantenha uma postura saudável.

Ainda que levemos em conta os benefícios do uso dos carregadores, também é importante falar abertamente sobre possíveis custos dessa prática para o corpo da mulher. Caso você esteja com muita dor na lombar, na pelve ou no pescoço, avalie se está carregando o bebê da forma mais adequada. Se já fez os ajustes necessários no carregador e tem certeza de que está carregando o bebê da maneira correta, se já tentou diferentes tipos e continua com desconforto, ou se teve alguma lesão no parto ou prévia, pode ser preciso dar uma pausa e fazer alguns exercícios de reabilitação antes de mais nada.

Falando especificamente do meu caso, usei um carregador ergonômico estilo "mochila" para carregar minha filha por três anos. Morávamos em Santa Teresa, bairro do Rio de Janeiro conhecido pelos paralelepípedos. No carrinho de bebê, a cabeça dela sacudia tanto que eu tinha medo de causar alguma lesão leve. Mesmo usando uma almofadinha, ela continuava sacolejando durante os passeios mais triviais. Eram tantas pedras, solavancos e buracos que se eu não a prendesse com a maior firmeza, ela seria catapultada para o meio da rua. Descer as escadas do metrô e pegar táxi com o carrinho também eram grandes empecilhos.

Apesar de tudo, eu não conseguia me dar um refresco. Embora tivesse que segurar a coluna, apoiar as mãos nas coxas para levantar do chão ou sentar, por mais que gemesse de dor nos primeiros dois anos de vida dela, na minha cabeça, ser uma boa mãe incluía "vestir minha filha". Nunca na vida senti tanta dor quanto naquele momento, e mesmo assim não parei para me perguntar se carregá-la dessa forma estava causando mais prejuízos do que benefícios a ela. Simplesmente fui em frente, achando que depois arrumaria um jeito de me consertar. Hoje sei que minha recuperação pós-parto teria sido muito diferente se tivesse feito exercícios de reabilitação nesses primeiros anos. Porém, não tinha os conhecimentos que tenho agora, e aprendi por experiência própria que não é preciso se conformar em sentir dor nem sacrificar a postura para ser uma boa mãe.

Eu via imagens de mulheres de todos os cantos do mundo carregando seus bebês, e não queria transferir minha filha de um receptáculo para outro: da cadeirinha do carro para o carrinho, e do carrinho para o berço. Queria que ela sentisse o ritmo da movimentação natural e se beneficiasse da proximidade. Contudo, não levei em conta dois fatores muito importantes. Em primeiro lugar, grande parte das mulheres nessas imagens viviam em contextos tribais, em que a mulher recém-parida não carrega o bebê o tempo todo. Ao longo do dia, os bebês são carregados por outras crianças, irmãs e primas, tias e avós. Em segundo lugar, o estilo de vida dessas mulheres faz com que tenham um *core* mais forte. Elas se agacham para buscar água, plantar sementes, fazer a colheita e cozinhar. Muitas não usam roupa íntima, o que acaba gerando uma relação diferente e em geral mais ativa com o assoalho pélvico. A maioria tem partos vaginais sem intervenções e, portanto, não corre os mesmos riscos que nós corremos, de enfrentar lacerações e recuperações complicadas. É verdade que eu já era uma professora de yoga experiente e me movimentava bastante, ainda por cima vivendo sem carro numa cidade grande, mas não vivia num contexto tribal, não passava os dias em movimento e em contato com a terra.

Acredito que o uso de carregadores é mais um dos exemplos em que as mães adotam o padrão da mártir. Mesmo quando se sentem mal, acham que precisam suportar, se manter firmes e se sacrificar pelo bem da criança. É apenas mais um campo da maternidade em que temos a oportunidade de olhar para nossos próprios condicionamentos e reconhecer o que está por trás das decisões que tomamos. É também uma nova chance de escolher o caminho do meio.

## BODYWORK DEPOIS DO PARTO

> Você sabia que, como mulheres, todo carinho que damos a nós mesmas nunca é demais?

— MAYA TIWARI

Não existe essa de ser mimada demais ou ser bem tratada demais (o mesmo vale para o recém-nascido). Na nossa cultura utilitarista, aquilo que não é essencial é considerado um luxo. Mas e se eu disser que no pós-parto o toque é, na verdade, uma necessidade? O toque diário pode inclusive representar a diferença entre apenas sobreviver e prosperar, entre depressão e conexão.

Depois de parir, você talvez sinta como se tivesse corrido uma maratona; algumas mulheres dizem que a sensação é de que foram atropeladas por um caminhão. Espero que você não se encaixe nesses exemplos; porém, independente de como foi ou é sua experiência, o fato é que passou por um evento corporal *ímpar*. Seu corpo viveu algo com nuances e características próprias, com base no ambiente em que você estava, na companhia que você teve e no corpo que carregou consigo para o parto. A duração do trabalho de parto, a proximidade da data provável e como o parto correspondeu a suas expectativas — todos esses fatores contribuem para a relação que você estabelecerá com o próprio corpo daqui para a frente.

O *bodywork* pode ajudar você a sentir os pés mais firmes no chão, numa fase em que talvez esteja se sentindo muito expansiva, mas também um pouco instável. Nas primeiras semanas, a melhor opção é fazer algo que seja ao mesmo tempo fortificante e tranquilizador, levando em conta seu corpo energético e também seu corpo físico. Os órgãos e músculos ainda estão retomando o tamanho normal e o posicionamento de antes, e seus hormônios ainda estão se reequilibrando (o que não termina tão cedo).

### *Bodywork* benéfico durante o quarto trimestre

Como já mencionei antes, o padrão em termos de cuidados com a saúde da mulher no pós-parto é uma consulta rápida com o médico ou com a parteira, no marco das seis semanas. Para além disso, recomendo que toda mulher marque nesse mesmo momento uma consulta com um fisioterapeuta especializado em assoalho pélvico ou na técnica STREAM, alguém com quem idealmente já tenha se encontrado antes ou durante a gravidez. Por mais que pareça um grande investimento de tempo e dinheiro, esse cuidado especializado garante informações precisas e, tão importante quanto, paz de espírito. Para as mulheres não basta saber apenas se os pontos foram absorvidos ou se o útero já voltou ao lugar certo. Como as soluções de muitos médicos sempre envolvem cirurgias, é comum minimizarem os diagnósticos ou deixarem as mulheres se sentindo desamparadas ou, o que é pior, achando que estão loucas. Atendi dezenas de mulheres que sentiam que "lá embaixo tinha alguma coisa fora do lugar", mas que só recebiam como resposta como "está tudo bem".

As mulheres costumam ouvir bastante também que devem esperar, avaliar se as coisas vão voltar ao normal, e então retornar dali a um ano. Caso o problema persista depois de um ano, começa a se cogitar a cirurgia. Quando se trata do assoalho pélvico, essa abordagem de esperar para ver é negligente e, em última instância, nociva. Se a mulher sente dor durante o sexo, dor no local da laceração ou da incisão, aflição ou inchaço, ou se está simplesmente vendo ou sentindo na entrada vaginal alguma coisa que nunca esteve lá antes, existem diversas abordagens holísticas que podem ser testadas antes de se considerar uma intervenção cirúrgica, que talvez nem seja efetiva para os problemas mencionados.

Lista de alguns exemplos de *bodywork* benéficos:
Massagem ayurvédica com óleo (abhyanga);
massagem sueca;
massagem com pedras quentes;
acupuntura;
terapia craniossacral;
método Feldenkrais;
cuidado holístico da pelve (ver www.wildfeminine.com, disponível apenas em inglês);
massagem abdominal maia;
osteopatia;
método STREAM de cuidado pélvico (ver www.scartissueremediation.com, disponível apenas em inglês)

Lista de terapias *bodywork* que devem ser evitadas durante o quarto trimestre:
Massagem de tecidos profundos;
Rolfing/Integração Estrutural;
massagem tailandesa.

Por mais que você esteja se sentindo desalinhada em termos estruturais, não é hora de optar por ajustes quiropráticos agressivos nem pela massagem de tecidos profundos, ainda que sejam suas preferências quando se trata de *bodywork*. Logo após o parto, caso sinta necessidade de ajustes estruturais, as melhores opções são a osteopatia, o trabalho craniossacral ou a quiropraxia — todos eles métodos que levam em conta o corpo sutil e também o movimento ósseo.

### Fisioterapeuta

O fisioterapeuta é um profissional que pode lhe oferecer um *feedback* muito detalhado. Existem aparelhos que medem a força e a ativação dos músculos do assoalho pélvico. O fisioterapeuta também consegue avaliar como anda seu processo de recuperação. Cada mulher vivencia um processo diferente. Nem todas ficam com os músculos da vagina e do assoalho pélvico "frouxos" depois de parir. Já atendi mulheres que na verdade estavam muito enrijecidas, cujos músculos tinham sofrido espasmos, tornando-se mais rígidos depois do parto. O assoalho pélvico precisa de atenção mesmo que você tenha passado por uma cesariana. O fisioterapeuta tem condições de lhe propor os exercícios adequados para o seu corpo e fornecer um protocolo específico sobre como obter uma correção e chegar à plenitude. O profissional especializado no cuidado pélvico que tenha um foco holístico incluirá um componente energético ao tratamento.

### Massagem

Durante o quarto trimestre, também recomendo de olhos fechados a massagem ayurvédica abhyanga ou a massagem sueca. Ambas utilizam óleos e proporcionam uma sensação de contato muito agradável. Seu corpo está mudando rápido, então vale a pena permanecer em contato com as sensações internas que acompanham essas mudanças. Como o tamanho e a forma do corpo se transformaram em um ritmo acelerado, é reconfortante e benéfico sentir os contornos desse corpo, e a massagem ajuda na circulação, na drenagem linfática e na liberação das toxinas. A massagem com óleos também pode ajudar a assentar o sistema nervoso, melhorando inclusive o sono.

Nesta fase, é bom demais ser agraciada generosamente com um contato prazeroso, que a deixará se sentindo revigorada. Esse tempo do *bodywork* é um tempo só seu, importantíssimo para se fortalecer num momento em que o sono é imprevisível e as demandas do bebê não param de mudar.

**Doula pós-parto**

A doula pós-parto aprende a conhecer e atender as necessidades fisiológicas e emocionais das novas mães. Muitas mulheres tratam esse tipo de serviço como se fosse um luxo, sem entender que a doula pós-parto é muito mais do que uma auxiliar de alto nível ou enfermeira noturna mais preparada. Uma boa doula pós-parto é capaz de atender todas as necessidades universais do pós-parto: preparar refeições frescas e nutritivas, estimular o *bodywork* adequado, conduzir exercícios de respiração, enfaixar sua barriga, lembrar que você precisa descansar, deixar sua casa bonita e ouvi-la. Ao investir nesse tipo de cuidado nesse momento, você abre caminho para uma recuperação tranquila, em que se sentirá nutrida e fortalecida, apta para nutrir o bebê. Muitas mulheres alegam que o parceiro ou parceira terá uma ou duas semanas de licença no trabalho, e que isso será suficiente. A doula pós-parto também alivia a carga sobre os parceiros, de modo que vocês possam se concentrar em nutrir o bebê e desfrutar o precioso tempo que têm juntos. Você já terá bastante tempo sozinha, em que precisará tomar conta de tudo sem nenhuma ajuda. A formação para doulas pós-parto varia muito. Ao contratar alguém, pergunte sobre sua experiência e especialidade, para saber se aquela profissional poderá ajudá-la nas áreas em que você mais precisa de cuidados.

**Evite o excesso de "especialistas"**

Muitas mães que me procuram estão passando pelos mais diversos tipos de tratamento, alguns inclusive todos os dias. Em certos dias, é o pediatra, em outros, a acupuntura, depois é a vez da consultoria de amamentação ou da massagem, e por aí vai. Por mais que seja incrível receber todo esse cuidado, a quantidade de informação e de conselhos pode confundir e desorganizar. É comum que as novas mães fiquem ansiosas, e em vez de descansar em casa e receber tratamentos consistentes de um único profissional de confiança, acebem para lá e para cá, à procura de respostas para problemas que muitas vezes surgem justamente dessa movimentação e das diversas fontes de informações e conselhos diferentes. Da mesma forma que alguns textos espirituais dizem que um grande mestre nos leva a enxergar as respostas dentro de nós, um bom profissional especializado em pós-parto ajuda a nova mãe a ouvir sua voz interior.

## Uma observação específica sobre a recuperação da cesariana

A cesariana é uma grande cirurgia abdominal. Após qualquer outra cirurgia dessa envergadura, os médicos sempre prescrevem algum tipo de reabilitação. Imagine se você passasse por uma cirurgia no joelho e fosse liberada para casa apenas com alguns analgésicos pelas seis semanas seguintes — nada de reabilitação ou outras instruções de cuidados. Por algum motivo, não há uma reabilitação padrão para o caso de cesarianas, embora seja uma grande cirurgia. Você tomará remédios para administrar a dor e, portanto, acabará perdendo a noção exata de sua capacidade de fazer atividades. Os analgésicos mascaram as sensações de dor para o cérebro, impedindo que você vivencie o que seu corpo está efetivamente passando para se recuperar. Logo, espere até parar de tomar esses remédios para iniciar qualquer tipo de atividade física. Você será aconselhada a caminhar um pouco, para manter a circulação nas pernas, mas se limite a caminhar nos arredores de casa.

Quando estiver deitada, sempre vire para um dos lados antes de sair da cama, e use as mãos, e não a musculatura do abdômen, para se sentar. Evite levantar a cabeça primeiro ou dar trancos, por impulso. Peça ajuda para ficar de pé, sentar-se ou deitar-se. Muitas mulheres presumem que, como não tiveram parto vaginal, seu assoalho pélvico não foi afetado. Não é verdade. O assoalho pélvico serviu de suporte para os órgãos e para o bebê durante todo o tempo em que ele esteve dentro da barriga. Mesmo que você tenha agendado a cesariana, deveria começar o processo de recuperação pós-parto com a respiração para alongar e os exercícios de reabilitação do *core*.

Enfaixar a barriga é especialmente importante no caso de cesariana, pois ajuda a dar suporte a todas as camadas que foram cortadas e também a fazer com que o tecido conjuntivo volte a se entrelaçar. Comece a usar a cinta logo que voltar do hospital. Assim você também conseguirá carregar o bebê com menos desconforto ou esforço adicional. Não pegue peso nas primeiras seis semanas.

Depois que a cicatriz estiver boa, o *uddiyana bandha kriya* — como aparece no Capítulo 11 — é uma prática importante para cuidar dela, junto com óleo de rícino e massagem.

## RESUMO

- Uma boa forma de entrar no quarto trimestre é através dos movimentos restaurativos suaves.
- Voltar a se exercitar cedo demais pode causar retrocessos no processo de recuperação.
- *Bodywork* é uma parte necessária do processo de recuperação de novas mães.

### Reflexões

- Você está recebendo bastante carinho e toques afetuosos? Caso não esteja, a quem pode pedir esse tipo de cuidado? A uma amiga de confiança, a seu parceiro ou parceira, a um *bodyworker* profissional?
- De que tipo de apoio você precisa para seguir o plano de movimentação semanal? Quando e onde fará os movimentos?

- Existe algo que parece não estar se recuperando de forma adequada e que você acha que merece atenção especial? Reveja seu plano de refúgio e chame quem você precisa chamar.

**Práticas**

- Siga o plano de movimentação semanal.
- Além do check-up de seis semanas com o ginecologista, marque na mesma época uma consulta com um fisioterapeuta.
- Envolva a barriga e os quadris.

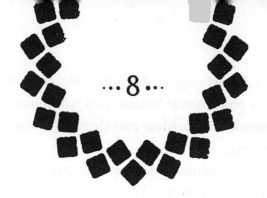

## entenda as condições médicas

As parteiras estão entre as minhas pernas. Minha filha está em meu peito, e o pai dela, ao meu lado. Já faz um tempo que pari a placenta, mas como elas continuam lá embaixo, começo a perceber que tem alguma coisa errada.

— Tive alguma laceração?

— Teve, um pouco, mas vamos dar os pontos.

Depois de 26 horas de trabalho de parto sem nenhuma medicação, recebo uma dose de anestesia local no períneo. Mesmo assim, consigo sentir o repuxar dos pontos, junto com as fisgadas no mamilo enquanto minha filha tenta mamar, além das fortes contrações uterinas conforme ela suga. É muita sensação junta para dar conta de uma só vez.

Não estou vivendo momentos de euforia e lágrimas, como esperava. Estou aliviada, mas começo a me preocupar. Elas estão levando muito tempo para me costurar, o que sugere que as coisas não estão indo muito bem. Quando pergunto quantos pontos, elas dizem que não contaram. Quando pergunto exatamente onde foi, respondem que "vai ficar tudo bem".

A resposta não me deixa satisfeita. Ao longo dos anos, pude mapear cada centímetro do meu corpo através da dança, do yoga, do *bodywork* e da meditação. Quero saber exatamente o que está acontecendo. Não consigo sentir quase nada, então quero que elas me ajudem a preencher as lacunas, mas tem muita coisa acontecendo ao mesmo tempo. Meus pais chegam. "Como o bebê vai se chamar?", perguntam.

Eu me sinto totalmente despreparada para responder isso. Só consigo pensar numa coisa: "O que aconteceu com o meu corpo?"

Muitas mulheres que chegam a mim contam que não faziam a menor ideia de que era possível viver o que viveram durante o parto ou o pós-parto. Como educadora perinatal, uma das grandes questões que me mobilizam é o quanto devo contar às grávidas sobre o que pode vir a acontecer durante e após o parto. Não quero assustar ninguém. Ao mesmo tempo, quero poupar as mulheres do desespero e da decepção de experimentar sintomas dos quais nunca ouviram falar e nem sequer sabiam que poderiam surgir. Na maior parte dos casos, o que preocupa as mulheres não é apenas a dor da disfunção em si ou da lesão, e sim a falta de entendimento sobre a situação e a sensação de isolamento.

Embora nada possa exterminar a dor de uma lesão, o sofrimento pode ser minimizado quando a mulher tem informações suficientes e consegue entender o contexto do que lhe aconteceu. Neste capítulo, vamos percorrer algumas condições médicas comuns depois do parto. Por mais que sejam *comuns*, não são *normais*. A má notícia é que o parto pode ter consequências físicas que requerem atenção especial e reabilitação, podendo levar algum tempo para se resolver. A boa notícia é que, embora muitos fisioterapeutas e médicos digam que são problemas que a mulher deve aguentar ou administrar — em muitos casos, talvez até adotem uma abordagem do tipo "espere para ver" —, existem diversos tratamentos que podem fazê-la retomar um funcionamento saudável e se sentir plena de novo, sem precisar recorrer a cirurgias. Ainda que você se sinta despedaçada, não é permanente. Alguns corpos levam mais tempo do que outros para se recuperar, mas as consequências do seu parto não são uma condenação perpétua, e você não está sozinha. Pode levar mais tempo do que parece justo ou adequado, mas a recuperação é possível.

## ANTECIPE O CHECK-UP DAS SEIS SEMANAS

Depois do parto, a maior parte das mulheres encontra o médico ou a parteira uma ou duas vezes nos primeiros dias. Depois, passam semanas sem qualquer apoio profissional. Nessa fase, conforme a mulher começa a conhecer o bebê, também vivencia as profundas sequelas da experiência do parto. As condições médicas desse período podem surpreender muitas mulheres. Para piorar as coisas, elas não costumam falar umas com as outras sobre essas questões.

Em geral, a consulta médica das seis semanas após o parto só esclarece se a mulher pode voltar à prática de exercício físico e sexual, deixando de fora todo o resto. Hemorroidas, dores estruturais, incontinência urinária, dor nos pontos, prolapso e problemas emocionais são alguns dos sintomas incluídos na categoria "normal". É comum, também, que as mulheres que recebem a permissão de fazer exercícios e ter relações sexuais não se sintam nem um pouco prontas para isso. Muitas recebem prescrições de pílulas anticoncepcionais ou antidepressivos nesse check-up após o parto; algumas pacientes minhas receberam prescrições das duas coisas ao mesmo tempo. Embora haja mulheres que talvez queiram ou precisem de uma dessas medicações, ou das duas, é um erro adotar um tratamento hormonal para todo tipo de sintoma, incluindo lesões físicas. Essa prática reflete a falência do modelo médico, que não está preparado para enxergar o quadro completo, e consequentemente acaba dividindo nossa experiência em pedaços e partes. A maioria dos obstetras não recebe treinamento para avaliar a saúde estrutural ou biomecânica e a integridade do assoalho pélvico — já os fisioterapeutas, sim.

Já ouvi de muitas mulheres que o check-up pós-parto durou menos de dez minutos. Para sanar possíveis dúvidas e obter uma avaliação completa, recomendo que toda mulher vá a uma sessão de fisioterapia pós-parto, cuidado pélvico holístico ou STREAM, para além do check-up das seis semanas. Não tenha medo de pedir uma indicação ao seu médico, mesmo que tudo aparente estar no lugar. Assim, você consegue perguntar o que quiser e entender melhor como está indo seu processo de recuperação, do ponto de vista de um especialista em assoalho pélvico. É papel do fisioterapeuta fazer uma avaliação completa, responder suas perguntas e investigar questões que possam ter passado despercebidas.

Infelizmente, pela forma como alguns sistemas de saúde são estruturados, nem sempre os obstetras acompanham as pacientes depois. Mesmo quando acontecem intervenções durante o trabalho de parto e o parto — seja uma anestesia, fórceps ou extração a vácuo, episiotomia ou sutura —, eles podem não fazer um acompanhamento a longo prazo para saber como a vida das mulheres foi afetada. Participei de um parto, como doula, em que o médico usou um fórceps para tirar o bebê. Quando se recorre ao fórceps, quase sempre é necessário fazer uma episiotomia, ou incisão vaginal, para abrir mais espaço aos instrumentos. Nesse parto específico, a incisão se transformou numa laceração que envolveu todo o assoalho pélvico. O médico me olhou, deu de ombros e disse, bem objetivo: "O esfíncter anal arrebentou, mas já botamos no lugar e costuramos." Eu sabia que ele provavelmente não veria mais aquela mulher, então havia grandes chances de que jamais soubesse as consequências dessa intervenção na vida dela.

Em termos estatísticos, 75% das mulheres sofrerão algum tipo de disfunção no assoalho pélvico depois de partos que incluem intervenção mecânica, como fórceps ou extração a vácuo. Pela experiência de atender mulheres em meu consultório — e também por experiência pessoal —, sei que muitas vezes são necessários anos e anos para se recuperar das sequelas desse tipo de lesão. O problema é que elas não são categorizadas como lesões. Se fossem, no pós-parto as mulheres seriam rotineiramente encaminhadas para a fisioterapia.

Em muitos casos, o check-up das seis semanas deveria ser o início de uma fase de recuperação pós-parto, mas o mais comum é que represente o fim da atuação da parteira ou de cuidados médicos. Semana sim, semana não, atendo mulheres que sofrem de disfunções do assoalho pélvico e se sentem abandonadas pelo profissional que conduziu o parto. Elas ficam muito constrangidas de perguntar aos médicos sobre incontinência fecal ou dores durante o sexo, e seus problemas tendem a ficar sem encaminhamento. Quando conseguem dizer que alguma coisa parece estranha, é comum ouvirem que é assim mesmo e que melhora com o tempo. Para que você esteja armada e empoderada, algumas dessas questões serão esboçadas e definidas a seguir; assim, você entenderá melhor o que deve observar e sobre o que deve falar com os profissionais de saúde que escolheu.

## AS QUATRO ESFERAS DA SAÚDE PÉLVICA

Nós chegamos ao momento sagrado do parto com o mesmo corpo que nos trouxe até esse ponto. Em cada momento da nossa vida — por mais que a mente tenha esquecido, que possa não ter estado presente ou que estivesse anestesiada —, nosso corpo esteve presente. O corpo nunca nos abandona, e é um registro vivo e confiável de tudo o que vivenciamos. Portanto, ele tem toda a inteligência orgânica e as chaves para a nossa recuperação. Depois de uma vida inteira sendo condicionadas a pensar nossa trajetória em termos de respostas e entendimentos, nosso primeiro passo depois de parir é retomar o contato profundo com o corpo.

O passo seguinte é se aproximar do corpo e aprender a escutar os sinais que ele dá. Escutar a linguagem do corpo é um processo contínuo, que nos põe em relação direta com as partes do nosso ser que sabem o que precisamos para nos curar. Em vez de olhar para fora buscando as respostas, nos tornamos nossa própria autoridade interior, nosso próprio médico interior. Começamos a entender o que de fato precisamos, que nem sempre é o que acreditamos precisar. Não existe melhor ferramenta para a maternagem do que uma autêntica conexão com nossas sensações, emoções e toda a verdade que emana dessa comunicação.

Por mais que a gente queira saber por que as coisas acontecem, talvez nunca saibamos o motivo exato de termos sofrido alguma lesão ou laceração, por que nossos músculos abdominais se afastaram ou por que tudo parecia estar no lugar e de uma hora para outra não estava mais. É raro haver uma única causa pontual para um sintoma pontual; há uma constelação de momentos que convergem para gerar resultados específicos. Desvendar essas constelações para conectar os pontos da história particular de cada uma é parte da nossa evolução enquanto seres humanos, mulheres e mães.

Quando se trata da saúde pélvica, há quatro esferas decisivas para o processo de cura. A maior parte dos médicos e outros profissionais de saúde são instruídos a observar apenas uma ou duas dessas áreas. Mas quando levamos em consideração todas as quatro, criamos uma poderosa combinação capaz de dar conta dos sintomas do assoalho pélvico de forma profunda e duradoura.

Talvez você se sinta ótima em três dessas quatro áreas, mas aquela que não levou em conta pode ser a principal causa do seu sintoma, qualquer que seja ele. Esses quatro elementos básicos da saúde são: biomecânica, bioquímica, emocional e tecido cicatricial. Eu aprendi sobre o modelo das quatro esferas (ver a Figura 29) com a minha mentora, Ellen Heed, ph.D. Ela criou esse modelo para atender as necessidades de mulheres que sentiam dores durante o sexo por terem desenvolvido tecido cicatricial no assoalho pélvico depois do parto. A chave para a saúde, a cura e o autoconhecimento passa por entender o que são essas quatro esferas.

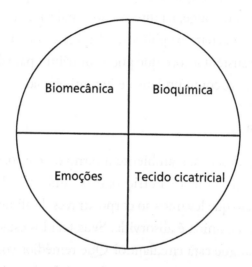

Figura 29: Os quatro campos da saúde pélvica

**Biomecânica**

Pense na biomecânica em termos de postura e flexibilidade. Sua postura afeta a posição do assoalho pélvico. A gravidez e o parto costumam exagerar tendências posturais já existentes. Se você já tinha lordose, talvez perceba que a curvatura da lombar ficou ainda mais pronunciada. Se antes arredondava a parte superior das costas e projetava as coxas e quadris à frente, talvez se veja fazendo isso cada vez mais. Vivemos sob influência da gravidade. A postura determina se o impacto da gravidade está agindo a nosso favor, criando uma sensação de vivacidade e dinamismo, ou contra nós, criando uma sensação de peso e opressão. A genética tem um importante papel em nossa flexibilidade; a forma como você se movimenta e se sustenta é em parte resultado da densidade ou elasticidade do tecido conjuntivo. Quando a coluna apresenta uma curvatura lombar natural, os órgãos da pelve têm uma pequena prateleira sobre os ossos púbicos. Se você tem uma curvatura pronunciada na lombar, seu útero pode ser empurrado para a bexiga, empurrando, por sua vez, a bexiga para longe, na direção do canal vaginal. Quando você retrai a pelve e achata os glúteos, a bexiga e o útero perdem essa prateleira de sustentação, o que pode contribuir para disfunções do assoalho pélvico, como prolapso e incontinência.

## Bioquímica

A *bioquímica* descreve o ambiente interno do corpo. É influenciada sobretudo pela dieta e nutrição, mas também pela exposição a poluentes, pelo que levamos ao corpo através da alimentação e pela forma como a comida é absorvida. Seus tecidos estão hidratados? Como seu sangue está circulando? Que remédios você toma ou já tomou? Já passou por alguma cirurgia ou foi submetida à anestesia em algum momento? Que tipo de anestésico usou durante o parto? Há alguma inflamação no seu corpo? As inflamações acarretam mudanças bioquímicas nos tecidos que irritam os nervos e provocam dor.

Como já foi mencionado no Capítulo 6, mulheres no pós-parto precisam de gorduras saturadas saudáveis, hidratação adequada e alimentos integrais para recuperar o que se perdeu com a gravidez e o parto. Alimentos ricos em colágeno e minerais são muito benéficos nessa fase. Para todas as mulheres, mas em especial aquelas com menos densidade no tecido conjuntivo, a gordura saturada da nata e da manteiga orgânica e de outras proteínas animais é necessária para dar ao corpo os elementos constitutivos básicos capazes de fortalecer ligamentos e tecidos dos órgãos, permitindo que retomem uma estrutura robusta e estável.

Bem ao estilo darwiniano, o corpo tomará da mãe o que for preciso para produzir o melhor leite possível para o bebê. Para se recuperar bem no pós-parto, é crucial ter uma densidade de nutrientes suficiente para nutrir tanto a si quanto ao bebê, em especial quando se faz necessária uma recuperação adicional. Manter os níveis de açúcar estáveis, fazendo três refeições equilibradas e dois lanches também ajudam a garantir que a mulher está recebendo os elementos constitutivos de que precisa para se recompor.

A bioquímica também inclui os hormônios. Como já foi descrito no Capítulo 5, depois de parir a placenta, ocorre uma queda brusca de progesterona e estrogênio, conforme o corpo se volta para a recuperação e a produção de leite. Durante a gravidez, a placenta é que produz esses hormônios; no pós-parto, os ovários precisam retomar a dianteira. Por vezes, surgem desequilíbrios na tireoide, nas glândulas adrenais e na glândula pituitária depois que a mulher dá à luz. Caso você tenha um histórico de desequilíbrio hormonal — que pode se manifestar por meio de ciclos menstruais dolorosos, questões de fertilidade ou depressão — ou já tenha tomado medicação para regular os sintomas, é recomendável fazer um exame de sangue para confirmar se seu corpo voltou a produzir os hormônios de que você precisa. Da mesma forma, se tiver um histórico de depressão ou ansiedade, e caso sinta esses estados serem ativados, peça uma avaliação para seu médico, para se sentir segura, amparada e estável. Talvez seja preciso buscar um médico naturopata ou algum especialista em medicina funcional, de modo a realizar os testes necessários.

### Emocional

O papel da emoção no processo de recuperação é mais tangível quando a mulher já tem um trauma preexistente ou quando passa por algum trauma durante o parto. O que acontece no momento em que o dano ocorre é um fator importante para curar esse dano. O campo das emoções também inclui nossa capacidade de autorregulação, de cuidar de nós mesmas e de nos acalmar quando experimentamos o desconhecido ou durante períodos de dificuldade.

É impossível falar de condições médicas no pós-parto sem levar em conta a natureza emocional, espiritual e psicológica específica aos casos de disfunção no assoalho pélvico. Para descrever como se sentem, as mulheres usam palavras como *quebrada*, *danificada* e até *estripada*. Como costumam ser invisíveis e ocorrem num território que é raramente explorado, essas lesões acabam não sendo tratadas, mas não deixam de ser sentidas.

Algumas mulheres sentem vergonha e não procuram ajuda para tratar dessas lesões. Muitas não ficam à vontade para explicar aos parceiros como se sentem, porque não querem que eles as enxerguem como debilitadas ou indesejáveis. Não querem que os parceiros as rejeitem sexualmente. Uma paciente uma vez me disse: "Não consigo imaginar nada menos atraente que ele saber que a minha bexiga está para fora da vagina. Por que eu iria querer que ele soubesse uma coisa dessa? Não dá pra ele sentir quando estou de costas. Prefiro deixar as coisas assim." Ao se sentirem debilitadas no assoalho pélvico, algumas mulheres — de forma consciente ou inconsciente — evitam o sexo, o que gera mal-entendidos por não haver linguagem para descrever o local da lesão ou a sensação causada, ou um medo generalizado de comunicar sua realidade física ao parceiro ou parceira.

Muitas mulheres nunca conheceram alguém que discutisse abertamente sobre os sintomas que estão sentindo. Encarar o dia a dia com órgãos que parecem estar despencando, ou com a pele rugosa ou áspera em pontos que antes eram lisos, ou com medo de sujar a calcinha, seja de urina ou de fezes, cria um perpétuo diálogo interno, com o sintoma sempre presente como pano de fundo. Isso pode fazer com que as mulheres evitem muitos comportamentos e hábitos que faziam parte de sua vida, desde correr, passando por se sentar de perna aberta, até ter relações sexuais.

As emoções desempenham um papel-chave na formação das lembranças. Desvincular a emoção à lesão física é fundamental para o processo de recuperação, e é por esse motivo que trabalhar apenas com a biomecânica nem sempre é efetivo.

## Tecido cicatricial

Para entender o que é tecido cicatricial, primeiro precisamos entender o que é a fáscia, ou tecido conjuntivo.

A fáscia envolve nosso corpo. Se pensarmos numa laranja, quando a descascamos, vemos que por dentro ela fica intacta, e isso é graças à medula, aquela parte branca. Dividindo a laranja na metade, ela continuará intacta, por causa da camada mais profunda da medula. Depois, ao dividir em quatro e, por fim, em pedaços individuais, cada um estará envolto até a polpa. Com o corpo, é semelhante: se removêssemos nossa pele, veríamos que somos envoltos por uma capa de tecido conjuntivo. Depois, cada grupo muscular, cada músculo e, por fim, cada fibra muscular também é envolta em camadas desse tecido que parece uma gaze. Essas camadas devem deslizar em contato uma com a outra. As tensões musculares costumam acontecer quando o tecido conjuntivo não está deslizando com facilidade. Quando ele relaxa e amolece, o que está dentro do envoltório consegue se reorganizar. A rede de fáscia que abrange o corpo inteiro se conecta a todo o resto, o que explica por quê, quando ela é tocada em determinada área, podemos sentir uma conexão em outra região do corpo.

Esse tecido é formado por diferentes tipos de fibra, incluindo colágeno e elastina. As fibras de elastina deixam a fáscia flexível e elástica, como o nome sugere. As fibras de colágeno deixam o tecido resiliente, forte e denso. Cada um de nós tem uma proporção diferente de fibras de elastina e colágeno no tecido conjuntivo, o que se deve em grande parte a questões genéticas. Um tecido mais elástico se esticará mais, sem romper, no entanto, terá mais dificuldade para se recompor uma vez rompido. Um tecido mais colagenoso não terá tanta capacidade de ceder e talvez se rompa com mais facilidade, mas lançará mão de fibras de colágeno para se recuperar com maior rapidez.

A questão do tecido cicatricial não está no radar da maioria dos profissionais de saúde, embora seja um fator-chave associado à saúde pélvica de muitas mulheres. Mais de 80% das mulheres encerra o parto com algum tipo de tecido cicatricial na pelve. Ele parece uma teia de aranha delicada e não tão certinha, com fibras entrecruzadas e grânulos por dentro. Também pode dar a sensação de uma corda fibrosa ou de ser muito densa e espessa, feito uma lula borrachuda. Imagine algumas camadas de papel plástico misturadas e amassadas, quase impossível descolar sem que se rompa. Um tecido que antes foi fluido, reluzente e que pulsava ao ritmo da respiração e da circulação sanguínea se torna desidratado, imóvel e incapaz de pulsar no mesmo ritmo que o resto do organismo. Uma fáscia saudável tem uma proporção certa de fibras de colágeno e fibras de elastina, mas o tecido cicatricial apresenta uma quantidade desproporcional de fibras de colágeno para unir o que se cortou, dilacerou ou lesionou.

O tecido cicatricial pode se formar a partir de lacerações decorrentes do parto, suturas, cesarianas, episiotomias, partos com fórceps ou vácuo, bebês que ficam presos em determinadas posições, na pelve, por longos períodos, da força que é feita para empurrar o bebê ou no período expulsivo, em si, quando ocorre pressão sobre tecidos na pelve. Também é comum que algumas mulheres tenham tecido cicatricial pélvico preexistente, por conta de procedimentos ginecológicos, cirurgias, perdas gestacionais, abortos, endometriose ou abuso sexual.

Cicatrizes são artefatos físicos de um trauma. É comum virem à tona determinadas emoções quando o tecido cicatricial é tocado pela primeira vez. Um toque suave e persistente permite que a cicatriz comece a se soltar. É normal que haja sensibilidade ou falta de sensibilidade. Muitas vezes, ocorre uma sensação de formigamento e vibração conforme a sensibilidade começa a voltar para a região. É importante tocar a cicatriz de forma não agressiva e permitir que o tecido tenha tempo suficiente para se flexibilizar. Cicatrizes que não recebem cuidados podem até crescer, formando mais adesões, o que pode afetar a circulação, o posicionamento dos órgãos e inclusive a postura.

Embora haja muitas formas de acumular tecido cicatricial, também conseguimos dissolvê-los. Movimento e calor são capazes de contribuir nesse sentido. O corpo vai se purificando com sangue, linfa e hidratação, conseguindo se livrar das fibras de colágeno que não são mais necessárias, substituindo-as por estruturas novas e saudáveis e permitindo que ocorra uma reorganização. Significa que as cicatrizes podem se tornar elásticas e flexíveis, chegando até a se desintegrar por completo.

Usar óleo de rícino é a maneira mais efetiva de iniciar o processo de reorganização do tecido cicatricial. Comece aplicando o óleo em tiras de algodão orgânico e colocando-as sobre a região afetada — abdômen ou períneo. Ponha uma garrafa de água quente sobre as tiras embebidas em óleo e mantenha assim por cerca de vinte minutos. Depois, massageie o óleo pelo tecido cicatricial por alguns minutos, até ser absorvido. Repita todo dia, ou quase todo dia, por no mínimo três semanas.

Se a adesão for interna, você pode encharcar um absorvente interno de algodão orgânico com óleo de rícino e colocar na vagina por vinte minutos. Depois de remover o absorvente, use os dedos, um massageador ou um dildo para manipular internamente o tecido cicatricial. Faça isso dia sim, dia não. Há mulheres que são sensíveis ao uso interno do óleo de rícino, mas usando-o dessa forma a maioria não tem problemas de sensibilidade. Também vale a pena recorrer a um profissional capaz de alcançar ângulos que você sozinha não conseguiria, de acessar o rastro da cicatriz e de dar instruções para guiar sua experiência.

## ALGUMAS DAS CONDIÇÕES MÉDICAS

Depois de parir, enfrentei os seguintes sintomas ou condições médicas: incontinência, diástase, laceração e prolapso. Meu processo pessoal de recuperação exigiu anos de buscas e dedicação, muita tentativa e erro, bem como mudanças de vida significativas. Não fazia ideia dos fatores que estavam contribuindo para a minha recuperação. Sentia-me profundamente abalada. Durante alguns meses, não conseguia me sentar nem amamentar meu bebê estando ereta. Mal conseguia andar direito, então quase não saía de casa. Estava isolada, longe do meu idioma, do meu país e de tudo que me era familiar. A dor da cicatriz, que não curou da forma correta, contribuiu para uma espiral crescente de problemas. Eu não estava produzindo leite suficiente, com todo o estresse, e ao mesmo tempo relutava em complementar de outras formas. Minha lombar e as articulações do sacroilíaco doíam sem parar. As articulações do quadril pareciam soltas, a sensação era de que estavam se afastando tanto uma da outra que logo iria uma para cada lado. Parecia que a qualquer momento meus órgãos cairiam no chão. Se durante a gravidez, fiz sexo quase todo dia, depois do parto não conseguia nem conceber a ideia. Quando decidi tentar, apesar da aversão do meu corpo em se envolver sexualmente, foi muito doloroso e reforçou a sensação de que eu estava lesionada e de que algo estava errado.

Pior: todas as pessoas a quem eu pedia ajuda — minhas parteiras e consultoras de amamentação — agiam como se nada estivesse tão ruim assim, diziam que era tudo "normal". No fundo eu sabia, como muitas mulheres sabem, que aquilo definitivamente não era normal — comum, talvez, mas não normal. Ainda assim, eu não tinha ideia do que fazer.

Primeiro, precisava entender exatamente o que estava se passando, e levei alguns anos até desenredar os diversos fatores que contribuíam para a minha dor e minha disfunção. A seguir, proponho uma espécie de glossário com definições detalhadas sobre cada uma das questões. Espero que você não vivencie nenhum desses sintomas que eu vivenciei, mas quero que tenha as informações necessárias caso cruze com algum deles. Assim, poderá reconhecer o problema e buscar a ajuda necessária.

### Incontinência

*Incontinência* é o termo médico que descreve a perda involuntária de urina ou fezes. Incontinência urinária é quando a urina escapa da bexiga. A *incontinência de esforço* é quando se urina, ainda que pouco, ao pular, tossir ou espirrar. A *incontinência de urgência* é quando a pessoa não consegue segurar o xixi se a bexiga está cheia ou tem a sensação de que precisa urinar o tempo todo. A incontinência urinária é comum, mas não normal. Para muitas mulheres, escapa do radar. Quando pergunto às pacientes que vêm ao meu consultório para o *structural bodywork* como vai o assoalho pélvico, a maioria me olha meio confusa e diz que vai bem. Pouco depois, acrescentam algo como: "Bom, na verdade eu preciso me concentrar muito, apertar as pernas bem juntas e torcer pra que tudo corra bem a cada tosse." Mas como ninguém nunca pergunta isso e os sintomas não são tão terríveis, as mulheres aceitam como se fosse normal. Muitas jamais pensariam em pular corda ou subir num trampolim depois de ter bebê, mas todas se adaptam a um estilo de vida sem nem perceber. É fácil entender os motivos. Criar filhos, trabalhar, administrar as relações, tentar praticar algum exercício — tudo isso é prioridade; sintomas nunca vistos só começam a ser levados em conta quando ficam tão escancarados que é impossível ignorá-los. Em outras palavras, nos acostumamos a conviver com pequenos inconvenientes.

Nos primeiros dias depois do parto, é normal ter um pouco de perda urinária. Porém, se a incontinência passar desses primeiros dias, são poucas as chances de que ela se resolva sozinha. Muitas mulheres presumem que se têm incontinência é porque seu assoalho pélvico está muito fraco. São orientadas a fazer os exercícios de Kegel, mas não recebem instruções de como fazê-los corretamente. Na verdade, em quase metade dos casos a incontinência é causada por rigidez nos músculos do assoalho pélvico, e para essas situações nem um Kegel bem executado ajudaria. Tecidos cicatriciais também podem contribuir para a incontinência, porque às vezes esgarçam a bexiga ou a uretra, além de outras estruturas conectadas.

A incontinência prolongada requer a ajuda de um fisioterapeuta ou de um *sexological bodyworker*, profissionais que podem fazer trabalhos de manipulação manual, respiração e movimentos específicos.

### Diástase

A *diástase* é a separação dos músculos da parede abdominal externa, o reto abdominal (ver a Figura 30). O reto abdominal é um músculo de seis gomos que começa nas costelas intermediárias e vai até os ossos púbicos; é conhecido popularmente apenas como "abdômen". É vertical e se divide ao meio em duas bandas, esquerda e direita, entre as quais passa o tecido conjuntivo, chamado *linha alba*. Durante a gravidez, com o peso do bebê fazendo pressão no abdômen e distendendo a parede abdominal, essas duas bandas podem se separar. Depois do parto, às vezes elas permanecem separadas. A separação pode acontecer em qualquer lugar entre o esterno e os ossos púbicos. Para medir a largura da diástase, verifica-se quantos dedos cabem entre uma banda e outra do músculo, em geral em três níveis ao longo da linha alba — dois acima do umbigo e um abaixo. O mais comum é que a maior separação ocorra na região do umbigo. Logo depois do parto, é normal que haja uma distância de um ou dois dedos. A densidade do tecido conjuntivo de cada mulher importa mais do que a largura da diástase. É possível ter uma diástase abdominal e ainda assim apresentar uma linha alba íntegra e forte.

O ideal é que sua doula ou outro profissional que esteja cuidando de você no pós-parto faça uma avaliação manual, de dez a quinze dias após o nascimento do bebê, para ver se há indícios de diástase, assim você pode tomar as medidas necessárias para enfaixar a barriga e começar os exercícios de respiração para alongar. É difícil fazer essa avaliação sozinha; no entanto, se ao se deitar e levantar a cabeça você perceber que a barriga assume um formato de cone ou caso você veja algo saliente na linha média do corpo, é provável que tenha desenvolvido diástase. Nesse caso, solicite a avaliação de um profissional.

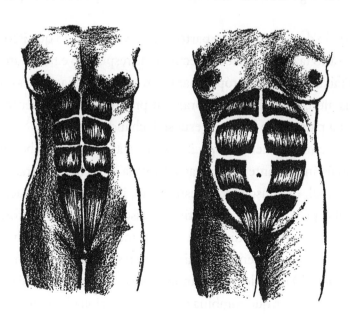

*Figura 30*: Diástase

A diástase é mais comum entre mulheres com uma parede abdominal muito forte, como escaladoras e triatletas. Também é comum em praticantes de yoga que fazem retroflexões com frequência durante a gravidez.

Como avaliar se você tem diástase:

1. Deite de barriga para cima, com os joelhos dobrados e os pés apoiados no chão.
2. Peça a alguém para se ajoelhar à sua direita e colocar quatro dedos da mão direita na horizontal, na linha média do seu abdômen, logo abaixo das costelas. A pessoa terá que fazer uma leve pressão para baixo, para sentir onde está a linha alba e ver o tamanho da separação nessa posição de repouso.
3. Em seguida, erga a cabeça.
4. O que acontece? O espaço se fecha, fica igual ou se amplia?
5. Repita o procedimento em três pontos: logo abaixo das costelas, logo acima do umbigo e entre o umbigo e os ossos púbicos.

Um dedo de espaço após o parto é aceitável. Mais do que isso, será necessário fazer exercícios específicos de respiração e talvez até usar uma faixa abdominal própria para esse caso. A avaliação desses três níveis ajudará você a monitorar seu progresso. Pode checar toda semana para ver se o espaço está se fechando.

Existem movimentos específicos para tratar a diástase abdominal, e o mais importante é recrutar de forma consciente o transverso abdominal, os músculos do espartilho, junto com a ativação do assoalho pélvico. Você deve ativar o assoalho pélvico conforme a barriga se contrai em direção à coluna, mas sem jogar a pelve para dentro. Esse movimento é explicado na respiração para alongar, no Capítulo 4. O método mais completo para recuperação da diástase é o método Tupler, que combina exercícios direcionados com o uso da faixa abdominal específica e pode ser iniciado a qualquer momento.

Uma parede abdominal forte ajuda a proteger os órgãos. Quando existe diástase, surge o risco de hérnia. A diástase pode contribuir para dores na lombar, bem como uma sensação generalizada de instabilidade e vulnerabilidade física e emocional.

## Laceração

Quando o bebê chega ao canal vaginal, é preciso que haja uma dilatação impressionante. Às vezes, os tecidos não têm tempo suficiente para dilatar o bastante, ou são muito rígidos, e a pele e os músculos sofrem uma laceração. A laceração é medida em graus. Uma laceração de primeiro grau é quando a pele da vagina, dos lábios ou do períneo se rompe. Em geral, esse tipo de laceração não requer pontos, mas vale a pena manter as pernas juntas o máximo possível de dez a quinze dias, para que os tecidos continuem se aproximando e não voltem a se romper. Uma laceração de segundo grau atravessa a pele e os músculos subjacentes do assoalho pélvico e da vagina. A de terceiro grau atravessa a pele e os músculos, atingindo, ainda, a parte dianteira do esfíncter anal. A de quarto grau ultrapassa todas essas camadas e chega até a parte posterior do esfíncter anal, prejudicando os nervos retais. As lacerações de segundo, terceiro e quarto grau exigem pontos bem feitos, camada por camada, para reconstruir e reconectar os tecidos.

Os pontos são feitos quando os tecidos estão muito ingurgitados. Portanto, assim que o inchaço diminui, é comum que a textura do tecido tenha mudado ou que a simetria não seja a mesma de antes. Pode ser muito perturbador sentir que as coisas não voltaram ao normal, em termos funcionais ou visuais. O períneo pode estar rugoso, e não liso. O introito, ou cavidade vaginal, talvez esteja assimétrico, e não arredondado e uniforme. Muitas mulheres não sabem ao certo como eram antes ou como se sentiam, mas sabem que as coisas estão diferentes depois do parto. Por isso, recomendo que toda mulher tire fotos da própria vulva. Já ouvi inclusive a história de uma mulher que levou uma foto de sua vulva para o momento do parto, pois se precisasse de algum tipo de sutura, a parteira ou o médico saberiam como ela era originalmente e poderiam ajudá-la a ficar o mais parecida possível ao que era antes.

A laceração às vezes confunde, porque os sintomas nem sempre têm correlação com o grau de laceração. Por exemplo, uma laceração de segundo grau pode acarretar mais complicações do que uma laceração de quarto grau. Tudo depende da densidade específica do tecido conjuntivo de cada mulher, das possibilidades de repouso durante a recuperação, da qualidade da sutura e do histórico sexual e de saúde de cada mulher. Já atendi mulheres que tiveram laceração de quarto grau, mas cuja sutura foi tão bem-feita que, aliada à amplo repouso e recuperação, não apresentaram qualquer disfunção no assoalho pélvico. Outras que eu atendi, tiveram laceração de segundo grau e apresentaram prolapso, incontinência urinária e dor durante as relações sexuais. Cada mulher tem uma história única, que exige um tratamento adequado a suas particularidades.

## Importância dos canais energéticos

Na medicina chinesa, os canais por onde a energia passa são chamados de *meridianos*. É ao longo desses meridianos que se encontram os pontos de acupuntura e do-in. Na medicina ayurvédica, os "pequenos rios" de energia são conhecidos como *nadis*. Quando estamos com a saúde a pleno vapor, esses nadis ficam tão livres que a energia passa por eles sem qualquer obstrução. Sentimos uma espécie de calor e pulsação radiantes por todo o corpo.

Enquanto mães, servimos de veículo para que os seres se transformem de espírito em forma humana. O resultado de sermos o veículo dessa transição é que nosso corpo físico passa por profundas mudanças. E o mesmo acontece ao nosso corpo energético. Quando damos à luz, nosso circuito energético sofre um abalo. Imagine uma panela que tenha algumas camadas de resíduo no fundo e precisa ficar de molho por um bom tempo até que possa ser lavada. A água quente e o detergente precisam agir, amolecendo as camadas, para só então você poder raspar o que sobrou. No universo interior de cada uma de nós também há resíduos. Na filosofia indiana, esses resíduos são compostos de *samskaras*. Os samskaras são impressões passadas remanescentes de eventos da nossa vida que permanecem conosco, colorindo nossa visão sobre o presente, fazendo de nós exatamente quem somos e criando o nosso temperamento.

Os samskaras são parte da nossa herança cármica, nossas circunstâncias particulares com as quais teremos de negociar nesta vida. Ritos de passagem como a gravidez e o nascimento funcionam como a água quente e o detergente, amolecendo e soltando tudo que está endurecido em nosso nadis. Tudo o que está calcificado em hábito e obstrui nossa capacidade de enxergar de verdade, de conhecer de verdade e de amar de verdade pode ser solto, assim ficamos livres para fazer novas escolhas. Esse tipo de mudança nem sempre é bem-vindo. Estamos acostumados aos nossos hábitos e às nossas maneiras de ver o mundo. O que se solta nem sempre é o que queremos ver, mas em última instância esse rito de passagem tem o potencial de desobstruir os nadis e, como consequência, nos levar a um estado mais profundo de liberdade e a uma expressão mais clara de quem somos, em termos de corpo, mente e espírito.

Anos depois do parto, minhas parteiras me contaram que eu havia sofrido uma laceração de segundo grau. Mas durante meu *bodywork*, eu e minha terapeuta sentimos que o tecido cicatricial se estendia até o esfíncter anal, que não estava rompido, mas com certeza fora afetado. Depois de dar à luz, fiquei dois meses sem conseguir me sentar direito nem andar. Tive incontinência fecal, o sexo era muito doloroso e eu sentia dores terríveis na lombar e na pelve. Como as mulheres que eu conhecia que tinham sofrido laceração de quarto grau estavam se recuperando melhor que eu, presumi que a minha na verdade também tinha sido de quarto grau. Só descobri mais tarde que meu corpo tinha rejeitado o material usado pelas parteiras para suturar a laceração. Meu tecido conjuntivo tem baixa densidade e eu fui vegetariana por vinte anos, o que acredito que possa ter contribuído para os pontos reabrirem. Ou seja, não só o meu corpo tinha naturalmente menos colágeno para fazer a cicatrização dos tecidos, como eu não estava ingerindo alimentos ricos em minerais e colágeno que pudessem ajudar na reparação de novo tecido conjuntivo.

Não é de surpreender que eu tenha enfrentado dificuldade de produzir leite suficiente para alimentar minha filha, afinal estava gastando toda a minha energia no processo de recuperação. Meu corpo estava recrutando tudo o que tinha nesse sentido, e a confusão de sintomas só fazia aumentar meu nível de estresse. Como muitas mulheres, não tive nenhum guia ou mapa para achar meu caminho por esse território.

### Prolapso

O prolapso ocorre quando a bexiga, o útero ou o reto descem da posição ideal no corpo, resultando numa sensação de protuberância ou peso (ver fig. 31). Mulheres que apresentam prolapso fazem os seguintes relatos: "Parece que meus órgãos estão caindo lá de dentro", "É como se tivesse alguma coisa entre as minhas pernas que não estava lá antes" ou "Sinto como se houvesse um ovo na minha vagina". O termo técnico para o prolapso de bexiga, que é quando a bexiga sai de trás do osso púbico e desce para o canal vaginal, é *cistocele*. O prolapso retal, que é quando a parede anterior do reto se projeta sobre a parede posterior da vagina, é chamado *retocele*.

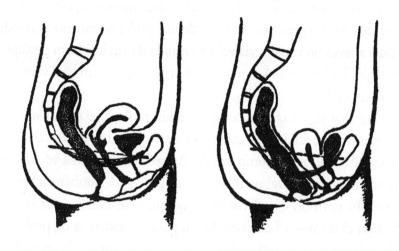

*Figura 31*: Prolapso

Os seguintes fatores podem contribuir para o prolapso:

- Período expulsivo prolongado no parto
- Parto mecânico (parto com fórceps ou extração a vácuo)
- Partos múltiplos
- Tecido conjuntivo frouxo /hipermobilidade
- Retorno prematuro a exercícios de alto impacto
- Desgastes de energia, como mudança, falta de estabilidade financeira, ausência de uma rede de apoio, mortes na família
- Dieta vegetariana

Enquanto a laceração é classificada em graus, o prolapso é classificado em estágios. Essas classificações são relativas. O tamanho dos órgãos de cada mulher e a extensão do canal vaginal são diferentes, então pode haver uma grande variação entre um prolapso estágio 2 e um prolapso estágio 3. Se os órgãos estão ligeiramente abaixo da posição original, considera-se que é um prolapso estágio 1. Se os órgãos estão ainda mais para baixo, com menos suporte de ligamentos para segurá-los, trata-se de um prolapso estágio 2. Ainda mais abaixo no canal e visível na entrada da vagina é um prolapso estágio 3. O estágio 4 é quando os órgãos aparecem efetivamente fora da vagina.

Por que algumas pessoas apresentam prolapso e outras não? A resposta não é fácil. Estatísticas mostram que intervenções durante o trabalho de parto, como uso de fórceps ou extração a vácuo, aumentam consideravelmente o risco de prolapso. Também sabemos que um período expulsivo prolongado, bem como estar com a bexiga cheia nessa fase contribuem para a incidência de prolapso. A cada força expulsiva, todos os órgãos são empurrados para baixo, e quando isso se repete muitas e muitas vezes, aumentam as probabilidades de eles se deslocarem de suas posições ideais. Da mesma forma, mulheres que estão em seu segundo ou terceiro filho têm mais chances de apresentar prolapso. Mulheres com tecidos conjuntivos mais elásticos e flexíveis costumam apresentar mais prolapso. Vejo, ainda, muitas mulheres que não tiveram prolapso imediatamente após o parto, mas que voltaram a correr e a praticar exercícios de alta intensidade antes de o corpo estar preparado, e acabaram apresentando esse quadro. Permanecer em repouso durante o período da janela sagrada serve justamente para evitar qualquer tipo de prolapso.

Conviver com o prolapso pode ser muito frustrante. Além de ser horrível sentir que alguma coisa está escorregando, parece que o trabalho de recuperação é como dar dois passos à frente e um passo para trás. Para muitas mulheres, a sensação é de que não há nenhuma lógica: num dia, o prolapso está melhor; no outro, piora de novo, sem qualquer explicação razoável. Há mulheres que relatam se sentir melhor em certo dia ao fazerem uma caminhada, mas que no dia seguinte, mesmo descansando, sentem o prolapso mais baixo outra vez, embora não esteja sendo afetado pela gravidade.

Devemos ter em mente que enquanto a mulher está amamentando, o corpo continua secretando o hormônio relaxina, que contribui para ligamentos mais frouxos. Portanto, se você ainda estiver amamentando, tenha paciência com o processo de recuperação e mantenha uma atitude positiva quanto aos progressos do tratamento. Como estratégia para corrigir o prolapso, recomendo que primeiro fortaleça o corpo e espere até parar de amamentar para tomar qualquer decisão que envolva cirurgia. As estatísticas de sucesso para os procedimentos cirúrgicos em casos de prolapso não são muito animadoras. Às vezes, é tentador seguir esse caminho da cirurgia, em especial quando os sintomas parecem não estar melhorando ou quando melhoram a passos de tartaruga, mas não existe solução rápida para os casos de prolapso. Por outro lado, para o prolapso estágio 4, que é quando os órgãos chegam a sair do corpo, o tratamento é mesmo cirúrgico.

O *uddiyana bandha kriya*, conforme descrito no Capítulo 11, é uma das maneiras mais eficientes para curar o prolapso. A forte sucção abdominal de fato levanta os órgãos. Se você já tem experiência com as posições invertidas, a inversão sobre a cabeça pode ser excelente para o tratamento do prolapso; combine a inversão com o *uddiyana bandha*, para melhores resultados.

## Relatos pessoais

### Julia

Julia teve seu terceiro filho na Holanda, num parto vaginal depois de duas cesarianas. Ela foi beneficiada pelo Kraamzorg, um sistema holandês de cuidado pós-natal que incluía uma enfermeira que ia até a casa dela seis horas por dia, para lavar roupas, cozinhar e ajudá-la com os filhos mais velhos, além de conferir se ela estava descansando. Depois desses primeiros onze dias, o marido de Julia viajou. Ela estava se sentindo tão energizada com a ajuda da enfermeira e com a diferença entre a recuperação do parto vaginal e das cesarianas, que retomou todas suas atividades regulares: cozinhar, pegar as crianças no colo e levá-las e buscá-las na escola. O retorno precoce a essas atividades resultou num prolapso de bexiga de grau 2 que ela não tinha apresentado logo depois do parto. Frustrada, Julia percebeu que ainda precisava descansar e depois disso procurou um tratamento holístico para cuidar da saúde pélvica.

Vejo também ótimos resultados em mulheres que recorreram à vaporização vaginal para tratar o prolapso. O vapor das ervas purifica e tonifica os tecidos, aumenta a circulação sanguínea e estimula os órgãos a voltarem para o lugar.

### Sangramento depois do parto

De duas a seis semanas após o parto, o útero continua a se purificar e a mulher sangra. O sangramento, chamado *lochia*, vai diminuindo com o tempo. Caso você apresente um coágulo maior do que seu punho nos primeiros dias, procure um médico. Ao longo do processo de recuperação, o sangramento vai ficando mais pontual e depois termina por completo. Se, a qualquer momento, o sangramento diminuir ou parar e depois começar de novo ou ficar novamente num tom vermelho vivo, é o corpo sinalizando que você está exagerando e que precisa descansar mais.

No intervalo entre a diminuição da lochia e o retorno do ciclo menstrual, muitas mulheres já se beneficiaram bastante da prática de vaporização vaginal, para permitir que o útero se purifique completamente e para criar mais tônus e resiliência nos tecidos vaginais.

Mais cedo ou mais tarde, a menstruação volta. Há mulheres que chegam a ovular seis semanas após o parto, o que quer dizer que é possível começar a menstruar dois meses depois de parir, ou ter filhos com idades muito próximas. É verdade: mesmo que você esteja amamentando exclusivamente, pode ficar grávida.

O retorno da menstruação pode acontecer de três meses a dois anos após o parto. Para mulheres que sofreram alguma lesão ou trauma no parto, os ciclos menstruais podem ser especialmente dolorosos. Muitas relatam sentir um exagero nos sintomas associados ao ciclo — os músculos abdominais parecem mais fracos, o tônus da pelve parece menos acessível e os órgãos prolapsados parecem mais baixos que o normal. A menstruação às vezes se assemelha a minipartos e reativa o trauma ou os sintomas que ocorreram durante o parto. O que a mulher pode fazer?

Saber que isso tudo é normal já pode ser um alívio. Além disso, se você está tentando se recuperar de um prolapso, mas ainda está amamentando e seus ciclos menstruais estão muito fortes e dolorosos, seja paciente. Vai levar algum tempo, mas não perca as esperanças! Essas mudanças fazem com que você fique mais atenta a seu próprio corpo, ajudando-a a perceber como alterar a dieta e os exercícios para apoiar as diferentes fases do seu ciclo.

Até hoje sinto uma diferença de tônus no assoalho pélvico e na posição dos meus órgãos entre a menstruação e a ovulação (fase folicular) e entre a ovulação e a menstruação (fase lútea). Quando estou na fase folicular, consigo fazer exercícios mais pesados, assim como no yoga, ao mesmo tempo em que concentro a atenção no *core*. Na fase lútea, opto por uma prática de yoga mais lenta, estilo yin, e exercícios menos intensos, assim sinto que meu assoalho pélvico e meus órgãos estão sustentados. Essa é uma forma de nós, mulheres, estarmos atentas, mesmo aquelas que não tenham problemas no assoalho pélvico, para modularmos e potencializarmos nossa energia ao longo dos ciclos menstruais. Não costumam nos ensinar a respeitar as diferentes mudanças energéticas e físicas que acontecem durante nosso ciclo. A maioria de nós se preparou para ser o mais produtiva possível e tentar estar sempre operando com a capacidade máxima. Quando somos jovens, sentimos que é possível escapar de tudo e vamos forçando nossos limites a cada fase do ciclo. Mas conforme envelhecemos, os desequilíbrios aparecem com mais frequência quando perdemos a sincronia com nosso lado biológico. Dar à luz muitas vezes funciona como um profundo despertar em relação a esses ritmos femininos, e lidar com lesões ocorridas no parto é ainda mais revelador.

### Minhas questões médicas

A recuperação no pós-parto foi a primeira experiência da minha vida que me provou o que eu sempre acreditei, mas nunca tinha sentido no meu próprio corpo: a recuperação verdadeira envolve todas as camadas da experiência humana, física, emocional, sexual, relacional e espiritual. Um ano depois do parto, voltei para os Estados Unidos, em busca de algum tipo de cuidado que eu conseguisse entender. Sem fazer exatamente um exame pélvico, só de ouvir tudo o que eu estava passando, o médico disse que eu precisava de uma reconstrução completa do assoalho pélvico. Como eu tinha escolhido o parto domiciliar justamente porque valorizo a capacidade do meu próprio corpo de parir e se recuperar sem intervenções, a ideia de uma cirurgia e de mais pontos me aterrorizava. Mal conseguia entender direito o que aquilo significava. Como se reconstrói um assoalho pélvico sem criar ainda mais tecido cicatricial? E, além do mais, não fazia ideia sobre o que eu *deveria* fazer para enfrentar todos os sintomas e as sensações desconfortáveis que estava sentindo.

Voltei a me consultar com a Michele Kreisberg, fisioterapeuta holística especializada em assoalho pélvico, que tinha me atendido antes do meu parto. Foi ela quem me deu a primeira boa notícia: apesar de todos os meus sintomas, eu não era o pior caso que ela já tinha visto, o que era meu maior medo. Ela achava que havia muita coisa a ser feita antes de partir para a cirurgia, que seria apenas o último recurso no meu caso. Essa consulta representou o início da jornada que resultou neste livro.

Mergulhei de cabeça na busca pelo que me faria melhorar. Comecei a suspeitar de que essa escassez de informação era algo que muitas mulheres enfrentavam. Viajei para a Ásia para aprender sobre novas formas de cuidar das mulheres no pós-parto. Morei quatro meses na Tailândia, onde tive acesso a comida orgânica barata, bem como a uma creche acessível. Botei minha filha pela primeira vez na pré-escola e investi em tratamentos de massagem tailandesa no hospital local, três vezes na semana. Voltei a praticar meditação e yoga, o que só foi possível graças ao tempo que ganhei enquanto minha filha estava na escola. Comecei a sentir alívio nas dores lombares e no sacroilíaco. Foi nessa época que conheci Ellen Heed, que se tornou minha mentora. Ela estava de passagem, para dar aulas de anatomia na formação de professores de yoga que eu estava coliderando. Quando lhe descrevi os meus sintomas, ela disse que estava conduzindo um estudo sobre tecido cicatricial no assoalho pélvico em mulheres no pós-parto. Perguntou se eu gostaria de fazer parte do estudo; documentaria meu caso por meio de fotos e vídeos em troca de algumas sessões.

Foi quando estava trabalhando com Ellen que comecei a enxergar mudanças significativas na maioria dos meus sintomas. Nossas sessões abrangiam as quatro esferas da saúde pélvica. Juntas, conseguimos formar uma imagem coerente e precisa sobre o que estava acontecendo. Eu achava que o tecido cicatricial era extenso, mas com as mãos dela seguindo a trilha de cada cicatriz, aquilo deixou de ser um jogo de adivinhação. Nós duas conseguimos sentir o caminho percorrido pelas cicatrizes.

Em uma sessão, minha diástase se aproximou de novo. Em geral, considera-se que a diástase requer exercícios intensivos e constantes, com uso de uma faixa abdominal específica. No meu caso, havia um desequilíbrio estrutural que, quando tratado internamente, permitiu que meu tecido conjuntivo se reorganizasse e voltasse a ganhar tônus. Em outra sessão, junto a uma catarse emocional, meu tecido cicatricial se flexibilizou e meu orifício vaginal perdeu o caráter retesado e assimétrico. O sexo voltou a ser uma possibilidade para mim. Consegui me imaginar novamente num envolvimento sexual.

No meu caso, os quadrantes mais importantes das quatro esferas eram a emoção e o tecido cicatricial. Eu tinha passado por uma laceração traumática durante o parto em si, mas grande parte do trauma veio no período pós-parto, quando não me dei conta da minha necessidade de apoio e nem sabia como ou onde buscá-lo. Isso tudo foi acompanhado pelo fim do meu casamento, e a sensação era de que eu havia perdido o chão. Assim, nosso trabalho juntas envolvia viver o luto daquela parceria que tinha gerado o parto e o bebê, e também o luto daquele cenário de parto confuso, que reativou algumas feridas internas importantes, e isso tudo de forma somática, sentindo efetivamente o território onde o dano tinha ocorrido e continuava existindo como um tecido cicatricial ativo e que se autopropagava. A biomecânica teve seu papel, por conta do meu tecido conjuntivo elástico, ainda mais elástico pelos anos de prática de yoga, e a bioquímica também teve seu papel, porque na minha alimentação faltavam as fontes de colágeno à base de carne, de modo que com a amamentação, meu corpo não tinha os ingredientes-chave para se recompor.

A maior parte da minha recuperação aconteceu durante o trabalho que eu e a Ellen fizemos juntas. O segundo grande passo foi dizer ao pai da minha filha, de uma vez por todas, que nosso casamento não daria certo. Ciente de que estava acabando com as chances do núcleo familiar que eu queria e também que talvez estivesse pondo em risco a relação da minha filha com o pai, foi um movimento corajoso rumo à autonomia e à honestidade total, com meu corpo conduzindo o caminho. Naquela noite, senti os dois lados da pelve se aproximarem um do outro, abraçando de volta o meu sacro, e senti também o útero voltando ao tônus normal, de antes do parto. Pouco tempo depois, quando minha filha estava com dois anos e quatro meses, conduzi o desmame, que se mostrou mais um passo importante rumo a um acesso maior à minha força vital.

No entanto, como mencionei no Capítulo 4, eu estava esgotada num nível muito profundo. Logo depois que minha filha parou de mamar, por conta de várias sinusites de repetição, entrei numa espécie de repouso, e passei a cuidar apenas das minhas necessidades mais básicas em termos de comida, descanso e trabalho, além de dar conta de uma criança pequena. Para recuperar a energia vital básica, era preciso tempo, paciência, dedicação e muita fé.

Levei seis anos até me ver de novo com uma saúde radiante, em um nível de estabilidade que não seria qualquer coisinha que me lançaria numa espiral crescente de alergias, resfriado ou fadiga, e onde eu tinha uma paleta mais ampla de opções de atividades que faziam bem ao meu corpo. Como professora e pesquisadora de yoga, procuro muito mais do que ausência de dor e mediocridade nas minhas formas de sentir. Não sentir dor não é o bastante. Para mim, ter uma saúde radiante é um direito inato. Para me recuperar completamente do parto da minha filha, precisei pôr em xeque tudo que envolvia a forma como eu havia me estruturado, minha identidade como mulher, parceira, filha e mãe. Também precisei viver o que eu vinha ensinando — que a verdadeira recuperação exige que se atente à natureza interconectada de todas as camadas que nos constituem.

Saiba que a recuperação também é possível para você. Use esse modelo das quatro esferas essenciais para enxergar com mais clareza o que está acontecendo com seu corpo, mente e espírito e como isso tudo contribui para a forma como você se sente. Sei exatamente como é difícil priorizar a própria saúde quando é preciso cuidar de tanta coisa e se adaptar a uma rotina. É o dilema de toda recém--mãe. Quando estamos vivendo a unidade mãe-bebê, às vezes é difícil até mesmo erguer a cabeça da água para ter uma perspectiva e reconhecer o que está se passando. Com esse modelo em mente, é possível simplificar o que talvez lhe pareça uma situação assoberbante e buscar apoio.

## RESUMO

- Há quatro esferas essenciais da saúde que precisam ser levadas em conta quando se quer tratar qualquer sintoma, inclusive uma lesão decorrente do parto: biomecânica, bioquímica, emoções e tecido cicatricial.
- No parto, podem ocorrer lesões, mas elas não são inevitáveis nem permanentes. Na maioria dos casos, o tratamento não é cirúrgico.
- Apesar de comum, a incontinência não é normal. Nem sempre é causada por músculos fracos. Também pode ser causada por músculos hipertonificados ou por tecido cicatricial.
- Nós mesmas precisamos lutar por nossa saúde pélvica, porque os médicos nem sempre estão a par das lesões que acontecem no pós-parto.

### Reflexões

- Antes de engravidar, qual quadrante das quatro esferas era o mais estável e saudável para você?
- Antes de engravidar, qual deles era o que costumava lhe exigir maior atenção?
- Você percebe alguma vulnerabilidade que talvez tenha levado consigo até o parto e que hoje influencia o seu processo de recuperação pós-parto?

**Práticas**

- Se você sofreu uma lesão no parto, faça seu próprio gráfico em formato de pizza, com as quatro esferas essenciais da saúde. Avalie o percentual dos sintomas que se devem a questões biomecânicas, bioquímicas, emocionais ou relacionadas a tecidos cicatriciais.
- A partir desse gráfico, dá para saber melhor o tipo de cuidado que você precisa e que caminho seguir.
- Caso seus sintomas sejam em grande parte relacionados a emoções e trauma, a melhor coisa é começar com alguma terapia corporal.
- Caso os sintomas sejam sobretudo biomecânicos, vale a pena começar pela fisioterapia ou pelo tratamento pélvico holístico.
- Caso eles sejam sobretudo bioquímicos, sugiro que você procure um médico naturopata ou um nutricionista holístico.
- Se os sintomas têm relação com tecidos cicatriciais, o melhor caminho é procurar um *bodywork* e os protocolos que podem ser feitos em casa, como uso do óleo de rícino, vaporização vaginal e automassagem.
- O mais comum é que os sintomas sejam uma combinação dos quatro elementos. É difícil nos enxergarmos com clareza, então, caso você já tenha tentado uma dessas vias e não tenha sentido muita melhora, talvez precise de alguém de fora para ajudá-la nessa avaliação, como um profissional de STREAM, por exemplo.

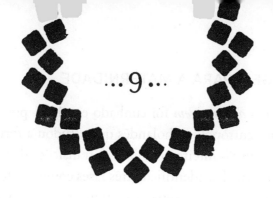

## ...9...

### *resgate sua experiência de parto*

A maioria de nós considera o parto um rito de passagem, e é mesmo; o que nos escapa, porém, é que ele seja apenas um dos ritos do processo de se tornar mãe. Para compreender nossa experiência de pós-parto, temos também que compreender nossa experiência de parto. Para muitas de nós, isso significa se apropriar do lugar de protagonismo em nossa própria narrativa.

O parto, não importa como ocorra, é um momento decisivo. Quer seja uma cesariana marcada ou um parto domiciliar desassistido, é uma jornada única. O parto nos transforma de inúmeras maneiras, que podemos perceber de imediato ou que talvez levemos anos para reconhecer e assimilar. Também influencia a relação com nossos bebês e parceiros. O desenrolar de um parto afeta, além de todo o restante de nossa jornada pela maternidade, nossa autoimagem enquanto mulheres, filhas, mães e parceiras.

No mundo moderno, repleto de ritos formais de passagem, o parto e a entrada na maternidade são eventos singulares, capazes de alterar nossa imagem enquanto mulheres, tanto perante nós mesmas quanto perante a sociedade.

## A PASSAGEM PARA A MATERNIDADE

O termo *ritos de passagem* foi cunhado em 1961 por Arnold van Gennep, um antropólogo holandês que estudou a forma como as pessoas no mundo inteiro acolhiam as transições da vida, do nascimento à morte. Ele identificou três fases comuns a todos os ritos de passagem completos: separação, transição e incorporação. Ou seja, o indivíduo se separa de um mundo anterior; ocupa um espaço intermediário e transicional; e, então, torna-se parte de um novo mundo.

Agradeço demais à parteira Rachelle Garcia Seliga, criadora do treinamento INNATE de cuidados para o parto e o pós-parto para profissionais de saúde, por suas profundas contribuições e pela síntese do mapa dos ritos de passagem e maternidade. Nas sociedades tradicionais, as mudanças representavam tanto processos internos, da mente e da alma, quanto processos físicos, geográficos, de transformação e realocação. As pessoas migravam, trocavam de moradia de acordo com a fase da vida em que se encontram. Por exemplo, uma mulher grávida saía da cabana da família, ia morar numa cabana frequentada por grávidas e novas mães, e então, depois de um período compreendido entre alguns meses e alguns anos, voltava a residir com a família. Na Índia e no Japão modernos, muitas mulheres ainda deixam a casa do marido, passando a morar com a mãe, as tias e as irmãs solteiras, e só retornam cerca de seis semanas após dar à luz. As mulheres empreendiam um deslocamento físico real, que representava a transição. Expressões como "cruzar a soleira" ou "atravessar as portas" descreviam passagens literais. Hoje, apesar de metafóricas, representam de fato jornadas vivenciadas por todas as mulheres, quer exista ou não uma correspondência externa.

### Separação

A primeira fase do rito de passagem, a separação, pode às vezes ser descrita como uma morte. Na jornada rumo à maternidade, a primeira fase da separação é a gravidez. Por mais que nossa cultura encare a gestação como um período de maturação e novos frutos, o que não deixa de ser, é também um momento de distanciamento de nossa identidade prévia. Ao engravidarmos, ao nos tornarmos morada de outro ser, deixamos para trás nosso eu autônomo e individual, nossa mocidade. Deixamos para trás o pertencimento ao mundo dos que não têm filhos. Quando engravidamos, a pessoa que éramos começa a desaparecer, dando lugar a algo novo.

**Transição**

Depois do período de separação, adentramos um espaço intermediário, transitório. Deixamos um lugar, mas ainda não passamos ao seguinte. Não pertencemos mais ao nosso antigo grupo; já não somos a mesma pessoa. Por outro lado, ainda não pertencemos a um grupo novo, nem sabemos quem estamos prestes a nos tornar. Aguardamos o nascimento de uma nova versão de nós mesmas. Nesse espaço transicional não temos lugar nem identidade específicos. Ocupamos um espaço suspenso.

A fase de transição costuma ser a mais dramática e empolgante, e requer uma destreza aparentemente sobre-humana. A transição é a busca da visão, a jornada ao topo da montanha, a primeira caçada solo, o primeiro jejum. Nessa fase, o corpo é terreno para o ritual de sacrifício. O ego é desintegrado; entramos em contato com algo maior do que nós mesmas. Precisamos nos aprofundar para encontrar recursos até então desconhecidos. Enfrentamos o obscuro. Somos levadas ao limite físico, mental e espiritual. Nossa alma é testada.

No rito de passagem à maternidade, a fase de transição é o parto em si.

O parto é o portal pelo qual o bebê passa de um mundo interno para o externo. Para a maioria das mulheres, parir é um encontro declarado com nossas reservas mais profundas, cuja existência talvez desconhecêssemos. Somos o veículo que dá forma ao espírito. O parto é a porta de entrada do bebê para o mundo. O parto compõe a transição a uma nova compreensão de nós mesmas, uma nova identidade física e social, que continuaremos a integrar ao longo da última fase.

### Incorporação

O estágio final é chamado *incorporação* ou integração. A palavra *incorporação* vem do latim *incorporare*, que significa "unir em um só corpo", "integrar" ou "incluir". Depois da fase de transição, a pessoa regressa à comunidade cheia de sabedoria, lições, experiências e das marcas físicas da jornada. É acolhida na comunidade e encorajada a compartilhar os frutos de suas vivências, para que todos possam colher os benefícios espirituais de seu processo. Por fim, ela se torna parte de um novo grupo social.

No rito de passagem das mulheres à maternidade, a fase de integração é o período pós-parto. Muitas ficam abaladas com a experiência de pós-parto porque estavam concentradas em passar pelo parto, como se ele fosse o fim. O parto é um fim, mas não é *o* fim. O parto é o início de um período transicional mais extenso, um processo que difere, para cada mulher, em duração e aspecto. Ocorre outro nível de morte do ego e luto pela separação de seu ser na gravidez e de seu ser durante o nascimento. A gravidez acabou. O parto acabou. Outra etapa da maternidade começa.

Um rito de passagem não é um caminho linear. O rito de passagem à maternidade é uma série de círculos concêntricos em espiral. A gravidez em si abriga as fases de separação, transição e integração, e o trabalho de parto também abriga essas fases. Características de cada fase podem estar presentes ao longo de toda a transição à maternidade. Podemos nos desintegrar e reintegrar em diversos pontos da jornada. Um rito de passagem, além de ser uma experiência universal, é também uma experiência individual. Cada pessoa vai considerar mais desafiadores, ou mais recompensadores, diferentes estágios de sua própria jornada.

## SEU RITO DE PASSAGEM

As perguntas abaixo podem ser respondidas apenas mentalmente, a título de reflexão, ou redigidas num diário. Seja como for, tente fazer uma pausa de verdade e refletir sobre as questões, em vez de apenas passar o olho.

- De que maneiras você conheceu, ou ainda está conhecendo, novas partes de si mesma durante as experiências de gravidez, parto ou pós-parto?
- Como você enxerga as fases de separação, transição e incorporação em sua experiência de gravidez? Como se sente sem a barriga de grávida?
- Que partes do rito de passagem da gravidez você considerou, ou considera, mais significativas? Quais foram os pontos críticos enfrentados durante a gravidez, quando você teve um vislumbre do que estava abandonando ou de quem estava por se tornar?
- Que partes de você foram deixadas para trás nessa jornada?
- De que partes você não consegue desapegar?
- Se tivesse que dividir com uma grávida um dos aprendizados que tirou da experiência do parto, qual seria?

### Sua comunidade e os ritos de passagem

Este rito de passagem é uma dádiva profunda e um convite para experimentarmos a vida em suas mais plenas expressões. As mulheres são feitas para essa vivência. Os povos indígenas passaram séculos empreendendo ritos de passagem dos meninos a homens, impondo-lhes torturantes provações para que eles descobrissem suas reais capacidades. Os homens precisaram fabricar experiências para botar seu ego na guilhotina e imprimir uma relação com o mundo natural. Nós, mulheres, não precisamos criar ritos de passagem. Eles já nos são intrínsecos; nós nos conectamos mensalmente à natureza, ao vivermos o ciclo vida/morte/vida. Toda a biologia de nossa existência inclui ritos de passagem, dos quais a maternidade é um dos mais importantes.

Antigamente, havia mediadores para auxiliar a jornada através de um rito de passagem. Os mais velhos facilitavam a mudança de condições e protegiam o cenário contra interrupções externas, para que o protagonista do rito de passagem pudesse permanecer totalmente imerso, livre de distrações e interferências de fora. Cada fase guardava preparações, reverência e apoio específicos e recebia seu devido reconhecimento. Se alguém retorna de sua jornada e não é reconhecido por seu triunfo nem é capaz de compartilhar suas dádivas com a comunidade, experimenta isolamento e confusão, como se a jornada se esvaziasse de sentido ou valor. Como se tudo estivesse fora de rumo. Quando uma pessoa ganha reconhecimento, apoio e um lugar para compartilhar sua experiência, emerge do outro lado mais forte, mais resiliente e com um senso de identidade mais profundo — tudo de que necessita uma nova mãe.

Por mais que não possamos orquestrar uma recepção da comunidade para nosso eu-mãe emergente, podemos e devemos tomar posse da força de nossa experiência. Enquanto mulheres, precisamos reconhecer e apreciar, não minimizar ou normalizar, o poder desse rito. Devemos nos expressar para que nossa comunidade nos ouça. Precisamos ocupar espaço, de modo que nossa comunidade possa acolher e valorizar as dádivas recebidas por meio de nossos ritos de passagem à maternidade. Isso começa por garimparmos as pérolas e os sentidos de nossa história de parto. Desse lugar, em vez de apenas relatarmos fatos, detalhes e resultados, podemos compartilhar as verdades e revelações de nossa experiência.

## GARIMPE AS LIÇÕES DO PARTO

Naquele dia fresco de inverno no Rio, enquanto o sol começava a se pôr, percebi que estava vivenciando o trabalho de parto sozinha. Como um animal marcando território, caminhei pelo menos dez vezes por todo o meu apartamento. Eu era conduzida por meu próprio corpo, que mapeava o espaço onde dali a pouco eu daria à luz um bebê. Tudo parecia correr segundo o planejado. A parteira havia chegado de manhã e preparado a banheira, os lençóis de plástico e todas as outras coisas necessárias para o parto. Conforme o combinado, ela tirou meus pais de casa logo cedo. Minha mãe insistira em ficar, mas a parteira tinha me encorajado a reduzir o número de presentes, para minimizar potenciais confusões. Meu marido não falava inglês. Minha mãe não falava português. Eu não sabia que língua falaria durante o parto. A parteira falava inglês bem, mas nos comunicamos em português durante todos os nossos encontros. Nós ligaríamos para os meus pais assim que o bebê nascesse.

Meu marido voltou do almoço, tomou uma cerveja e caiu no sono. A parteira estava cochilando. O que estava acontecendo? Será que ninguém se importava com o fato de que eu estava prestes a parir? Depois de 42 semanas e dois dias, eu enfim entrara em trabalho de parto, mas onde estavam todos? Por que eu estava passando por aquilo sozinha? Por que não tinha ninguém ali comigo?

Eu estava em trabalho de parto havia doze horas, na fase em geral descrita como "fase latente", quando ocorre um aumento gradual de intensidade. Não cheguei a viver o que chamam de momento "assar bolinhos e cuidar do jardim" do primeiro estágio do trabalho de parto, quando a mulher costuma ser capaz de seguir com seus afazeres habituais. Desde o início foi necessária minha total presença e atenção. Eu já estava em território primitivo; já não me importava em não enxergar sem os óculos ou em estar nua.

A parteira retornou, viu meu rosto e disse, no mesmo instante: "Me desculpe por ter te abandonado."

No entanto, já era tarde demais. Eu já havia feito um pacto com minha filha: seríamos eu e ela contra o mundo. Ninguém mais importava — nós duas passaríamos por aquele parto juntas. Daquele momento em diante, fomos abrigadas numa bolha insular, impenetrável a mais ninguém. Nossa segurança dependia única e exclusivamente de nós mesmas — do meu corpo, minha vontade, determinação, e da força dela.

Até hoje eu me impressiono ao perceber as formas com que, tantos anos depois, a dinâmica que se estabeleceu no nascimento da minha filha continua a ocorrer em nossa vida. Somos uma díade estreita, interdependente, e qualquer tentativa de afrouxar o cordão umbilical é profundamente sentida por ambas as partes. Enquanto eu invocava um panteão de divindades, por meio de canções, durante todo o parto, a mensagem mais profunda não era de confiança no universo e nas mulheres ali presentes. A mensagem era que teríamos de permanecer juntas se quiséssemos enfrentar aquilo. Nossa sobrevivência não dependia de uma unidade familiar profunda e interconectada, nem do respaldo de um terreno familiar, nem de uma rede eterna e infinita de mães, mulheres e parteiras, mas do elo inquebrantável entre nós duas.

Cada nova mãe tem sua história de parto. Quer tenhamos interesse em compartilhá-la com o mundo ou não, é importante que você aceite, explore e se aproprie de sua história. A seguir, vamos examinar algumas formas de fazer isso.

## Relatos pessoais
### Tiffany

Atendi a Tiffany pelo Skype. Três semanas após o parto ela estava se sentindo muito inquieta e um pouco desesperada. Acabara de dar à luz seu segundo bebê, numa maternidade, na água, acompanhada da parteira e do marido. Como instrutora do método

Feldenkrais, imaginara seguir os sinais e impulsos do próprio corpo para trazer sua filha ao mundo numa amorosa dança. O Feldenkrais é um método de movimentar o corpo de maneiras não habituais, muitas vezes imitando as diversas fases do nosso desenvolvimento, para que possamos encontrar formas mais eficazes de movimento, que suscitem menos dor e deem mais liberdade ao corpo. O próprio sistema tem por base a preocupação com a naturalidade, ao que sem sombra de dúvida Tiffany dava grande importância. Ao descrever o trabalho de parto ela relatou os beijos em seu marido, a idílica luz amarelada do ambiente e sua sensação de poder e controle. Contou como a bebê emergiu, perfeita, dentro d'água. Ainda assim, havia um momento que não saía de sua cabeça, que ela insistia em repassar mentalmente.

Em determinado momento, ela estava de quatro na banheira, as mãos apoiadas na lateral, em intenso trabalho de parto e já adentrando o período expulsivo. A parteira informou que se ela quisesse dar à luz na banheira teria que se virar de barriga para cima, pois não queria arriscar que a bebê nascesse no ar e escorregasse para dentro d'água. Tiffany não queria ficar de barriga para cima, mas queria parir a filha na água. Tudo estava acontecendo muito depressa. Talvez seja melhor eu sair da banheira, ela pensou; no entanto, não chegou a falar isso.

Então, Tiffany obedeceu e se virou. Naquele instante, ao ceder à autoridade da parteira, perdeu o fio que a conectava com sua profunda intuição, seu corpo e sua verdade. A filha nasceu logo em seguida, e em meio à alegria lhe veio uma sensação de confusão. A sensação permaneceu até que pudéssemos localizar a fonte de seu desassossego, o ponto onde a matriz interna havia sido rompida, para então cerzi-la de volta. Ela enfim foi capaz de dizer em voz alta que teria preferido continuar de quatro, mesmo que isso significasse sair da banheira e abrir mão do desejo original de parir dentro d'água. Olhando de fora, Tiffany parecia ter protagonizado o parto ideal — na água, como desejado, dando à luz uma bebezinha saudável. Porém, deixara para trás uma parte de si e teria de voltar para recuperá-la, e assim enfim poder habitar por completo o próprio corpo, no momento presente, e relaxar no exercício da maternagem.

Em nosso trabalho conjunto, ela conseguiu identificar esse momento como um ponto de falha na comunicação com a parteira. Aborreceu-se por não ter sido, desde o início, informada sobre as limitações daquela posição. Então, durante as contrações da fase transicional, submeteu-se à autoridade da parteira. Tempos depois, precisou se posicionar de quatro (em nossa sessão de trabalho), para concluir o processo e abrir espaço para vivenciar a experiência de ter uma escolha.

### Narre a sua história de parto

Relatar sua própria experiência de parto é uma forma de desvelar os significados nela contidos. Situações e eventos desconexos são experiências desprovidas de sentido; sem aprofundamento, nem sempre é possível amadurecer por completo e seguir em frente. Conectar lembranças fragmentadas e revelar uma narrativa coerente é parte do processo de retorno à totalidade após o parto. Segundo um experimento conduzido pelas pesquisadoras italianas Paola Di Blasio e Chiara Ionio, o estabelecimento de conexões é uma forma comprovada de reduzir a depressão pós-parto. As poderosas revelações que obtemos a partir de nossas lembranças podem intensificar nosso crescimento emocional e espiritual e, em muitos casos, nos dar o poder de seguir adiante e encontrar novas maneiras de imaginar nossa vida e a nós mesmas.

Segundo a narrativa dominante em nossa cultura, um parto bem-sucedido é aquele em que mãe e bebê sobrevivem à experiência e se encontram relativamente saudáveis pelos padrões da medicina ocidental. Isso invalida a experiência de muitas mulheres; por mais que elas estejam saudáveis e o bebê esteja saudável, seu corpo, mente e alma ainda estão profundamente afetados. Tal e qual acontece em nosso sistema cultural, o processo em si é substituído pelo resultado; sendo assim, ao dar à luz um bebê saudável, a experiência de parto é desconsiderada. Vemos isso o tempo todo, nas mais diversas conversas sobre nascimentos.

"Como foi o parto?", pergunta uma amiga.

A resposta é "cesariana" ou "parto natural sem intervenção".

Para um escalador que pretende chegar ao topo do Everest, a experiência é muito mais complexa do que simplesmente subir e descer. Há inúmeros momentos intensos e críticos, que definem a experiência para muito além de "cheguei ao topo" ou "não consegui chegar ao topo". Ao dar à luz também vivemos momentos cruciais, quando enfrentamos nosso eu em níveis mais profundos e nos deparamos com obstáculos inesperados ou reservas de força imprevistas. Ao reduzirmos a experiência ao resultado — e sobretudo à ideia costumeira de que, se uma mulher está viva, o parto correu bem —, negligenciamos uma fonte inexplorada. A mulher e a comunidade perdem a chance de obter sabedoria e maturidade a partir da experiência.

Veja abaixo as instruções dadas às mulheres que participaram do estudo italiano:

*Assim que a porta do quarto estiver fechada, escreva por dez a quinze minutos sem parar, sem tirar a caneta do papel, os pensamentos e sensações que você teve durante o trabalho de parto e o nascimento. É importante que também descreva seus segredos e pensamentos mais íntimos, que não contou nem contaria a ninguém. É fundamental que relaxe e entre em contato com suas mais profundas reflexões e emoções. Em outras palavras, escreva o que aconteceu, como você passou pela experiência e como se sente em relação a ela. Tudo o que for redigido permanecerá estritamente confidencial.*

Pense em fazer esse mesmo exercício. Com um limite de tempo relativamente curto, pode ser que você se anime a iniciar o processo de escrita sobre o parto. Para algumas mulheres, não é fácil dar voz a suas experiências; esse, no entanto, é um processo poderoso, por meio do qual temos a chance de nos tornar protagonistas de nossa própria história.

A pesquisa italiana revelou que a redução mais efetiva dos sintomas de ansiedade ou depressão pós-parto ocorria quando o relato sem filtros era feito até 48 horas após a experiência de parto. Contudo, não existe um prazo para que elaboremos o sentido de uma das mais poderosas e significativas experiências de nossa vida. Independente do estágio de recuperação em que você se encontre, aproveite agora a oportunidade de escrever sua história. Mesmo que já a tenha escrito antes, vale a pena reescrever para avaliar o que mudou — e se mudou.

Por mais que tenhamos falado bastante em elaborar o sentido da história, liberte a mente dessa intenção ao se sentar para escrever. Respire fundo algumas vezes — quantas forem necessárias para acalmar o fluxo de pensamentos. Enquanto contempla a experiência de parto, perceba como está seu corpo. Escreva a partir do coração, atentando às sensações corporais. Se você for destra, leve a mão esquerda ao coração enquanto escreve, para se lembrar de sentir o próprio corpo. Se escrever a partir da consciência, poderá se sentir pressionada a relatar os eventos em ordem e estabelecer uma narrativa coerente. A história é sua; você pode incluir os detalhes que desejar. No entanto, perceba se estiver tentando lembrar o que veio antes e o que veio depois em vez de acessar suas sensações em cada momento da experiência. Não é importante se lembrar de todos os detalhes na ordem exata. O importante é registrar os momentos significativos e o que você sentiu durante o processo.

# Relatos pessoais

## Michaela

Quando veio me procurar, Michaela tinha acabado de engravidar pela terceira vez. Enfrentava uma onda de sentimentos não resolvidos, oriundos das duas primeiras gestações. Seu primeiro parto havia sido uma cesariana desnecessária. Ela tinha acabado de chegar em um país novo, com práticas obstétricas totalmente diferentes do que imaginara. Depois de um trabalho de parto por um tempo que considerou curto, foi informada de que não estava progredindo e que teria de passar por uma cesárea. Sem conseguir se comunicar bem em uma língua estrangeira, ela tentou argumentar em causa própria, porém não obteve sucesso. Bastante confusa em relação ao que estava acontecendo, acabou parindo seu bebê por meio de uma cesariana. A lembrança daquele parto a assombrara, mas ela achava que tinha conseguido superar, retornando ao seu país natal e abrindo espaço entre si mesma, sua família e a experiência de parto.

A segunda gravidez havia desenterrado, de forma inesperada, a lembrança de alguns daqueles sentimentos negativos e desagradáveis oriundos do primeiro parto, mas foi subitamente interrompida por um aborto espontâneo. Ao engravidar pela terceira vez, em vez de sentir a alegria esperada, abriram-se as porteiras do sofrimento causado pelas duas primeiras gestações. Atormentada pela tristeza e a dúvida, ela foi me procurar.

Por ser muito contida e educada, teve dificuldade em comunicar seus verdadeiros sentimentos em relação aos cuidados insatisfatórios que recebera durante o primeiro parto. Pedia desculpas diversas vezes, e com frequência cobria a boca com a mão enquanto falava. Tentava preservar a reputação do obstetra, temendo que eu achasse que ela estava culpando e caluniando o médico ao compartilhar seus reais pensamentos. Depois de ter a minha garantia de que a nossa sessão era estritamente confidencial e que eu não julgaria o médico, ela conseguiu expressar seus verdadeiros sentimentos. Aos prantos, colocou para fora o que vinha tentando dizer. Explicou que pedira mais tempo, mas lhe foi dito que não havia mais tempo. Perguntara se havia algo errado com o bebê, mas deduzira que não, pois ninguém estava com pressa de socorrê-lo. Sentia que, ao deixarem o tempo correr, estavam simplesmente tentando exauri-la, para que ela enfim cedesse ao desdobramento mais conveniente para eles.

Ao se permitir expressar a própria frustração, pela falta de respostas objetivas, e a raiva que sentira tanto daquela situação confusa quanto dos enfermeiros e médicos, e após reconhecer as inúmeras formas de luta que travara ao contestar a equipe médica em diversos momentos do processo, ela pôde perdoar a si mesma por ter cedido a uma cesariana, admitindo ter esgotado todos os recursos possíveis no enfrentamento de uma situação tão complexa. Ao se permitir contar a própria história sem se preocupar com a minha opinião ou a de qualquer outra pessoa, ela foi capaz de sentir-se grata pela própria experiência e vislumbrar diferentes desdobramentos para o parto que estava por vir. Fez a corajosa escolha de mudar de médico e se preparar para o seu parto ideal.

Quando encontrei Michaela, muitos meses depois, ela havia tomado coragem para mudar sua rede de profissionais de saúde. Escolheu uma equipe que apoiava o VBAC (parto vaginal após cesariana, na sigla em inglês). Nós havíamos debatido, em sessão, a importância de aprender a expressar nossas próprias emoções, de toda espécie, sem dar muita importância à percepção dos outros, e ela então me contou que vinha tendo conversas mais francas com a própria família.

Voltei a ter notícias de Michaela quando ela me escreveu contando que enfim havia conseguido viver a experiência redentora de parto — o VBAC — que tanto esperara, com um médico capaz de escutá-la.

## Outras formas de contar sua história

Existem muitas formas de contar uma história de parto. Embora haja pesquisas específicas acerca dos benefícios da escrita, qualquer tipo de expressão artística pode se revelar um caminho para reelaborar a história no corpo e através de canais criativos que, com frequência, são capazes de nos levar a significados diferentes e até inesperados. Pode ser que algumas mulheres gostem de pintar, desenhar, fazer colagens ou mesmo gravações de voz.

Em vez de escrever, ou além disso, você pode gravar seu próprio relato ou se expressar através de algum tipo de arte. Veja algumas ideias:

1. Com a mão no coração ou no ventre, respire fundo diversas vezes. Esvazie a mente e comece a refletir sobre sua experiência de parto. Sem pressão para escrever em uma sequência cronológica precisa, descreva os momentos de mais destaque, enquanto olha para trás e visualiza a experiência como um todo.
2. Grave a sua história de parto. Relate a experiência e faça uma gravação de voz no celular.
3. Use lápis de cor ou giz de cera. Recorde alguns momentos decisivos do processo. Não é preciso rotulá-los como positivos ou negativos. Visualize mentalmente cada momento e permita que sua mão se mova pela folha. Desenhe o momento. Não é preciso ser boa desenhista. Você pode até fechar os olhos, para dissipar a expectativa de que o desenho saia perfeito.

Independente do momento em que você relate a sua experiência de parto, essa narrativa é sempre carregada de muita força. Durante o processo, você pode se deparar com peças fundamentais de autoconhecimento, compreensão do elo mãe-bebê e do elo entre você e seu parceiro ou parceira. Pode descobrir que a visão que tem de si mesma é influenciada por circunstâncias ou declarações específicas em relação ao parto.

Nem sempre as histórias têm conclusões maravilhosas, como a de Michaela. No entanto, quando trabalho com mulheres com dificuldade de engravidar, é muito comum que isso aconteça: ao embarcamos mais fundo nas experiências de parto delas, incluindo suas histórias de abortos, abrimos caminho para que compreendam e assimilem o que ocorreu no corpo e na mente — então elas, com frequência, engravidam. Por outro lado, quando as mulheres não aprendem a se apossar verdadeiramente de suas experiências de parto, acabam, de forma inconsciente, por buscar o mesmo tipo de cuidados recebidos da primeira vez, ainda que empreendam um esforço concentrado para que isso não ocorra. Já vi mulheres 100% certas de que os cuidados recebidos no primeiro parto foram insatisfatórios, e em alguns casos até desumanos, mas que acabam repetindo o enredo. Com frequência, os partos que demandam algum tipo de cura são aqueles cujas narrativas mais necessitam ser contadas.

## CUIDADOS COM UM PARTO QUE DEMANDA CURA

Quando juntamos as palavras *trauma* e *parto*, a maioria de nós pensa nos bebês e no que eles passam durante o nascimento. As mães, no entanto, estão vivendo uma das mais transformadoras experiências da vida ao dar à luz, e o nascimento vem adquirindo uma complexidade nunca antes vista. Do início ao fim da gestação, as mulheres são inundadas por escolhas — com que frequência se submeter a ultrassonografias, vacinar ou não, onde dar à luz, quais aulas de preparação para o parto frequentar e até como respirar. Por mais que a maioria tome decisões no sentido de ter a melhor experiência de parto possível, ninguém é capaz de controlar ou saber exatamente como ele vai ocorrer. As mulheres costumam sofrer em silêncio, alheias a novas dores ou limitações, por estarem com a atenção voltada a seus bebês e à família. Ao perceberem de fato como se sentem, não sabem a quem recorrer.

O trauma não é definido por uma experiência em si; não se trata do evento que aconteceu. O trauma é determinado pela habilidade do nosso corpo em metabolizar uma experiência. O que é traumático para uma pessoa pode não ser para outra. Mais importante que o motivo pelo qual algo acontece, que pode refletir a fusão de nossa história pessoal, familiar e cultural, é como nós o reconhecemos e o que podemos fazer a respeito. Ser humano é vivenciar o trauma. Felizmente, ser humano também é vivenciar a cura.

## A natureza do trauma

Sendo assim, por que algumas mulheres vivenciam o trauma, e outras, não? Em *Birth in Four Cultures* [*Parto em quatro culturas*, em tradução livre], Brigitte Jordan explica que existem três fatores primários que determinam o senso de satisfação de uma mulher em relação à própria experiência de parto:

- sua percepção de controle;
- o apoio encontrado no ambiente do parto e nas pessoas ao redor;
- suas vulnerabilidades prévias, incluindo o próprio nascimento e infância, além de abortos ou partos prévios e o histórico de depressão.

Até a mulher mais preparada, que escolheu todo o cenário de parto e a equipe de apoio e passou por trabalhos de cura no passado, pode vivenciar um parto que seja registrado como trauma. Trauma é uma palavra forte, mas não é uma sentença perpétua.

Na história de Michaela, a marca do trauma foi prolongada pela falta de controle que ela sentiu naquele momento específico durante o parto. Ao assumir a posição indicada pela parteira, seu corpo recordou e tornou a vivenciar a sensação de impotência. A posição levou seu corpo a um leve congelamento, e ela perdeu por completo o acesso à própria voz. É possível enxergar a delicadeza da situação, dado que, em termos gerais, Michaela estava no controle e num ambiente acolhedor.

O parto em si é um ato de vulnerabilidade. Costumamos estar nuas, abertas, expondo a parte mais íntima de nosso corpo. Nossa neuroquímica eleva a percepção sensorial. Ao dar à luz, sentimos e percebemos mais. Isso afeta e influencia nossa memória. Como resultado, atitudes e mudanças de posição, mesmo sutis, podem influenciar fortemente a experiência interior de uma mulher.

Lesões no parto são danos físicos ocorridos durante o parto, como descrito no Capítulo 8. Se você nunca ouviu falar em *lesões no parto*, não está sozinha. Geraldine Barrett et al. revelaram que mais de 80% das mulheres nos Estados Unidos saem do parto com algum tipo de tecido cicatricial pélvico; além disso, o CDC (Centro de Controle e Prevenção de Doenças, na sigla em inglês) relata que mais de 30% das mulheres norte-americanas passam por uma cesariana, que é uma cirurgia abdominal de grande porte. Parturientes que sofrem lesões têm maior probabilidade de vivenciar trauma no parto e transtorno de estresse pós-traumático.

O trauma e as lesões no parto são mais frequentes do que imaginamos. Entre 25 e 34% das mulheres relatam ter vivido traumas durante o parto de seus filhos, por mais que a equipe de saúde possa não ter a mesma percepção. Traumas no parto abrangem mais do que o simples risco de morte para a mãe ou o bebê; incluem também danos físicos e percepção de perigo, bem como sensações de extremo medo, solidão, desrespeito, desamparo, perda de controle e impotência. Ao percebermos como trauma apenas grandes catástrofes, mortes ou acidentes, tendemos a deixar de lado e sem tratamento situações menores, mas também muito significativas e de difícil assimilação. Dessa forma, as mulheres podem acabar se culpando pela incapacidade de seguir em frente ou de sentir satisfação em relação a um parto que todos consideram ter sido bem-sucedido. (Ver a seção "Treinamento funcional do sistema nervoso", no Capítulo 4.) No caso de um parto que demanda cura, escrever a respeito pode acabar causando mais prejuízos que benefícios. Se você percebe o coração acelerado ou se sente ansiosa ou exaltada ao pensar em recordar os acontecimentos do parto, esse não é o momento de revisitar sua experiência como um todo. É possível revisitá-la de outras formas.

Recorde se houve um momento em que você se sentiu impotente ou derrotada. Ainda que possa haver mais, tente escolher apenas um. Isso é importante — não podemos trabalhar todos os momentos ao mesmo tempo. Caso não fique claro de imediato que momento é esse, escolha o primeiro em que você recorda ter se sentido fora do controle.

## RESSIGNIFICANDO UM PARTO QUE PRECISA DE CURA

1. Escolha UM momento da experiência de parto em que você se sentiu impotente ou fora de controle.

2. Caso sinta um nível muito alto de ativação ao evocar esse momento (recorde em "Treinamento funcional do sistema nervoso", no Capítulo 4, e faça uma autoavaliação intuitiva para sentir se isso ajuda), comece com sua poderosa imaginação. Visualize o que gostaria que tivesse acontecido. Imagine o que gostaria de ter dito, como gostaria de ter se movimentado, que companhias gostaria de ter tido naquele momento. Visualize mentalmente a cena toda, da forma como gostaria que tivesse acontecido.

3. Se seu nível de ativação lhe parecer médio, escreva as respostas às mesmas perguntas, tal e qual acima: o que gostaria de ter dito, como gostaria de ter se movimentado, que companhias gostaria de ter tido naquele momento?

4. Agora que você já imaginou ou escreveu a respeito de como gostaria de ter reagido, falado, se movimentado ou respondido naquele momento, perceba suas sensações corporais. Pratique essa percepção por pelo menos trinta segundos.
5. Em seguida, corra os olhos pelo ambiente onde está e perceba o que lhe chama a atenção. Onde seus olhos pousam? Perceba o que acontece com seu corpo e sua respiração. Ao retornar a mente para o local onde você está, permaneça mais presente no aqui e agora.

É muito importante que você não deixe de reescrever toda a história de parto da forma como gostaria que tivesse acontecido. Não se trata de negar as circunstâncias do parto pelo qual você passou, nem de viver na fantasia. Trata-se de dar ao seu sistema nervoso a chance de concluir, pouco a pouco, um ciclo de autoproteção e agência que possa ter sido abalado durante o parto. O sistema nervoso é sensível e responsivo, portanto trabalhar em um momento de cada vez é o ritmo apropriado para um parto que demanda cura. Por mais que você não sinta mudanças imediatas, respeite essa lentidão ao trabalhar com materiais sensíveis. Se o processo for interessante, além de eficaz, pode ser que você se sinta impelida a renegociar mais de um momento. Caso decida trabalhar em mais de um momento, dê um ou dois dias de intervalo, de modo a ter condições de processar as mudanças.

Se a qualquer momento esse processo parecer excessivo, retorne ao jogo do três (veja em "Treinamento funcional do sistema nervoso"). Às vezes é necessário ter um profissional treinado, de confiança, para guiá-la no processo de renegociar os eventos do parto.

Se você vivenciar um parto traumático, procure a ajuda de um terapeuta especializado no trabalho com mulheres e traumas. O trabalho da parteira norte-americana Pam England, denominado Medicina da História do Parto, é uma poderosa forma de processar esse material; o processo é conduzido por médicas treinadas especificamente para ajudar outras mulheres a encontrar os remédios, as pérolas curativas de suas histórias de parto. Também recomendo consultar um profissional de Experiência Somática, que trabalhe, possivelmente por meio do toque, com os padrões fisiológicos de seu corpo. O parto é uma experiência visceral, além de sexual. Visto que o nascimento e o sexo ocorrem através do corpo, a cura profunda costuma incluir o toque corporal, no processo de chegar a uma resolução e conclusão da experiência de parto.

Eu gostaria que houvesse uma palavra melhor do que *trauma* para discutir esse tipo de questão. Ou as pessoas se identificam demais ou se identificam de menos com a palavra *trauma*. É um rótulo ao qual nos agarramos, ou que rejeitamos. A verdade é que todos vivenciamos traumas. Ninguém vive totalmente capaz de processar e digerir cada circunstância e evento pelo caminho. Esse material não processado, não digerido, fica agarrado ao nosso sistema. Em seguida entramos no piloto automático, com frequência repetindo pensamentos e comportamentos que não podemos sequer perceber que haviam sido impregnados pela experiência. Muitas mulheres se dão conta de ter vivenciado trauma em sua experiência de parto por não conseguirem parar de pensar a respeito do que aconteceu e continuarem sentindo as emoções daquele momento. Muitas outras sofrem de depressão ou ansiedade pós-parto, grandes mudanças na própria autoimagem, na sexualidade ou no relacionamento, sem perceber que isso está relacionado a algo ocorrido durante a experiência de parto.

Sejam quais tenham sido as circunstâncias externas de seu parto, caso você ainda se sinta assombrada por partes dessa experiência, que percebe serem incompreensíveis e não saírem de sua cabeça, certifique-se de fazer os exercícios deste capítulo. Vão ajudar você a começar a assumir o controle de sua própria experiência. Além disso, por favor, proporcione a si mesma o alívio de procurar a ajuda de uma profissional, seja uma terapeuta, parteira ou doula pós-parto.

Não adianta limitar-se a tentar superar sem um olhar mais aprofundado, e às vezes para isso é necessária a ajuda de alguém mais sábio, que conheça os processos do parto e que possa ajudá-la a compreender sua experiência.

## ACEITE QUE VOCÊ NÃO É MAIS A MESMA

As mulheres com frequência são surpreendidas por emoções "negativas" de pesar, derrota e tristeza, num momento em que delas se espera uma alegria suprema. Como sociedade, tendemos a glorificar a inebriante sensação de ter um bebê; por isso, o afloramento de emoções mais sombrias pode ser algo inesperado e inquietante. Quer seja a perda da liberdade, a perda do relacionamento que existia antes do bebê ou a perda do barrigão de grávida, essas sensações, além de reais, são vivenciadas por quase todas as mulheres. Ao aceitar com honestidade os próprios sentimentos, sem se prender à vergonha ou à culpa pela ausência das sensações esperadas, elas conseguem relaxar, sabendo que esse é o processo natural de se tornar mãe, e passam a ganhar mais acesso à experiência completa da maternidade e da vida — em todas as suas nuances e texturas.

### *Relatos pessoais*

#### Leslie

Leslie veio se consultar comigo depois de seu segundo parto. Ela havia passado por uma cesariana e queria saber se era possível tentar um parto vaginal quando engravidasse de novo. Estava preocupada com uma cicatriz no colo do útero, que sentia ter atrapalhado o parto, impossibilitado a dilatação completa e sido a causa da cesariana. Sua médica tentara romper a cicatriz durante o parto, mas não conseguiu. Leslie foi tomada pela emoção ao me relatar o primeiro parto, a partir do qual se desenvolveu o tecido cicatricial. No segundo trimestre daquela primeira gravidez, ela soube que o bebê não estava vivo e optou por um parto vaginal. Estava inconsolável, naturalmente, mas precisou entrar em acordo com o significado espiritual daquele bebê em sua vida e na vida de seu marido. Quando começamos a trabalhar na história do segundo parto, ela percebeu que seu corpo não se abriu pois ela associou a dilatação com o parto de um bebê sem vida. O corpo a estava protegendo de reviver aquela experiência. Então, em vez de se sentir segura e permitir a dilatação, ela permaneceu fechada, parindo uma menininha por meio da segurança de uma cesariana.

Altamente envolvida no processo e bastante desinibida, ela tocou o colo do útero, sentindo a cicatriz. Seu próprio trabalho manual, aliado ao meu e à compreensão da crença inconsciente que operara durante o parto, trouxe a confiança de que seu corpo e sua mente permitirão que ela viva seu tão desejado parto natural, quando decidir ter outro bebê.

Essas emoções são dádivas que nos permitem vivenciar quem somos com mais profundidade. A maioria delas não é desejada nem confortável, mas podem ser a semente de nossa evolução. Ao explorá-las, podemos obter pistas de como alterar padrões comportamentais e emocionais, não apenas para nós mesmas, mas também para nossos filhos.

Eu emergi do nascimento da minha filha com uma crença central reforçada e uma nova crença impressa em mim. A crença central era: estou sozinha no mundo e preciso fazer tudo sozinha. A nova foi: eu e minha filha temos apenas uma a outra. Cada crença teve suas próprias repercussões.

Frente a situações de estresse, essas crenças se tornam sistemas operacionais padronizados, mantras internos e inconscientes. Quando estou consciente e alerta, trabalho com elas, reconhecendo quando emergem e optando por comportamentos que enviem ao meu sistema informações contrárias. Quando começo a achar que "tenho que dar conta de tudo sozinha", faço uma pausa, entro em contato com minha garotinha interna, abandonada e oprimida, e pergunto do que ela precisa. Em geral apenas ser ouvida. Então olho minha vida de maneira realista e faço um inventário: quem está do meu lado? Quem está presente para me ajudar? Tiro um momento para expressar gratidão por esse apoio — aos meus pais, à professora da minha filha, ao meu senhorio, à minha irmã, aos meus clientes e amigos. Então, se ainda sentir que necessito de ajuda, estico a mão, pratico a humildade e peço o que for preciso.

Às vezes é difícil saber o que vem primeiro — a crença ou a realidade. Para mim e minha filha, o sistema operacional central que afirma que nossa sobrevivência depende da nossa fusão como frente unida vem se traduzindo basicamente numa vida em apartamentos de um só cômodo, sem espaços individuais. Já moramos em três continentes dividindo o mesmo quarto e a mesma cama. Homens vêm e vão em nossa vida, mas nós duas permanecemos como o principal esteio uma da outra. Eu muitas vezes confundi codependência com interdependência. E fico dividida quando minha filha diz que sou a única pessoa no mundo que de fato a compreende. Parte de mim enxerga muita beleza em nossa proximidade e confiança. Parte quer que ela se sinta segura e compreendida em múltiplos cenários, por múltiplas fontes. Ambas são legítimas. Faço o possível para reforçar a sensação de que ela é sustentada por muitos pilares, dentre os quais a vida em si é um dos principais. Ainda assim, enxergo que aquele pacto de nascimento, no qual eu pus a vontade acima da vida, permeia a nossa realidade até hoje. Nós duas vivemos imersas na compreensão de estarmos flutuando nas ondas do fluxo da vida.

Cada parto tem suas complicações e lições, que cada mulher precisa descobrir por si só ao longo do tempo. Por isso é tão importante relatar a sua história. Não há problemas caso as coisas não aconteçam conforme o planejado. E não há problemas caso aconteçam mas você não fique tão extasiada quanto imaginava que ficaria.

Por mais que tudo corra conforme o planejado e tanto você quanto o seu bebê estejam "bem", haverá coisas — emoções, sensações físicas e tudo o mais — com as quais você não estará preparada para lidar de imediato. Processar os acontecimentos no seu próprio ritmo será de grande ajuda para que você se sinta mais inteira e emocionalmente saudável. A experiência do parto afeta o período pós-parto. Frente a sentimentos de decepção, desencorajamento ou trauma, pode ser extremamente desafiador digerir a experiência. Leva tempo e é preciso apoio.

## RESUMO

- O parto é uma das etapas do extenso rito de passagem que é a transição à maternidade.
- Contar sua história de parto é uma importante forma não só de emergir da experiência com integridade, mas também de reduzir os sintomas de depressão e ansiedade pós-parto.
- É natural e até normal ter sentimentos "negativos" após o parto.
- Alguns partos são traumáticos para as mães, por mais que não tenha havido risco de vida ou que pareça ter corrido tudo bem para quem vê de fora. Superar o trauma do nascimento pode ser a chave para uma cura física, emocional e espiritual.

### Reflexões

- Quais partes de si mesma você conheceu através do rito de passagem representado pelo parto?
- Existe alguma parte da sua experiência de parto em que você continue pensando, ou que gostaria que tivesse sido diferente? Como você se sente em relação à equipe de profissionais de saúde que a auxiliou durante o parto? Como se sente em

relação a seu parceiro ou parceira quando pensa no processo do parto? Como se sente em relação ao bebê, durante esse processo?

- Você é capaz de identificar alguma crença central ativada durante a gravidez ou a experiência de parto? Consegue identificar uma nova crença central que tenha emergido a partir da experiência de parto? Identifique uma crença central que foi ativada durante a gravidez, o parto ou a experiência pós--parto. (Pode ser algo do tipo "estou sozinha", ou "não confio nas pessoas em posição de autoridade, acho que elas não vão me escutar".)

## Práticas

- Escreva, grave ou desenhe a sua experiência de parto.
- Escolha um momento em sua história de parto que não saia da sua cabeça. Recorde essa imagem e visualize o que gostaria que tivesse acontecido. Imagine o que gostaria de ter dito, como gostaria de ter se movimentado, quem você gostaria que estivesse presente. Visualize mentalmente toda a cena que teria sido ideal para você. Perceba suas sensações corporais enquanto imagina essa nova cena.

... 10 ...

## *aprofunde a intimidade*

A chegada de um bebê muda tudo — nosso corpo, nossa autoimagem e identidade como mulheres jamais voltarão a ser o que eram antes; por isso, não é uma surpresa que os relacionamentos também sofram alterações. Novos pais e mães costumam se preocupar com as mudanças em sua relação de intimidade, quando dois se tornam três — ou três se tornam quatro, e daí por diante. Alguns disfarçam a apreensão com uma atitude tranquila, afirmando "vamos dar um jeito; não pode ser tão difícil assim." Outros tentam detectar problemas e antecipar o pior. Além do mais, nossa cultura é permeada de discursos que transitam por extremos de negação ou desolação. Os homens são advertidos de que sua vida sexual chegou ao fim e que suas mulheres não darão mais bola para eles. As mulheres são orientadas a tolerar o sexo mesmo sem querer, ou sentindo dor, para preservar o relacionamento. Todos acabam tomados pelo medo de que o casamento e, sobretudo, a vida íntima, não sobrevivam à chegada de um bebê.

Durante esse período, todos nos redefinimos e redescobrimos, então temos a chance de esclarecer os papéis representados e compreender como desejamos seguir em frente. Tal como as camadas mais profundas dos padrões físicos, mentais e emocionais reveladas logo após o parto, a dinâmica dos relacionamentos também é exposta em um nível mais profundo. Assim como as mulheres com frequência são levadas, de forma consciente ou inconsciente, a recordar seu relacionamento com as próprias mães ao questionar como exercerão elas mesmas esse papel, assunto que será mais explorado no Capítulo 13, os homens também acabam por revisitar sua relação particular com a parentalidade. Tornar-se mãe e tornar-se pai são experiências claramente distintas, ambas importantes e significativas.

Depois da chegada de um bebê, nosso papel como parceiros sofre alterações; precisamos, portanto, ficar atentos e aceitar as possíveis mudanças na forma com que enxergamos o outro. É comum haver um retorno natural aos papéis de gênero mais tradicionais. Muitas mulheres podem vivenciar a sensação de rebaixamento de posto ou perda de poder. Por mais que a empatia e o cuidado, características femininas ativadas logo no início da maternidade, sejam extremamente valiosos, a maioria de nós não aprendeu a valorizá-las em pé de igualdade com a produtividade e a proeza intelectual. Dada a força de nosso compromisso com a igualdade, a maioria das mulheres tende a se assombrar frente à gravitação em torno de papéis de gênero mais estereotipados; neste momento, contudo, a biologia costuma dominar a cena.

A palavra *mamatoto* (mãe-bebê), em suaíli, e a invenção de Gutman, *mãe-bebê* ou *bebê-mãe* (não *pai-bebê*), indicam o papel singular e específico da mãe neste período. A sobrevivência do recém-nascido depende da conexão com a mãe. No quarto trimestre, a mãe pode dar ao bebê coisas que o pai não poderia. Nesse momento, a ajuda do homem pode vir na forma da preservação da janela sagrada e da satisfação das necessidades da dupla mãe-bebê.

Nesta fase de mudança e aquisição de novos papéis, é preciso que os parceiros se ajustem um ao outro. É necessário um novo nível de esforço, contato e aceitação. Atitudes antes automáticas passam a implorar por atenção. Considerando que a satisfação no relacionamento é tão importante na determinação de nossa satisfação geral em relação à vida, todo esforço e atenção são válidos. Além do mais, as crianças se beneficiam muito de uma relação parental bem-sucedida, conectada e amorosa.

Ao observarem uniões em vias de separação ou divórcio, os psicólogos John e Julie Gottman, especialistas em relacionamentos, descobriram que uma grande porcentagem de casais começava a viver a crise na relação durante o primeiro ano após a primeira gravidez. Nos três primeiros anos após o nascimento de uma criança, a satisfação conjugal tende a cair 67%.

Felizmente, os Gottman prosseguiram com a pesquisa e revelaram que esse declínio radical na satisfação com o relacionamento não era uma sentença compulsória. Ao observar os 33% cujas relações não foram afetadas pela transição à parentalidade, os pesquisadores concluíram que, com preparação, ponderação e comunicação eficiente, é possível sobreviver à mudança drástica suscitada numa união pela chegada de um bebê. Muitas dessas ferramentas estão descritas na seção "Como proteger seu relacionamento no pós--parto", no Capítulo 3. A simples leitura deste livro já põe você em vantagem ao navegar por essa mudança. Admitir que essa é uma transição significativa, explorar suas expectativas e as de seu parceiro ou parceira, planejar-se e angariar os recursos adequados são formas de preservar a relação. Esta fase da vida traz oportunidades para que vocês fortaleçam a intimidade, aprofundem a essência do relacionamento e elaborem as bases de uma parentalidade prazerosa.

## ABRA ESPAÇO PARA A PARCERIA

É muito fácil voltarmos toda a atenção ao novo bebê. Um recém-nascido demanda muito de nós. Suas necessidades e rotinas mudam rapidamente, e é complexa a logística a ser coordenada. Se não formos cautelosas em meio a tantos ajustes e transformações, podemos, sem perceber, limitar todas as conversas com nosso parceiro ou parceira ao tamanho das fraldas e às refeições do dia.

Além disso, somos inundadas por hormônios que encorajam a formação de vínculos com o bebê. É comum que as mulheres se sintam tão nutridas pela íntima conexão com seus filhos, além de assoberbadas pelas demandas do recém-nascido, que o contato com o parceiro ou parceira acabe ocupando o último lugar na lista de prioridades. Isso pode despertar nele ou nela uma sensação de ofuscamento e desprezo, e assim tem início uma dinâmica repleta de distância e ressentimento. A parceria entre vocês é a pedra fundamental da saúde da família, e por isso merece cuidado. Deixar abertos os canais de comunicação a respeito de seus sentimentos, sensações e vivência do processo é essencial para manter a conexão com o parceiro/parceira e preservar o relacionamento.

Não se esqueça de que seu parceiro/parceira é seu maior recurso inexplorado. Sempre que possível, lembre que vocês estão do mesmo lado, que são uma equipe. Nada que venha de fora, seja uma boa comida ou as melhores massagens, poderá compensar a sensação de estarem desconectados, irritados ou magoados um com o outro. O melhor é que vocês dois trabalhem ativamente para criar o que Stan Tatkin, especialista em relacionamentos e autor de *Wired for Love*, chama de "bolha do casal". A bolha do casal descreve o acordo mútuo de que o parceiro/parceira é sua maior prioridade, de que vocês compartilham tudo entre si antes de dividir com o resto do mundo, têm a bolha como fonte central de segurança e se comprometem a manter a clareza e a santidade do relacionamento. Visite ou revisite o exercício da "Bolha do casal", no Capítulo 3.

## Como criar e manter a proximidade com o parceiro ou a parceira

Comecem sendo amáveis, com uma atitude de profundo cuidado. Optem por agir com gentileza mesmo que estejam frustrados, tristes ou desanimados. Priorizem a estima positiva e incondicional um pelo outro, tendo a consciência de que estão juntos nessa.

1. Ao entrar e sair de um cômodo, validem a presença um do outro com palavras, contato visual, um aceno de cabeça ou uma piscadela. Atentem para não passar despercebidos um pelo outro. Tirem os olhos dos aparelhos eletrônicos e reconheçam a presença do outro.

2. Abracem-se até sentirem "a entrega" (ver "Abraços", na página 274), ou seja, até sentirem seus corpos tranquilos, relaxados e brandos, e a respiração, mais lenta.

3. Comuniquem-se num tom de voz baixo e sossegado. Percebam caso estejam falando depressa ou muito alto. Respirem fundo. Comprometam-se a estabelecer uma comunicação tranquila sempre que possível.

4. Dirijam-se um ao outro ao acordar e na hora de dormir. É muito simples; basta dizer o nome do parceiro ou parceira e dar "bom dia" ou "boa noite".

5. Reservem atenção especial às despedidas e aos reencontros. Mantenham contato visual ao dizer "oi" e "tchau". Se for preciso, relembrem a que horas estarão juntos novamente, quando chegarão em casa e de que forma vão se comunicar durante o período em que estiverem afastados (por mensagens de texto, e-mails ou telefonemas, ou talvez fiquem incomunicáveis).

Se você já está empenhada em criar uma conexão e um vínculo saudáveis com seu bebê, por que não estender isso também ao parceiro ou parceira? É mais simples do que parece dar atenção às pequenas coisas, como fazer contato visual e validar a presença do outro entre chegadas e partidas.

Reconhecer o bem-estar da relação e enxergar o parceiro ou parceira como prioridade é o primeiro passo fundamental que vai servir de base para a manutenção desse vínculo. O passo seguinte é dedicar algum tempo todos os dias para que vocês se conectem um ao outro. Reservar uma noite por semana para uma saída a dois é a maneira mais popular de um casal dedicar tempo à relação. É uma ótima ideia, mas um tanto impraticável, e talvez até indesejável nos três primeiros meses após o parto. O mais importante é preservar o fio de conexão nas interações cotidianas, de modo que vocês não precisem esperar por aquele momento específico, uma vez por semana, para botar os assuntos em dia.

Junto a essa base de amor, ternura e conexão contínua, outra prática muito revigorante é tirar de três a cinco minutos por dia para vocês se conectarem. Iniciar essa prática requer apenas vontade; não é necessário desejo, nem excitação. A vontade de passar algum tempo como descrito abaixo, seja respirando ou trocando olhares e toques, vai aprofundar ainda mais as bases de seu relacionamento e sua confiança nele. Esses cinco minutinhos de contato não devem ser usados para que vocês repassem listas de afazeres, mas para que simplesmente fiquem juntos. Reservar alguns minutos de contato não verbal é um passo consistente e viável rumo à conexão conjugal. Por mais que no início vocês se sintam meio desajeitados, ativem o cronômetro e sigam em frente. Esse momento pode acabar se transformando num dos pontos altos do dia. Façam um esforço para manter a atenção voltada ao contato com o parceiro ou parceira, sem deixar que os olhares se voltem literalmente para o bebê.

Existem muitas formas de conexão; você e seu parceiro ou parceira podem testar algumas das sugestões abaixo e sentir o que preferem. Tendemos a enxergar a conexão como algo que acontece ou não, sem sabermos ao certo por quê. Tal como aprender a tocar um instrumento musical, o contato contínuo requer prática. Cada dia que praticamos se mostra diferente, e podemos começar a apreciar todas as variações e nuances de nossas experiências.

# CONTATO VISUAL

O contato visual é uma forma de se conectar e sentir um ao outro sem a necessidade de palavras. Marquem três minutos no relógio. Encontrem uma posição confortável, seja de pé, sentados ou deitados, e simplesmente se olhem. Parece muito simples, mas é profundo. Você pode perceber emoções vindo à tona. Seus olhos talvez lacrimejem. Pode ser que você ria, de alegria ou vergonha. Ou que fique entediada ou frustrada. Você pode se perceber fechando os olhos ou desviando o olhar. Resista à tentação de falar. Sustente o olho no olho. Ao fazer isso, convide seu corpo a uma sensação de relaxamento. Ao final dos três minutos, agradeça a seu parceiro ou parceira com uma reverência, um aceno de cabeça ou um abraço. Diga "obrigada".

# RESPIRAÇÃO SINCRONIZADA

Numa posição confortável — sentada, de pé ou deitada —, posicione uma das mãos sobre o coração do seu parceiro/parceira. Peça que também ponha a mão sobre o seu (ver Figura 32). Sinta o movimento de sua mão enquanto seu parceiro/parceira respira. Perceba o ritmo da respiração dele/dela. Talvez você sinta os batimentos cardíacos. A respiração é rápida ou lenta? Regular ou irregular? Sua mão está ali para perceber e receber essas informações, sem fazer nada a respeito. Seu parceiro/parceira também está percebendo sua respiração. Ainda que não seja o objetivo, vocês podem notar uma sincronização no ritmo das respirações. Como numa dança silenciosa, um de vocês conduz, e o outro é conduzido. Quem reduz o ritmo da respiração? Quem acelera? Quem vai ao encontro do outro? É uma dança, com um condutor e um conduzido. O objetivo não é uma sincronia exata e perfeita. O objetivo é mergulhar num diálogo silencioso, sentindo e escutando o corpo um do outro.

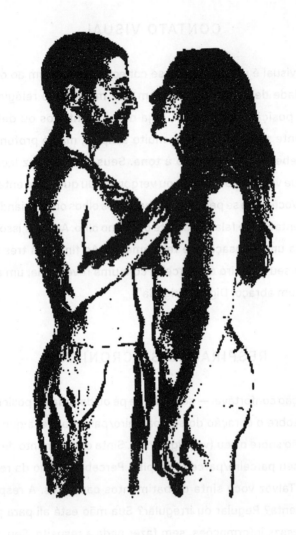

*Figura 32*: **Respiração sincronizada**

## ABRAÇOS

Um abraço de corpo inteiro é uma excelente forma de o casal tranquilizar um ao outro. Quando nos abraçamos de maneira consciente, sentindo o contato entre os corpos, depois de um ou dois minutos costuma ocorrer uma evidente acomodação. Eu chamo esse momento de "a entrega". Em termos hormonais, a entrega acontece quando o corpo libera oxitocina, um hormônio de amor e vínculo que neutraliza o cortisol, hormônio do estresse. Você vai sentir a mente e os pensamentos mais lentos e será capaz de mergulhar nas sensações do corpo de maneira genuína. Ao se entregar ao próprio corpo, com frequência também é possível sentir a entrega de seu parceiro ou parceira. O corpo dele ou dela abandona uma camada de tensão e se aproxima, quase se moldando ao seu. Você pode até ouvir um suspiro de satisfação. Comprometam-se a manter o abraço até sentirem "a entrega", então permaneçam assim por um ou dois minutos, desfrutando desse alto nível de presença, sintonia e conexão.

## AGRADECIMENTOS

O objetivo deste exercício é suscitar nos parceiros a atenção e a lembrança do que amam um no outro. Durante um período que pode ser repleto de questionamentos e ansiedade, é muito fácil sermos levados a enxergar apenas os problemas. Ao percebermos nosso estado interno mudando de uma forma jamais vista, costumamos procurar explicações do lado de fora. Muitas mulheres direcionam suas ansiedades para o parceiro ou parceira. Esta é uma chance para que vocês se escutem e restabeleçam a conexão com o que já deu certo, e com o que vem dando, no relacionamento. Você pode começar com algo como "Uma coisa que eu adoro em você é _____." "Uma coisa em você pela qual sou muito grata é_____." "Quero agradecer a você por_____." Essa prática pode levar apenas um minuto.

Se existe algo incomodando, recomendo o exercício a seguir, de escuta aberta, para que cada um tenha reais condições de falar sobre o que está vivendo. Articule afirmações iniciadas por "Eu". Evite culpar o parceiro ou parceira. Comunique-se com base em seus sentimentos e sensações pessoais.

# ESCUTA ABERTA

O objetivo deste exercício é dar a cada um a oportunidade de se expressar. Quando for a sua vez, você pode falar sobre qualquer coisa que esteja em sua cabeça. A intenção é limpar o ambiente e dar voz ao que impede sua conexão ao momento presente. Ao contrário dos exercícios anteriores, com foco no contato, este tem por fim a liberdade de expressão sem cortes, e é muito útil caso você sinta rigidez e resistência aos exercícios anteriores, envolvendo toque.

Escolham quem vai falar primeiro e quem vai escutar. Sentem-se lado a lado, deixando os ombros se tocarem, sem olhar um para o outro. Ao não cruzarem olhares, vocês podem se expressar sem sofrer a influência das reações do outro, sem interpretar as expressões faciais e a linguagem corporal do outro. Além do mais, isso contribui para a prática de escutar e refletir, sem interrupções, sobre o ponto de vista alheio. Escute a experiência de seu parceiro ou parceira com a consciência aberta. Pratique a empatia em relação ao ponto de vista dele/dela. Como é o mundo a partir dos seus olhos? Eis alguns pontos a serem lembrados por vocês dois durante a escuta:

- Não interrompam. Vocês terão a chance de falar, então não interrompam para "corrigir" ou tecer críticas a partir de uma perspectiva pessoal.
- Evitem reagir à fala do parceiro ou parceira com suspiros ou movimentos.
- Suspendam a própria história e a própria versão. Tomem um tempo para realmente ouvir o ponto de vista do parceiro ou parceira.

Quando o primeiro terminar de falar, alternem os papéis. A fala de um não precisa estar relacionada à do outro. Este é o momento de falar sobre si mesma e sua experiência, a partir do coração. Não é o momento de tentar provar quem está certo ou errado. Depois que terminarem, virem-se de frente um para o outro. Respirem fundo três vezes e finalizem a experiência agradecendo ou dando continuidade à conversa.

## A história de parto sob o ponto de vista do seu parceiro ou parceira

No Capítulo 9, você processou a história de parto a partir do seu ponto de vista. Agora é o momento de compartilhar essa experiência com seu parceiro ou parceira e ouvir sua experiência. É importante falar abertamente sobre a experiência que cada um teve com o parto, celebrando os sucessos e dando voz a mal-entendidos ou mágoas renitentes. O processo do parto pode ser o fio que une dois parceiros ou a barreira que os mantém separados. A intensidade do parto cria uma configuração hormonal singular, que transforma o modo de funcionamento da memória. Na "partolândia", o tempo não é linear. Haverá momentos que seremos incapazes de recordar ou colocar em sequência. Haverá momentos para sempre gravados em nosso corpo e nossa mente. Seja como for, as lembranças nunca são totalmente precisas, além de sofrerem grande influência de nossas experiências passadas. Não costumamos escolher o que recordamos e o que não recordamos.

Sendo assim, ao ouvir seu parceiro ou parceira compartilhar sua experiência com o parto, você pode se surpreender com uma versão diferente. Pode ser que seu parceiro/parceira se lembre de momentos esquecidos por você. Pode ser que ele/ela não dê importância a algo que, para você, tenha sido muito grave. O fundamental é que os dois escutem um ao outro sem debater acerca dos detalhes. Fique atenta aos momentos cruciais. Fique atenta aos pontos em que seu parceiro/parceira se repete, demonstra empatia ou altera o volume da voz, em busca de sinais do que possa ter sido empolgante ou assustador para ele/ela.

Do meu relato de parto, você deve se lembrar que passei um período completamente sozinha. Eu havia planejado e me preparado para um parto em casa, e o pai da minha filha tinha participado do processo. Ao me ver em trabalho de parto, contudo, ele entrou em pânico e retornou à ideia condicionada de que o local mais seguro para dar à luz era um hospital. Quando percebi o quanto ele estava assustado, num momento tão inicial do trabalho de parto, me dei conta de que não poderia satisfazer meu desejo, que era de contar com ele para defender o mínimo de intervenção possível, em qualquer cenário que viesse a acontecer. Eu sabia que meu trabalho de parto só iria se intensificar ao longo do tempo.

Além de tudo isso, seu estado de pânico deixou o ambiente do trabalho de parto ainda mais tenso, de modo que as minhas parteiras começaram a tentar distraí-lo e entretê-lo. Ele ficou em outro quarto do apartamento até o instante em que nossa filha de fato começou a sair, quando gritei por ele. Até hoje, o parto é uma situação que o remete a sofrimento. Ele se sentiu alienado e despreparado. Queria ter dado mais apoio, mas estava confuso, sem saber o que era normal. Não estava minimamente tranquilo para conseguir sair para almoçar ou ficar em outro ambiente. Não sentia haver ninguém capaz de orientá-lo. Ficou ali, no outro quarto, ouvindo os meus gemidos virarem gritos, perguntando-se se eu estava bem e questionando seu próprio papel. Acabou isolado e impotente.

Cerca de oito semanas depois do nascimento de nossa filha, tivemos a primeira conversa sobre o parto, no meio da madrugada. Foi, para nós dois, um momento de profunda conexão e cura. Eu escutei a experiência dele, sua versão. Ele escutou a minha versão, e, sem a menor necessidade de mudar, consertar ou convencer, nós dois simplesmente choramos juntos, frente ao que ambos sabíamos ter sido uma das mais intensas e fecundas experiências de nossa vida. Hoje em dia nos vemos muito pouco, mas, quando nos vemos, não é raro que esse assunto venha à tona.

## ESCUTE A HISTÓRIA DE SEU PARCEIRO/PARCEIRA

Usem as habilidades adquiridas com o exercício de "Escuta aberta", mas dessa vez olhem um para o outro. Pergunte a seu parceiro/parceira sobre suas experiências durante o parto. O que foi fácil? O que foi difícil? O que foi surpreendente? Então pare de perguntar e apenas escute. Dê a ele/ela tempo e espaço para se expressar. Esse é o momento de escutar o que ocorreu com esta outra pessoa durante o parto — a história que ele/ela relatar contém, além de sabedoria, momentos muito importantes.

Com frequência, para compreender os significados que nossas histórias têm para nós, é necessário repeti-las ao longo do tempo. Podemos nos confundir com algo ao qual nosso parceiro/parceira esteja agarrado, mas que para nós tenha sido insignificante. Pode ser que nosso parceiro/parceira não compreenda por que não conseguimos superar ou deixar de lado certos momentos do parto que aos olhos dele/dela foram necessários, normais e até úteis. Na verdade, não é preciso compreender. Basta escutar, de coração aberto.

Nossas histórias evoluem ao longo do tempo, e isso é saudável. Frente a uma narrativa que nunca muda, nós não crescemos nem desenvolvemos nossa habilidade de enxergar seu sentido num nível mais profundo. Em relação a uma experiência tão importante quando dar à luz e tornar-se mãe e pai, pode ser que vocês levem tempo para encontrar o caminho de uma narrativa conjunta, que honre as experiências de cada um, e para efetuar os reparos necessários à cura.

Uma vez por semana, reservem de vinte a trinta minutos para fazer uma avaliação mais extensa, combinando mais de uma dessas ferramentas. É muito útil estruturar essas avaliações, sobretudo se as coisas estiverem difíceis ou pesadas. Por mais que possa parecer pouco romântico, mapear um caminho ao qual recorrer elimina a ansiedade, pois fica claro que ambos poderão verificar o outro e ser ouvidos. Cuidem das questões ainda em ebulição e se comprometam a encontrar um ao outro. Essa é a base para o retorno à vida sexual entre vocês.

# CONEXÃO TOTAL

1. Sentem-se perto um do outro e façam contato visual por cerca de um minuto.
2. Abracem-se até sentirem "a entrega".
3. Faça algum agradecimento ao seu parceiro/parceira e ouça um agradecimento da parte dele/dela.
4. Investigue:
   - Como você está?
   - Como eu estou?
   - Como nós dois estamos?
   - Como estamos nos saindo na função de pais/mães?
   - Como estamos nos saindo como casal?
5. Encerrem com um abraço, ou fazendo outro agradecimento.

Ao seguir esses passos, vocês poderão recordar quem são como indivíduos, além de lembrar que estão vivendo experiências singulares. Tornar-se mãe e tornar-se pai são jornadas diferentes. Este processo permite que vocês honrem essas diferenças e ouçam a respeito delas, além de ajudá-los a recordar que são parceiros. Existe um "nós" para além de seu bebê e dos outros filhos.

Manter os canais de comunicação abertos e tranquilos é muito importante para aplacar a ansiedade, aprofundar a conexão e repavimentar a estrada rumo à intimidade sexual (ver mais sobre esse tópico no Capítulo 12). As ferramentas de comunicação delineadas acima ajudarão cada um de vocês a se manter atualizado em relação ao outro. Os pais e as mães de primeira viagem vivenciam tanta coisa a cada hora, dia e semana, que é necessária uma atenção ninja para que não se desconectem um do outro e de como ambos estão enfrentando essas mudanças. Quando você se dá conta de que seu parceiro/parceira é seu maior aliado, todo esforço é válido.

Mundos se abrem para quem é capaz de manter a conexão no momento presente, que está em constante mudança. Por mais que o estereótipo masculino aponte para um desejo sexual ininterrupto, os Gottman descobriram que, no pós-parto, o real desejo dos homens era a atenção de suas parceiras. Com tanta atenção voltada para o bebê, eles se sentiam invisíveis. Precisavam saber que as suas esposas ainda os consideravam atraentes e desejáveis.

## Relatos pessoais

### Ruthie

"Eu virei uma pessoa diferente. Como é que alguém pode ter intimidade com uma pessoa que mudou completamente, que está irreconhecível? Eu me transformei. Minhas necessidades mudaram — em termos de logística, de emoções, em termos físicos e sexuais. Eu me sentia tão diferente por dentro, em todos os níveis. Queria explicar isso a ele, mas era difícil demais. Às vezes eu ficava pensando se ele compreendia que outra mulher estava sentada ao lado dele, ou se ele achava que eu ainda era a mesma. Como eu poderia me sentir íntima de alguém que nem sequer tentava entender como eu havia mudado? Como eu poderia explicar isso a ele, sendo que nem eu mesma compreendia? Acho que isso só requer presença, paciência e respeito, e o afrouxamento das nossas expectativas em relação ao outro. Requer uma abertura a uma nova vida. Às vezes nós tínhamos saudade da nossa vida antes do bebê. A antiga dinâmica, a facilidade, a liberdade e a sensação de conforto que tínhamos juntos. De súbito essa relação evaporou, e nos vimos num território desconhecido. O nascimento do bebê nos convocou a amadurecer, em termos gerais. O bebê nos deu motivação para invocar nosso lado mais maduro, para que ele pudesse ter pais que se amam e se tratam bem."

# ESCREVA UMA CARTA PARA
# O SEU PARCEIRO/PARCEIRA

A partir do ponto em que você se encontra agora, sendo a mulher que você é hoje, da forma como se sente neste momento, escreva uma carta para o seu parceiro/parceira. (Se estiver solteira, escreva uma carta para si mesma, sobre quem é essa nova pessoa e do que ela necessita.) Diga a seu parceiro/parceira o que você precisa que ele/ela saiba. Conte a ele/ela como se sente em relação a seu corpo, suas emoções, sua família, seu relacionamento e o que mais considerar importante. Encoraje seu parceiro/parceira a escrever uma carta a você, a partir da figura parental ou da nova pessoa que é agora. A seguir, deixo dois exemplos de pontos de partida, que talvez possam servir de inspiração para você começar a redigir sua própria carta.

Para o meu parceiro/parceira (de uma nova mãe):

- Estou vivenciando tantas coisas, em tantos níveis, que mal consigo expressar como me sinto em relação a tudo.
- Se eu chorar, pode ser que não haja nada de errado. Pode ser que eu não saiba por que estou chorando. Só me abrace e diga que vai ficar tudo bem, mesmo que você não saiba qual é o problema.
- Quanto mais espaço você me der para que eu não precise voltar a ser a pessoa de antes, e quanto mais você estiver disposto a conhecer a nova versão de mim a cada dia, mais espaço eu terei para me revelar a você.
- Eu preciso muito do seu toque neste momento.
- Por favor, diga que estou me saindo bem. Por mais que eu pareça confiante, por dentro não paro de me perguntar se estou sendo uma boa mãe. Preciso de validação.
- Quanto mais você me mimar e cuidar de mim, mais depressa voltarei a ser plena e cheia de gratidão pela forma como fui tratada por você num dos momentos mais vulneráveis da minha vida.

- Eu ainda quero você. Estou me sentindo uma virgem. Não sei ao certo quem sou, em termos sexuais. Quero explorar, e pode ser que a gente precise fazer as coisas de maneiras diferentes. Espero que tudo melhore.

Pode ser que seu parceiro/parceira também queira escrever para você. Compartilhe com ele/ela os capítulos sobre intimidade e sexualidade, e assim será mais fácil para compreender que vocês estão passando por mudanças de identidade, com algumas questões comuns. A ideia de que o período pós-parto é um momento singular dará a vocês a perspectiva de estarem atravessando um túnel, que desembocará em uma nova realidade. Segue um exemplo de ponto de partida ou inspiração.

Para a minha parceira:
- Pegue a minha mão e a conduza para o seu corpo de uma forma que seja agradável para você.
- Você está tão apaixonada por esse novo ser que nós criamos. O bebê precisa tanto de você. Você está indo muito bem. Preciso que também me enxergue.
- Eu não sei o que fazer quando você revela insatisfação com o seu corpo. Eu amo o seu corpo.
- Eu adoro conversar com você, mas preciso que não limitemos os assuntos à logística e às tarefas.
- Não há problema em você querer dar uma pausa no sexo, mas preciso saber que ainda me considera atraente.
- Sei que não faço as coisas da mesma forma que você, que carregou nosso bebê, faz. Por favor, respeite meu papel. Eu vou encontrar o caminho. Ele será diferente do seu. No fim das contas, isso será bom.
- Conceda a mim o benefício da dúvida.
- Mostre-me como podemos nos conectar de uma forma prazerosa para você.

# RESUMO

- Embora os estudos revelem que as relações são drasticamente alteradas quando nasce um bebê, com carinho e comunicação elas podem mudar para melhor.
- Planeje-se para as mudanças em seu relacionamento e nos papéis desempenhados por você e seu parceiro/parceira, e mantenha-se aberta para debatê-las agora, no período pós-parto.
- Compreenda que a intimidade diz respeito não somente ao sexo, mas à comunicação e à compreensão, e atente para a construção dessas qualidades, em vez de se preocupar em retornar rapidamente ao sexo com base na penetração.

Ternura, honestidade e clareza na comunicação são o esteio deste período essencial de transição de um casal a uma família, ou de uma pequena família a uma família maior. Algumas dessas práticas nunca perdem a utilidade, mas por que não usar esse momento de grande abertura e possibilidades para voltar a se dedicar aos valores nos quais vocês desejam basear a família? O amor despertado em seu coração pela chegada do bebê também pode ser irradiado para dentro, em direção a si mesma, e para fora, em direção ao seu parceiro/parceira. Em face aos desafios normais relativos à exaustão e à tomada de decisões, o vínculo com seu parceiro pode se tornar a grande força capaz de recarregar as suas energias.

### Reflexões

- Observe qual dos exercícios de conexão parece mais fácil. Escreva sobre as lembranças que esse exercício lhe traz, e por que ele é o mais interessante para você. O que você esperava ganhar com essa experiência? Como gostaria de se sentir em seguida?
- Observe qual dos exercícios de conexão parece difícil, e talvez até um pouco desconfortável. Escreva sobre o que parece difícil e

o que você poderia sentir se conseguisse transpor a resistência e arriscar uma tentativa.

**Práticas**

- Comprometa-se a manter a intimidade e pratique um dos exercícios de conexão: troca de olhares, respiração, abraços ou agradecimentos.
- Escute seu parceiro/parceira compartilhar a experiência dele/dela a respeito de sua história de parto.
- Escreva uma carta a seu parceiro/parceira, como a nova mãe que você é agora, e o/a estimule a escrever uma carta para você também.

## Criação de um ritual pós-parto

Assim como o chá de bebê ou o chá de bênçãos são maneiras de angariar apoio para a passagem à maternidade, a cerimônia de pós-parto é uma poderosa forma de celebrar o fim do quarto trimestre. O ritual pode ser a porta de retorno ao mundo externo, marcando, para a mulher, a passagem de um olhar mais interno, ao fortalecimento dos laços familiares e de seus sistemas imunológico e nervoso, a uma suave introdução ao ambiente externo. Naturalmente, a transição de uma mulher à maternidade não tem prazo para terminar. O fim do quarto trimestre, de muitas maneiras, marca o início do retorno da mulher ao próprio senso de individualidade. Nos Estados Unidos muitas retornam ao trabalho em algum período entre dois a quatro meses depois do nascimento do bebê. Pode ser encorajador marcar essa celebração para o mesmo período do seu retorno ao trabalho.

Uma cerimônia de pós-parto pode ter o seguinte aspecto: mulheres e mães convidadas se reúnem na casa da nova mãe, trazendo comidas nutritivas, flores, velas, um poema ou uma história para compartilhar. Todas chegam na intenção de formar um círculo sagrado de proteção ao redor da mãe, prontas para ouvir sua história de parto e suas reflexões a respeito de tudo o que foi deixado para trás. Enquanto escutam, as mulheres podem preparar um colar ou um bracelete de contas, desenhar um retrato, tirar fotos ou simplesmente permanecer sentadas, em silêncio, de coração aberto. Depois de escutar, outras mães podem compartilhar sua própria vivência em relação à entrada no território da maternidade, de modo a oferecer sua parcela curativa. Esse evento representa a cristalização da partida da menina e a ocupação da mulher no lugar de mãe.

*Parte 3*

# Depois do quarto trimestre

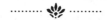

**A DOBRA DESVELADA**
*SOU MÃE, cujos direitos destravam a sala sem portas*
*Lar do mistério que escorcha a alma*
*Talhando o ego e banhando de luz a mente untuosa.*

*SOU MÃE, que cultiva sonhos na barriga*
*De meu sangue bebe a Árvore da Vida,*
*Com raízes no paraíso, até que os sismos do parto*
*Dilaceram-me, reveladores e aliviantes,*
*Ao que desperto do pesadelo da separação.*

*SOU MÃE, e porto o segredo desde o início manifesto*
*Braseiro do futuro, dobra desvelada, seio vulcânico*
*Filha da incerteza, carrasca da bruxa*
*Derradeira ceifadora da esperança.*

*SOU MÃE, portanto ouça! Escute com ouvidos labirínticos*
*O propósito do som, sinta o remexer de suas células,*
*A mensagem pulsante que em seus ossos ecoa;*
*Sirva ao Criador, seja a Guardiã do Parto de que*
*a Terra agora necessita.*
*Quanto orgulho a sua mãe vai ter.*

— **JEANNINE PARVATI BAKER**

Agora que você atravessou o quarto trimestre, deixando para trás as principais alterações físicas e hormonais, a transição à maternidade, no entanto, continua. Por mais que a gente saiba, claro, que a maternagem é uma jornada de vida, não costuma ficar muito claro que as mudanças em nossa identidade física e sexual não param. Assim como levamos anos para integrar e nos acostumar com as mudanças corporais e psíquicas pelas quais passamos durante a puberdade, as transformações ocorridas após o parto perduram um tempo.

Mas você não precisa se assustar nem se acovardar diante disso. Sua identidade como mulher e mãe continuará evoluindo, e não faltarão oportunidades de crescimento e transformação. Por mais que ninguém possa prever o rumo de sua jornada pessoal, algumas ferramentas podem servir de auxílio à sua preparação. Redescobrir o próprio corpo, fazendo as pazes com ele — por meio de exercícios e de sexo — e descobrir seu estilo particular de maternagem são alguns passos na direção correta.

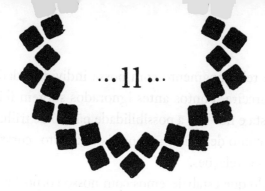

## ...11...

### *redescubra seu corpo*

Nutrir e desenvolver um bebê no útero e depois dar à luz são atividades que exigem uma reestruturação gigantesca do corpo. Embora tenham sido dez meses (em casos de parto a termo) para se acostumar às alterações, sobretudo incrementais, de postura, peso, centro de gravidade, entre outras, os efeitos cumulativos da gravidez e do parto são impressionantes, e é preciso tempo para se acostumar. Mesmo que você não tenha sofrido laceração ou prolapso, nem tenha passado por uma cesariana ou vivenciado qualquer dos outros "traumas", seu corpo veio enfrentando uma assombrosa enxurrada de mudanças. É importante que você volte a se exercitar e recupere a sexualidade com muito cuidado e muita informação, para que assim possa exercer, pelo resto da vida, as atividades físicas que lhe dão prazer. Dê mais tempo a si mesma e faça uso de algumas ferramentas para retomar o contato com o próprio corpo, procurando permanecer aberta a mudanças, respeitar suas novas formas e aprender a amá-las.

### AMAR O PRÓPRIO CORPO

O período pós-parto é um convite para que reavaliemos quase todas as formas de relação que estabelecemos conosco. Vêm à tona nossos padrões de relacionamento com nossa individualidade, família e parceiro/parceira. Pontos antes ignorados surgem feito penetras em uma festa e nos dão a possibilidade não só de trilhar caminhos diferentes, como de extrair potenciais elementos curativos a partir de todas essas relações.

O vínculo que estabelecemos com nosso corpo é a base fundamental de nossa orientação frente à vida. Habitaremos o mesmo corpo até o fim; portanto, se conseguirmos estar em paz com ele, em vez de julgar, repreender e combater, podemos viver com mais delicadeza. Aprender a amar nosso corpo nessa fase de constante mudança e evolução talvez seja um dos processos mais difíceis, ainda que recompensadores, pelos quais passaremos enquanto mulheres. Amar nosso corpo em meio a toda objetificação, pressão e julgamentos não somente é uma vitória pessoal, é também uma profunda demonstração de maturidade e sabedoria.

O julgamento cruel que costumamos fazer de nós mesmas não é uma questão meramente pessoal. Existe toda uma indústria que se calca na infelicidade e insatisfação das mulheres com a própria aparência. A indústria farmacêutica e as empresas de beleza e cosméticos lucram com a ideia de que precisamos adquirir certos produtos para ter uma aparência melhor e fazer uso de medicamentos para nos sentir melhor. Há um tipo de corpo padrão — alto e extremamente magro — considerado ideal, por mais que saibamos que todos nascemos em diferentes formas, tamanhos e proporções. A maioria das atrizes e modelos representa um padrão de beleza que glorifica a juventude e uma silhueta masculina e infantil. O Photoshop apaga supostos defeitos e remodela os corpos, a serviço desse rigoroso ideal de perfeição.

Enquanto isso, o corpo de uma mãe que acabou de parir um bebê ostenta seios fartos, barriga protuberante e flácida, coxas grossas. A ausência, não a presença, desses traços femininos ou maternais que são inerentes ao parto é o que define as modelos e o ideal de beleza incutido em nós. Sim, o padrão cultural vigente de beleza feminina são quadris estreitos e barrigas chapadas — o extremo oposto do que exibe uma mulher que acabou de parir. Se tentarmos definir nossa beleza a partir de um olhar externo, quase nenhuma de nós sairá vencedora. A bem da verdade, seja qual for nossa forma ou tamanho, quando tentarmos assumir nossa plenitude, tudo estará contra nós. Sendo assim, torna-se um ato radical, revolucionário, pessoal e político vivermos em harmonia com nossos corpos femininos.

A natureza inconstante de um corpo que acabou de vivenciar uma gravidez e um parto é um convite a uma nova e mais profunda relação com o amor, o carinho e a impermanência. Ao abraçarmos isso, explorando a curiosidade e nos aprofundando em nós mesmas, acompanhando as transformações do nosso corpo, encontramos um tesouro de sabedoria e amadurecimento a ser conquistado e aprendemos a nos amar exatamente como somos.

O primeiro passo é nos afastarmos das comparações com nosso corpo anterior e com o corpo desejado, e nos concentrarmos no presente. Nossa forma corporal está em constante evolução, e depois do parto isso fica mais evidente e dramático do que nunca. Aproximar-se desse processo com gentileza e paciência é oferecer a si mesma a possibilidade de obter prazer com as mudanças em vez de apenas tolerá-las, por mais estranhas, inesperadas e talvez indesejadas que elas sejam.

Depois de passar pelo importante evento de carregar e dar à luz uma vida, o corpo leva tempo — mais do que gostaríamos, é o consenso quase universal — para reorganizar a própria forma. Comparar-nos a atrizes que retornam ao trabalho três semanas após o parto ou a amigas que em dois meses voltam a vestir a antiga calça jeans apenas nos faz sofrer. Mais uma vez somos convocadas a adquirir visão e perspectiva de longo prazo para que não fiquemos tentadas a nos maltratar, seja embarcando em dietas radicais ou abusando dos exercícios, numa tentativa de controlar a ansiedade ou insistir que nosso corpo adquira por fora um aspecto que talvez, intimamente, não estejamos preparadas para sustentar.

O segundo passo é mudar o foco, passando do julgamento e da avaliação em relação ao aspecto de nosso corpo à gratidão pelo que ele passou e o que foi capaz de fazer. Essa mudança é uma prática de *mindfulness* ou atenção plena.

## DO JULGAMENTO À GRATIDÃO

1. Ao ouvir sua voz interna querendo fazer qualquer comentário negativo acerca do seu corpo, esteja atenta. Tenha cuidado para não embarcar numa espiral de críticas, que levam a mais críticas. Faça uma pausa e respire.

2. Não se esqueça de que você está vivenciando um processo monumental, sem dúvida muito maior do que o previsto. Lembre-se de que não ficará eternamente no ponto onde está agora. Diga a si mesma: "Eu acabei de gestar e dar à luz uma vida, a qual ainda estou nutrindo."

3. Então escolha recordar uma parte de seu corpo que você ama, ou algo em seu corpo pelo qual é grata. Toque essa parte do corpo, e verbalize a gratidão em voz alta ou escreva num papel.

O passo seguinte é compreender que a aparência do nosso corpo nada tem a ver com nossa capacidade de sentir prazer. A maioria de nós acredita, erroneamente, que se sentiria melhor em relação a si mesma se estivesse em forma, tivesse a barriga chapada ou mudasse algo no corpo. Achamos que seríamos mais felizes, satisfeitas ou sensuais se o nosso corpo ostentasse a forma que desejamos. A boa notícia é que não existe nenhum pré-requisito para a felicidade ou para sentir prazer. Podemos ser felizes, satisfeitas e sensuais no exato momento, com o corpo que temos. Pense no incrível potencial que se descortina quando deixamos de depender de uma aparência específica para ter acesso à felicidade e ao prazer!

A base de todo o resto deste capítulo e de toda esta seção do livro são a paciência, o amor gentil e a escuta refinada. Ao retornar a atividades mais importantes, como a prática de exercícios e o sexo, seja extremamente carinhosa e gentil consigo mesma. Não há pressa; você não está competindo com ninguém. Sempre é possível parar e recomeçar.

## REDESCUBRA SEU CORPO POR MEIO DO EXERCÍCIO

A verdade é que, depois de dez meses de gravidez, do parto em si e de mais nove meses entre bebês-conforto, carrinhos, cadeirinhas acopláveis e amamentação, o corpo de qualquer mulher necessita de um realinhamento estrutural. Muitas preferem esperar até parir todos os filhos para só então cuidar do corpo. Será muito mais fácil, porém, recuperar a sensação de conforto e bem-estar ao praticar exercícios e sexo se você não descuidar de seu corpo ao longo de toda a jornada materna.

É desejável que, ao final do período de resguardo — o famigerado marco das seis semanas —, você marque uma consulta de avaliação do assoalho pélvico com um fisioterapeuta especializado, para que sejam tomadas as medidas de reparo necessárias a quaisquer problemas de base nessa área. Se você já ultrapassou o quarto trimestre e não foi a um especialista em assoalho pélvico, ainda há tempo de fazer isso.

Neste momento também vale considerar uma massagem de tecidos profundos, para desfazer um pouco os nós e a tensão na área cervical e entre os ombros, de tanto se curvar, carregar bebê conforto para cima e para baixo e amamentar. Eu adoro massagem tailandesa, mas tome cuidado para não se alongar demais. Motivados pela grande valorização da flexibilidade, os instrutores de yoga e profissionais de massagem tailandesa costumam se animar frente a qualquer oportunidade de ajudar os pacientes a trabalhar a elasticidade. Deixe bem claro que você prefere manter o foco em estabilizar o corpo, em vez de forçar os limites de sua flexibilidade.

O período de nove meses após o parto é o momento ideal para uma revisão postural completa. Em vez de tentar ajustar tensões ou desconfortos em pontos específicos, essa é a melhor hora para investir em modalidades que levem em consideração a estrutura corporal como um todo e as inter-relações entre as diversas áreas do corpo.

Duas excelentes modalidades que contemplam essa abordagem holística são a Integração Estrutural e o trabalho de Moshé Feldenkrais. A Integração Estrutural, também conhecida como Rolfing, consiste na série de sessões chamada de "Série Dez" ou "Receita": durante um período de dez semanas, é realizada uma sessão semanal de trabalho nos tecidos conjuntivos, com o objetivo de recuperar a postura ótima do corpo. A Integração Funcional, que faz parte do trabalho de Feldenkrais, é um processo de reeducação dos movimentos por meio do toque, que permite ao corpo recuperar o bom equilíbrio e funcionamento. Ambas as modalidades resultam em menos dor, maior facilidade postural e ampliação das possibilidades de uso do corpo. É possível, inclusive, que você passe a ter mais força e uma postura melhor do que tinha antes da chegada do bebê.

**Aprenda a se exercitar com segurança**

Depois de passar as seis primeiras semanas descansando e de ter incorporado as práticas de respiração profunda e movimentação suave, talvez você deseje partir para atividades mais intensas. Esse é o momento de investir em caminhadas leves, de preferência em terrenos planos, por cerca de quinze minutos.

O ideal é caminhar ao ar livre, em meio à natureza. No entanto, se isso não for possível, a melhor alternativa é a bicicleta elíptica, também conhecida como transport e encontrada em muitas academias. Ao usar o aparelho, recomendo que mantenha as mãos na cabeça, em vez de segurar nas hastes; assim você poderá avaliar como está, de fato, a sua estabilidade interna, que é uma condição importantíssima.

Não esqueça que este é o momento de construir gradualmente a sua força, levando em conta tudo que seu corpo enfrentou. É claro que todas ficamos ansiosas por voltar a fazer o que amamos, mas tenha em mente que manter uma postura conservadora agora vai ajudá-la a se recuperar de forma mais plena e retornar às atividades sem precisar recuar. A tendência em direção a exercícios mais intensos e agressivos está em toda parte. Cada nova moda é ainda mais desafiadora. Até onde sei, termos como *nova mãe* e *treinamento militar* não têm por que estarem na mesma frase.

A natação é um excelente exercício neste momento, sobretudo para as pernas. Nadar apenas batendo as pernas, com os braços apoiados numa prancha, pode ajudar a fortalecer os pequenos músculos pélvicos que entremeiam o cóccix e o sacro — estabilizadores que serão muito necessários quando você retomar os movimentos rotineiros. Além disso, nadar com o auxílio de uma prancha força você a arquear de leve as costas, posição oposta à que assume quando olha seu bebê, curvando o corpo em excesso para a frente. A ausência de gravidade também ajuda a aliviar o peso sobre o assoalho pélvico, o que pode ser um bálsamo para quem sente desconforto nessa área ao ficar de pé ou caminhar.

Recomendo que você espere pelo menos seis meses após o parto para retomar exercícios que incluam corrida ou saltos. O que mais costumo ver na minha prática são mulheres que chegam seis meses após o parto morrendo de dores nas costas. Elas começaram a correr, ou a praticar CrossFit, ou se lançaram em uma prática de yoga mais vigorosa, seis semanas após o parto, e sua estrutura física foi simplesmente incapaz de suportar. Então acabam tendo que fazer um trabalho restaurativo e lidar com músculos sobrecarregados nas costas, que precisaram compensar precocemente a falta de apoio no assoalho pélvico e no *core*. Por isso é tão necessário reforçar a importância de esperar um pouco para retomar atividades vigorosas. Você não precisa passar por esse processo frustrante, desnecessário e demorado de retorno à sua função ideal! Vá com calma e tranquilidade! Relaxe!

Uma ótima ideia é continuar com os exercícios de fortalecimento do *core* do Capítulo 7. É preciso, primeiro, fortalecer nossos músculos internos antes de partir para atividades que exijam demais dos grupos musculares maiores. Este é um bom momento para dar início a uma prática mais profunda de ativação e suspensão de seus músculos de base, e o yoga oferece, para isso, uma ferramenta ancestral chamada *bandhas.*

### Bandhas de cura

A ativação dos bandhas, ou fechos energéticos, foi fundamental para o meu processo de recuperação, bem como de inúmeras pacientes minhas. Essa ativação pode trazer muito alívio depois de tantos meses de peso e pressão sobre a pelve. Ela alivia as dores na lombar, regula a digestão e em muitos casos pode ajudar a prevenir ou tratar o prolapso, dependendo das causas.

Nos últimos tempos, vem ganhando espaço na América do Norte uma prática desenvolvida na Espanha, específica para condições como o prolapso, chamada de exercícios *hipopressivos.* Alguns vídeos do YouTube mostram os órgãos genitais femininos durante a prática desses exercícios, para ilustrar sua eficácia na suspensão dos órgãos. A prática hipopressiva foi elaborada a partir do *uddiyana bandha kriya* (que em tradução literal significa "liberação rápida de bloqueios"), uma técnica yogue de massagem e suspensão dos órgãos. Pense nela como um movimento antigravitacional para os órgãos internos.

Prepare-se para sentir uma leve estranheza, e não faça essa prática se ainda estiver com sangramentos, menstruada ou grávida. Nesses casos, a intenção deve ser direcionar sua energia para baixo, não o contrário. A ativação dos *bandhas* pode ser iniciada a partir do marco das seis semanas. Também é importante que você tenha praticado a respiração para alongar, bem como o plano de movimentação semanal (explicado no Capítulo 7), de modo a ganhar mobilidade e conseguir respirar estendendo as costelas. A prática só tem eficácia quando é possível expandir as costelas, para que os órgãos tenham espaço para se reorganizar.

## UDDIYANA BANDHA KRIYA

1. De pé, inspire, levando o ar aos pulmões.
2. Ao exalar, arqueie as costas e leve as mãos às coxas, deixando os joelhos naturalmente flexionados.
3. Ao terminar a exalação, prenda a respiração e arredonde as costas, feito um gato (ver Figura 33).
4. Tape o nariz com uma das mãos e faça uma falsa inspiração. (Ou seja, respire com o nariz tapado, de modo que não entre ar nos pulmões, formando um vácuo que suspenderá os seus órgãos.)
5. Prenda a respiração pelo tempo que for confortável para você.
6. Libere a sucção, solte a barriga e respire normalmente.

Como tudo, isso requer prática. Ao longo do tempo a sucção vai ficando cada vez mais forte, e você sentirá camadas da barriga e do assoalho pélvico sendo puxadas para cima. Pode ser que também sinta um pouco de sucção na garganta. É normal.

O próximo passo é acrescentar o *mula bandha*, a "contração da base", que pode ser considerada a versão yogue do exercício de Kegel. O *mula bandha* é mais que um movimento físico; no entanto, os movimentos físicos podem ajudar a desencadear na pelve uma energia sutil, porém poderosa. Para as mulheres, a prática do *mula bandha* é descrita em dois locais diferentes. Alguns textos mencionam o períneo, a região entre a abertura vaginal e o ânus. Outros descrevem a prática do *mula bandha* na base do colo do útero. Considero as duas opções corretas, descrevendo a necessidade de mais conexão entre esses dois níveis do assoalho pélvico.

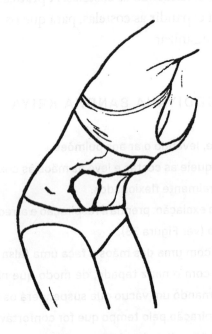

*Figura 33:* Uddiyana bandha kriya

Depois de praticar o *uddiyana bandha kriya*, você vai perceber a redução da pressão no assoalho pélvico. Essa é uma ótima oportunidade para acionar esse grupo de músculos. Perceba que a visualização é um passo importante em todas as ações. A imaginação ativa reações neurais e é o primeiro passo para a ação, em especial quando se trata de uma ação nova e desconhecida. Por fim, é importante confirmar se os movimentos imaginados estão se tornando concretos. Para isso existem duas ações, que podem ser praticadas juntas ou em separado.

A primeira delas é erguer os quatro cantos do assoalho pélvico ao mesmo tempo, como se você estivesse puxando um fio. Para ter a confirmação desse movimento, enrole uma toalhinha de mão e coloque-a no sentido do comprimento entre os ísquios. Ao exalar e ativar a ação de puxar, você deverá sentir os dois ossos se aproximando, comprimindo um pouco a toalhinha. A segunda ação é puxar e erguer as paredes vaginais, junto com o colo do útero. Esse é um movimento sutil, milimétrico.

## IMAGENS DO ASSOALHO PÉLVICO

Seguem algumas dicas e imagens que podem ajudar você a estimular o cérebro e acordar os músculos do assoalho pélvico. Experimente e veja se alguma delas se comunica com seu corpo.

- Imagine uma joaninha na entrada da sua vagina. Imagine que você quer pegar a joaninha, com um lenço de papel, sem esmagá-la. Ao inspirar, sinta as paredes vaginais envolverem a joaninha e erguê-la delicadamente.
- Imagine que você está tendo uma relação sexual com penetração. Ao expirar, envolva o membro de seu parceiro com mais força, trazendo-o mais para dentro de você.
- Imagine um fio que vai da base central do assoalho pélvico até o topo de sua cabeça. Ao inspirar, sinta o fio ser puxado para cima, suspendendo seu assoalho pélvico.

Se você não tiver certeza de que sua imaginação está conduzindo a ações externas, existem formas muito úteis de ajudá-la a confirmar que seus esforços de fato estão se convertendo em força e ativação do assoalho pélvico. Esse é um território muito sensível, pois pode ser que você ainda não se sinta pronta para a penetração. Escute seu corpo, e caso a ideia da penetração pareça demais, espere. Se a ideia não a incomodar, as melhores formas de *feedback* são, em ordem de intensidade: seus próprios dedos, um *yoni egg* (ovinho de pedra), um dildo ou o pênis de um parceiro. Ao introduzir dois dedos na vagina e tentar afastá-los ao mesmo tempo em que os aperta com as paredes vaginais, poderá sentir se as paredes abraçam os dedos e os empurram um em direção ao outro. Com um *yoni egg* — um ovinho de cristal ou pedra de jade introduzido na vagina —, sinta até que ponto seus músculos são capazes de segurar o ovinho lá dentro, e se é possível suspendê-lo um pouco no interior da vagina. A maioria das mulheres pode necessitar de um ovinho de tamanho maior, enquanto os músculos recuperam a tonicidade normal. Se não for possível segurar o ovinho sentada, experimente realizar o exercício deitada.

Um dildo cobrirá uma superfície mais ampla, e você terá uma área maior para pressionar, o que pode ser mais prazeroso. Um pouco mais complexo, dependendo do ponto de vista, será pedir a ajuda de um parceiro do sexo masculino. Pode parecer difícil se você estiver se sentindo constrangida, e além disso será necessário pedir que ele não se mova enquanto você faz a pressão. O sexo com penetração pode ser útil, contanto que você se sinta pronta para isso, em todos os sentidos. Pode ser que nunca tenha tentado fazer todos os movimentos, ou pode ser que tenha feito antes e se espante com a dificuldade em repeti-los. É preciso ter paciência e persistência.

Talvez você prefira buscar um professor, fisioterapeuta ou profissional de educação sexual somática para ajudá-la. Essas práticas também são muito eficazes quando combinadas com uma verificação interna do assoalho pélvico, para garantir que os comandos do cérebro estejam coordenados com os músculos pélvicos. Às vezes achamos que estamos fazendo os movimentos, mas não estamos. Para que seu esforço seja mais eficaz, é importante ter um retorno externo em relação ao que está dando certo e o que não está. A conexão com esses músculos vai ajudar você a sentir-se ancorada, conduzida e confiante.

Tudo isso pode parecer muito clínico, mas falar sobre o assoalho pélvico é falar sobre a parte mais íntima do seu corpo. A maioria das mulheres tem real dificuldade em encontrar uma linguagem confortável — nem muito clínica, nem constrangedora, porém precisa. A nossa cura com frequência depende, literalmente, da reconexão com a experiência da sexualidade em nosso corpo. Nossa anatomia mais íntima pode não nos parecer familiar, tanto em termos visuais quanto sensoriais. Ao entrar em contato com essa área sensível e perceptiva, colocamo-nos abertas às correntes da vida, à nossa energia criativa e à possibilidade de receber outra vez nosso parceiro.

## O RETORNO PARA CASA E PARA SI MESMA

Nossa sexualidade pertence a nós. Cada mulher tem sua forma de delinear sua própria sexualidade. Temos roteiros pessoais, familiares e culturais que nos ensinaram e continuam a influenciar a forma de nos relacionarmos com nosso corpo e o sexo. Experiências de vida marcam nosso corpo e nossa mente e nos informam sobre o que é seguro, aceitável e desejável. Nossa cultura está repleta de conceitos a respeito do que é ou não excitante. Nem a definição de sexo costuma ser muito clara. A maioria das pessoas, ao usar a palavra "sexo", tende a se referir à penetração do pênis na vagina.

O período pós-parto nos convoca a retornar a nós mesmas, à relação com nosso corpo e nossa sexualidade. Para muitas mulheres, é bastante difícil sequer considerar isso. Somos tão condicionadas a agradar; sofremos tanta pressão para satisfazer os outros, para deixar nossas necessidades e nossos desejos para trás, que recuperar a posse de nossos corpos e do sexo se torna um território muito novo. Pode ser estranho desfrutarmos de uma sexualidade soberana. Ao longo da vida de uma mulher, a transição à maternidade é um convite a colocarmos nossas necessidades, no que concerne ao sexo, em primeiro lugar.

Como sentimos nosso corpo tão diferente nas semanas, meses e mesmo anos depois de dar à luz, precisamos nos conectar com ele e reconhecer essas mudanças. Em vez de exigir que nosso corpo atue, se comporte ou aja como antes, precisamos escutar esse novo corpo e entender suas necessidades.

Já abordamos o cuidado do nosso corpo com descanso, comida, exercícios e terapias. Agora nos voltamos aos cuidados com a sexualidade. É comum que após dar à luz a mulher sinta aversão a olhar a própria genitália. Muitas, inclusive, nunca observaram sua vulva ou vagina antes, de modo que não têm um ponto de referência visual, mas mesmo assim sentem que há algo errado ou que as coisas estão fora do lugar. Quando as mulheres de fato olham, com frequência sentem que tudo parece diferente.

Como debatemos antes, as vulvas e vaginas de muitas mulheres estão *de fato* diferentes. Algumas mulheres sofrem lesões no parto e acabam necessitando de pontos e reparos. Outras sofrem alterações de proporção — a posição dos lábios ou da parte visível fica diferente, devido a mudanças na abertura da vagina. Algumas mulheres notam pedaços de pele ou protuberâncias que não havia antes. Hemorroidas podem alterar a forma ou a textura da abertura anal. O próprio períneo, a região entre a vagina e o ânus, pode se alongar, encurtar ou adquirir uma textura diferente. É desconcertante, além de não ser um assunto que a maioria das mulheres considere antes de engravidar.

Nem todas as mudanças são permanentes. Muitas cicatrizes fecham e se tornam menos perceptíveis, sobretudo com o cuidado adequado. O inchaço vai embora à medida que o sangramento diminui. As hemorroidas desaparecem. Ainda assim, algumas mudanças permanecem, e pode levar tempo até que você se acostume. Nossas mais profundas sensações de diferença são reais. Não se trata de uma parte qualquer do corpo. Trata-se de nossas partes mais íntimas, através das quais praticamos a intimidade, revelamos desejos e criamos a vida. Os exercícios a seguir podem ajudar você a honrar esses sentimentos, além de aproveitar as mudanças para se desenvolver e se transformar.

# OLHE-SE NO ESPELHO

Uma das primeiras formas de reconexão consigo mesma e com sua sexualidade é olhar a própria vulva e vagina num espelho. Confira seu aspecto agora. Tire um tempo para observar sua forma, tamanho e coloração. Observe as dimensões dos pequenos lábios, dos grandes lábios e do períneo. É possível ver o introito, a abertura vaginal? Enquanto observa, perceba as sensações que isso desperta no seu corpo. Mantenha, o quanto for possível, uma atitude de curiosidade. É normal sentir-se estranha caso o aspecto de sua genitália tenha mudado, o que provavelmente aconteceu. Saiba que certamente ainda mudará, à medida que seus hormônios forem se ajustando, os órgãos retornarem ao lugar, os ligamentos recuperarem a firmeza e o processo de cura continue.

Pode ser que você queira fazer isso algumas vezes antes da sua primeira consulta pós-parto, para visualizar seu próprio progresso. É fascinante ver todas as mudanças por que a vulva passa durante o processo de cura. Muitas mulheres têm medo de que a mudança em sua genitália seja permanente, e de que o sexo nunca mais seja o mesmo. Embora as duas coisas possam acontecer, é possível recuperar por completo o prazer e o poder sexual, mesmo com uma genitália diferente e com alterações ou novidades no desejo sexual.

## RESPIRAÇÃO PELA VULVA

Antes de voltar a se relacionar com um parceiro ou parceira e tentar comunicar suas necessidades e desejos, é bastante útil começar tocando a si mesma. Embora possa ser um momento de prazer, não é obrigatório que seja. Comece envolvendo toda a vulva com as mãos. Direcione a respiração para baixo, passando pela barriga e pela pelve, e sinta a vulva se expandir em sua mão. Imagine uma lanterna iluminando partes de seu corpo, enquanto sua respiração chega até elas. Acompanhe a respiração pelo nariz e pela boca, passando pela garganta, o coração, o fundo da barriga e o assoalho pélvico; então, perceba sua mão. Se houver qualquer descompasso no caminho, apenas perceba. Ao inspirar novamente, direcione a atenção à zona fronteiriça desse trajeto, onde a conexão começa a se transformar em desconexão. Mantenha a atenção nessa zona de turvamento da consciência e perceba se algo muda. Caso mude, talvez você possa avançar um pouco mais. Caso contrário, continue a respirar e perceba. Esse é um exercício simples, gentil e amoroso para, por meio da respiração, voltar a atenção à sua vulva e entrar em contato com ela.

Seu corpo passou por muita coisa ao dar à luz! Você trilhará sua própria jornada rumo ao reencontro com suas partes íntimas. Se os exercícios anteriores parecerem intensos demais, a vaporização vaginal (Capítulo 6) é uma forma delicada de se aproximar de sua vulva depois de dar à luz. O vapor costuma trazer boas sensações, e pode ser um delicado relaxante caso você sinta dor, desconforto ou aversão ao toque, com os benefícios de limpar o útero e tonificar os tecidos.

É preciso, claro, respeitar seu tempo e os limites do próprio conforto. Da mesma forma que um primeiro movimento intestinal pode ser assustador, é normal ter certa resistência ao olhar e sentir suas partes íntimas tão distintas de como eram antes. Saiba que as sensações em relação à anatomia de seu corpo podem não corresponder ao aspecto visual. Atendo muitas mulheres que têm certeza de que há algo errado, deformado ou fora de lugar; então, à medida que exploramos juntas, são saudadas pela grata surpresa de ver que está tudo certo. Algumas mulheres não conheciam bem seu aspecto prévio, e consequentemente ficam sem muita base de comparação. Também atendo mulheres que sentem haver algo muito diferente, e às vezes de fato há. A textura, a forma e mesmo a aparência externa podem mudar depois do parto. Algumas vezes essas mudanças são fisicamente desconfortáveis, e outras, emocionalmente desconcertantes. Em qualquer caso, é um choque. Não somos informadas de que nossa vulva pode mudar de forma depois do parto.

Se você evita sua vulva e vagina, e se sua reintrodução a esse território sensível vem na forma de uma tentativa de sexo com penetração, você talvez vá para um caminho de sofrimento e confusão. Conhecer nossa anatomia, seu funcionamento, as sensações que ela traz e nossas preferências são os primeiros passos para o sucesso em comunicar o que desejamos e sentimos, na hora em que decidirmos voltar a nos relacionar sexualmente com um parceiro ou parceira. Depois do parto, seu parceiro ou parceira procura e necessita de ajuda para se reaproximar de você de uma forma que não a machuque e traga prazer aos dois. Se você for capaz de compreender o que acontece com sua vulva e vagina, para que o sexo com penetração não seja sua reintrodução a esse território tão sensível, você terá condições de tomar posse de suas experiências sexuais e orientá-las em direção ao prazer.

## RESUMO

- Para garantir a completa recuperação física, evitando ocasionar novos sintomas, e encorajar a tonificação do assoalho pélvico pelo resto da vida, espere seis meses antes de retornar às corridas ou ao levantamento de pesos mais pesados.
- Movimentos específicos do *core* e do assoalho pélvico, de ativação dos *bandhas*, são fundamentais para a restauração da saúde interna e para que seu retorno aos exercícios seja bem-sucedido.
- Sua sexualidade pertence a você. Comece explorando seu corpo antes de retornar ao sexo com penetração.

### Reflexões

- De que maneira a frase "sua sexualidade pertence a você" a toca?
- Qual é a sua experiência em relação a seu corpo neste momento?

**Exercícios**

- Pratique as visualizações e os movimentos do assoalho pélvico.
- Faça uma vaporização vaginal.
- Observe sua vulva no espelho e pratique a respiração pela vulva.

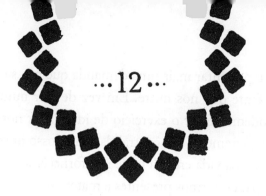

## ...12...

## *reconquiste sua sexualidade*

No período pós-parto, a mulher tem a chance de criar uma conexão sexual mais profunda e satisfatória consigo mesma e com o parceiro ou parceira, mas é possível que as coisas estejam bem diferentes de como eram antes. Numa cultura em que "maternal" e "sexual" costumam ser vistos como opostos, resistir a essa divisão, em nosso íntimo, é um ato revolucionário. Muitas mulheres contam que sentem como se fossem virgens — tanto em termos físicos quanto emocionais — quando retomam o sexo depois de ter bebê. Em muitos sentidos, isso é 100% correto. Uma nova mulher nasceu. E essa mulher — essa nova mãe — habita um corpo completamente novo, que foi remodelado e que continua a mudar de inúmeras maneiras. Você é uma nova mulher, com um novo corpo a ser explorado e descoberto. Essa nova mulher, com seu novo corpo em constante transformação, talvez tenha necessidades e desejos diferentes do que aquela que ficou para trás quando você ficou grávida — e daquela que ficou para trás quando o bebê nasceu.

A sexualidade vai muito além do sexo. Ela ativa nosso inconsciente e pode nos levar a espaços liminares, transformando-se num incrível lugar de autodescoberta, cura e aprendizado. A sexualidade tem o potencial de ser o território mais transformador da nossa vida. No período pós-parto, o sexo precisa ser redefinido e feminilizado.

Em vez de representar mais uma demanda que nos suga, ele pode ser um presente que nos nutre. Em vez de cair num padrão de martírio, podemos fazer o exercício de identificar nossos desejos, pedir o que queremos e dar centralidade ao nosso prazer. A partir desse lugar, nossa vida erótica pode nos fornecer a energia de que precisamos para estarmos presentes e maternar.

## DESCUBRA SUA HERANÇA ARQUETÍPICA

A forma como nos definimos e construímos nossa identidade está relacionada ao que existe de expressões do feminino em nossa cultura. Como mulheres ocidentais, os arquétipos oferecidos a nós são extremamente limitados — a virgem, a mãe, a puta e a velha megera. Independente de sermos ou não cristãs, o arquétipo materno predominante é o da Virgem Maria. Sua identidade baseia-se na separação entre maternidade — que se mistura a seu lado espiritual — e sexualidade. Ela conseguiu continuar virgem e ainda assim se tornar mãe. O único arquétipo feminino ocidental que inclui a sexualidade é o da puta. Voltando à Virgem, ela não teve relações sexuais para virar mãe. A mulher que faz sexo é escondida e humilhada. Essa é uma manifestação da crença não apenas de que espiritualidade e sexualidade são coisas separadas, mas também de que a espiritualidade é boa e superior, enquanto a sexualidade é ruim. O espiritual é puro; o sexual é impuro. O espiritual é limpo; o sexual é sujo. A Virgem Maria nos mostra que maternidade e sexualidade não caminham juntas. Essa dicotomia pode influenciar nossa sexualidade durante a jornada materna, seja de forma consciente ou inconsciente.

Evidente que há muitos outros arquétipos e deusas mundo afora. Talvez você tenha crescido numa cultura com arquétipos completamente diferentes desses que mencionei acima. Eu mesma senti muito alívio e inspiração ao explorar o mito de Inanna, as deusas hindus, as representações do Feminino Sombrio e as deusas afro-brasileiras. A forma como criamos nossa identidade sexual a partir de arquétipos, da herança familiar e das nossas experiências pessoais diz tanto a respeito de como experimentamos o mundo, que criei um curso on-line para aprofundar essas questões, dando às mulheres um maior acesso à expressão sexual plena. O curso está disponível em: www.vivainstitute.com/course/forging-a-feminine-path [curso disponível apenas em inglês].

## MÃE SEXUAL

Explore as ideias que você mesma acalenta sobre maternidade e sexualidade. Dobre ao meio um pedaço de papel. No topo de um dos lados, escreva "mãe". No topo do outro lado, escreva "sexual". Em seguida, faça uma lista com todas as palavras que você associa à "mãe", e no outro lado, todas as palavras que associa à "sexual". Faça isso rápido, para captar suas reações iniciais. Depois, abra o papel e avalie as duas listas. Algo surpreende você?

## POR UM SEXO MAIS FEMININO

O período pós-parto clama por um sexo mais feminino; em outras palavras, significa que é o momento de colocar o prazer da mulher no centro de cada encontro. Grande parte do que vemos e sabemos sobre sexo em nossa cultura reflete os desejos masculinos e a excitação do homem. A pornografia é um nítido exemplo disso. Os orgasmos que as mulheres têm nos filmes pornôs são intensos e rápidos, seguem um crescente estrondoso até atingir um pico explosivo. Essa trajetória reflete a forma como muitos homens vivenciam a excitação e o clímax. E essa versão do clímax também influenciou a nós, mulheres, a formar uma imagem de como achamos que nosso prazer deve ser. Queremos que nossas experiências correspondam a essas imagens, seja de forma consciente ou inconsciente.

Para dar centralidade ao prazer feminino, é importante entender um pouco sobre a anatomia da mulher e sobre sua trajetória de excitação. Não se preocupe se isso for novidade para você. Esse tema é novidade para quase todo mundo, por diversos motivos, inclusive pelo fato de que descrições completas da anatomia sexual feminina só passaram a aparecer nos livros de anatomia recentemente.

Eis alguns dados importantes: o tempo médio que um homem leva para ficar excitado vai de trinta segundos a um minuto. Para a maioria das mulheres, esse tempo gira em torno de 35 a 45 minutos. A excitação sexual acontece quando há ingurgitamento do tecido erétil. Homens e mulheres têm a mesma quantidade de tecido erétil, o tecido que se enche de sangue e incha durante a excitação. Nos homens, isso é muito visível, porque o tecido erétil é principalmente externo, e o pênis muda de formato. As mulheres também ficam "eretas". Nossa vulva fica ingurgitada e muda de formato, incha e se abre para fora, mas o processo demora muito mais do que para os homens. Por isso que as "preliminares" são sempre uma sugestão. Não gosto desse termo, *preliminares*, porque sugere que vem alguma coisa depois e que o terreno está sendo preparado para o evento principal, a penetração, claro. Para um sexo mais feminino, precisamos nos descondicionar: deixar de ver o sexo como uma atividade cujo objetivo é a penetração, que por sua vez termina num clímax. Embora não haja nada de errado nisso, dessa forma limitamos nossas experiências, o acesso a novos caminhos para o prazer e a satisfação com outras formas de conexão. Tudo que é considerado "preliminar" é gostoso e vale a pena ser desfrutado por si só.

Muitas mulheres nunca atingiram a excitação total, por conta do tempo que leva para isso acontecer, então se acostumaram à penetração antes de estarem completamente excitadas. Sheri Winston, autora do livro *Women's Anatomy of Arousal* [*Anatomia da excitação feminina*, em tradução livre], diz que o ideal é que a penetração só aconteça quando a mulher estiver totalmente lubrificada, excitada e implorando por isso. Ainda que essa ideia possa ser nova para você, não significa que o sexo não tenha sido prazeroso até aqui, mas sim que há todo um novo mundo de prazer a ser descoberto!

Depois de parir, nosso corpo fica menos tolerante à penetração sem excitação total. Gosto de pensar que essa é uma forma de a natureza nos encaminhar a uma investigação sexual mais profunda, bem como a conexões mais criativas.

### Libido e desejos verdadeiros

O fato é que depois de ter bebê são poucas as mulheres que querem uma penetração vigorosa e rápida. Isso as deixa hesitantes quanto ao sexo, porque não sabem o que pedir nem como se comunicar nesse sentido. Mesmo quando estão com baixa libido no pós-parto, as mulheres costumam estar abertas ao sexo e com vontade de ter relações; o que elas não querem é o sexo que está sendo proposto. Querem uma conexão íntima que lhes seja relevante naquele momento, e não uma reprise de como as coisas eram feitas antes.

A maioria das mulheres foi condicionada a acreditar que o sexo é algo que damos a alguém, e que nossa missão é satisfazer o parceiro. Mas como recém-mãe, já estamos doando uma grande quantidade de energia, então é o momento de inverter o jogo e permitir que nosso parceiro nos satisfaça. Em geral, as mulheres não querem receber carinho quando sabem que o parceiro só está fazendo isso porque espera coisas em troca; ou seja, qualquer carinho pode soar como demanda. Então é hora de rever a ideia de que devemos sexo ao nosso parceiro, e também que o sexo precisa levar a algum lugar. Precisamos questionar a ideia de que o sexo é algo precioso com o qual presenteamos alguém e identificar o que o sexo — no sentido mais amplo — pode nos oferecer, para depois ir atrás disso.

# REGISTRE SEUS DESEJOS

Imagine que o sexo pudesse ser justamente aquilo que lhe desse a energia que está faltando. Imagine se o sexo pudesse recarregar suas baterias, fornecer em vez de sugar energia.

- Como seria esse sexo?
- O que a aproximaria desse tipo de sexo?

Tire um momento para anotar suas respostas em um caderno. Muitas vezes, sabemos exatamente o que não queremos. Tente agora pensar naquilo que você quer. Faça as seguintes perguntas a si mesma:

- O que me impede de receber?
- O que me impede de pedir exatamente o que eu quero?
- Que tipo de toque eu adoro?
- Que tipo de toque estou a fim de experimentar agora?
- O que é um ponto de resistência para mim, sexualmente, mas que estou disposta a explorar?

Essa é uma incrível oportunidade de explorar todas as formas de desenvolver uma conexão sensual, íntima e sexual, mas sem uma meta específica. Talvez você se lembre da parte "Sexo sem sexo", do Capítulo 4. Como pode ser o sexo quando a penetração e o clímax estão fora de questão? De que outras formas vocês podem se conectar, para sentir que estão juntos num mesmo espaço sexual? E se os toques e beijos fossem apenas isso — uma intimidade física sem a obrigação de ir mais além?

Por mais que você esteja estranhando seu corpo e sua identidade, seu parceiro está aguardando que você tome a iniciativa e dê as instruções. Conduza-o, pedindo o que você quer, em vez de evitar e rejeitar o que não quer. Como já falamos antes, nossa cultura heterossexual define o sexo como penetração. Embora essa possa ter sido sua definição e principal forma de se conectar antes de ter o bebê, agora é hora de expandir a definição e a experiência de prazer. Os encontros pós-parto devem ser guiados pelo seu ritmo e pelos seus níveis de excitação.

Se vocês nunca tiveram um diálogo muito aberto sobre a parte sexual da relação, o período pós-parto, quando tudo parece tão vulnerável, nem sempre é o momento mais fácil para começar. Porém, não existe outra forma; é preciso ser muito franca sobre como você está se sentindo e sobre o que quer, para então criar oportunidades de envolver e nutrir essa honestidade e sua intimidade. Os exercícios de comunicação do Capítulo 10, "Aprofunde a intimidade", são um bom ponto de partida. Agora é o momento de incluir o toque, de praticar o ato de pedir o que você quer e de conversar sobre o que você tem para dar.

## O JOGO DOS TRÊS MINUTOS

Eu aprendi esse jogo com a Betty Martin, uma educadora sexual revolucionária. Nessa simples abordagem, temos muito o que aprender e explorar.

Comece definindo o sexo da forma mais abrangente possível, uma definição que inclua todo o corpo, a mente e o espírito como zonas erógenas. Inclua em sua imaginação o erotismo, o prazer e a fantasia. Para nossos propósitos de agora, o jogo terá dois papéis: o de doador e o de receptor. O papel do doador é dar o que se pede dele e estar aberto a qualquer *feedback* da parte do receptor que possa tornar a experiência melhor. A pessoa que está doando precisa estar completamente envolvida no ato de doar; não deve ficar apenas fazendo os movimentos de forma mecânica ou ficar imaginando aonde aquilo vai dar. A tarefa do receptor é pedir alguma coisa que realmente queira receber e então dizer, enquanto está recebendo, o que está sendo bom e o que poderia ficar ainda melhor.

Agora comece o jogo dos três minutos. Peça a seu parceiro algo que você gostaria de receber. Exemplo: "Você pode brincar um pouco com o meu cabelo?" Se ele concordar com o pedido, marquem três minutos no cronômetro. Se ele não quiser lhe dar o que você pediu, ele pode sugerir outra coisa que gostaria de dar. Então cabe a você decidir se gostaria mesmo de receber o que ele propôs. Caso não queira, faça outra sugestão e continue até vocês encontrarem algo com que os dois estejam de acordo. Essa negociação é parte importante do jogo: procurar uma opção que seja interessante para ambas as partes. Isso estabelece o precedente de que as necessidades dos dois lados podem ser atendidas. Nenhum de vocês precisa "perder" enquanto o outro "ganha" e consegue o que quer. Esse jogo requer criatividade e certo grau de tentativa e erro, mas vale a pena.

Exemplo:

R: Você pode brincar um pouco com o meu cabelo?

D: (Pausa para pensar se gostaria) Posso.

Marquem três minutos no cronômetro.

R: Eu gosto da pressão que você está fazendo. Pode agora passar quatro dedos de cima para baixo, como se estivesse penteando meu cabelo?

D: Posso. O que você está achando?

R: Está perfeito. Agora pode pegar uma mecha de cabelo e puxar?

D: Claro. Está bom?

R: Está ótimo.

D: E tem alguma coisa que pode melhorar ainda mais?

R: Não, está exatamente do jeito que eu queria.

Exemplo:

R: Você me beijaria com muita paixão?

D: Não, mas eu gostaria de beijar você suavemente, seu rosto inteiro.

R: (Pausa para pensar se gostaria) Sim, eu também gostaria.

Liguem o cronômetro.

D: (beijando de leve) Tem alguma coisa que pode melhorar ainda mais?

R: Sim, se você demorar um pouco mais para tocar o meu rosto, me provocando um pouco.

D: Obrigado. (Depois de um tempinho) Que tal? Quer que eu demore mais?

R: Não, está ótimo. O tempo está perfeito.

Perguntas que o doador pode fazer ao receptor:

Você quer mais pressão?

Você prefere um toque mais suave?

Tem alguma coisa que eu possa fazer para deixar as coisas ainda melhores?

Os doadores podem fazer perguntas abertas ou perguntas para saber se o outro quer mais ou menos de alguma coisa. Os receptores precisam ser específicos nos pedidos e no direcionamento.

Terminados os três minutos, fiquem uns trinta segundos em silêncio e percebam as sensações no corpo. Em seguida, comentem sobre algum momento que tenha se destacado. Decidam juntos se gostariam de jogar mais uma rodada.

Eis uma lista de verbos para descrever alguns tipos de toque: puxar, arranhar, apertar, bater, morder, lamber, chupar, esfregar, roçar, raspar e amassar. Há muitos outros, mas já é um bom começo. Divirta-se e peça alguma coisa que você nunca experimentou antes.

Pegue as melhores partes do jogo dos três minutos e aplique-as ao resto de sua vida íntima. Por exemplo: se você está a fim de beijar ou de outro tipo de intimidade, mas fica reticente quanto às expectativas do que vem depois, faça pedidos bem claros, do tipo "Eu quero ficar beijando por dez minutos, mas sem sentir que isso precisa levar a algum lugar". O limite de tempo pode ser reconfortante — um pedido claro, com um intervalo de tempo claro. Depois, é sempre possível estender esse tempo.

Eu gostaria que todos que lessem este livro tivessem à mão o máximo de recursos para conseguir manter sua conexão ao longo do período pós-parto. Um recurso muito valioso para mim — em especial como mãe solo que ficou sem parceiro ou parceira durante a maior parte da jornada e que também tinha algumas questões sexuais a resolver — foi a Meditação Orgástica (OM, na sigla em inglês). No casal, essa prática pode tirar a pressão sobre o sexo com penetração e oferecer uma forma totalmente diferente de se conectar. É transformador, porque altera nosso conceito de dar e receber, trazendo o prazer feminino para o centro, além de tirar a importância do clímax. São justamente algumas características das interações sexuais exploradas neste livro.

Na Meditação Orgástica, a ideia é que sejam quinze minutos de conexão, quando tudo que se pede da mulher é que ela fique no papel de receber. A filosofia por trás dessa prática prega que se estabeleçam fronteiras claras e que o prazer feminino, especificamente no clitóris, esteja no centro da meditação. Não existe pressão ou meta de atingir o clímax, apenas o objetivo de se manter presente, independente do que vier à tona.

Embora o sexo com penetração não seja tudo, em algum momento você provavelmente vai querer incluí-lo em seu repertório de investigação e conexão sexual. Há algumas informações que podem ajudá-la a retomar a penetração da forma mais jeitosa e confortável possível.

Depois de darmos à luz, nosso corpo fica menos tolerante quando se trata de penetração sem excitação completa. Podem estar em jogo obstáculos físicos, bem como psicológicos e mentais, que dificultam o envolvimento quando nosso corpo não está pronto. Qualquer tipo de lesão no parto é capaz de gerar sensibilidade, tanto em termos emocionais quanto físicos. Nossa capacidade de lubrificação pode ser afetada por conta dos hormônios, por conta da amamentação e também de tecidos cicatriciais. Se os níveis de estrogênio estão baixos, a pele da vagina pode ficar fina e sensível. A amamentação, por sua vez, exige uma grande produção de fluidos, e talvez seu corpo não esteja produzindo fluido suficiente para o leite e para a lubrificação vaginal ao mesmo tempo. Tecidos cicatriciais muitas vezes bloqueiam glândulas que produzem lubrificação. A capacidade de liberar fluidos também é governada pelo sistema nervoso parassimpático, portanto, se você está se sentindo ansiosa ou se está com dificuldade para relaxar, o corpo talvez não lubrifique com tanta facilidade. Para estimular a lubrificação, beba muito líquido e não fique acanhada de usar lubrificantes. Tão importante quanto isso é ter certeza de estar excitada e completamente preparada para a penetração, tanto em termos mentais quanto físicos. Lembre-se de que para cada mulher esse tempo é diferente. Não existe um tempo certo, predeterminado. Só o que existe é o seu tempo.

## PARA ENTENDER O TERRENO

Há muitos fatores que contribuem para a forma como vivenciamos o sexo no pós-parto, sendo que muitos deles estão inter-relacionados. O sexo vira uma espécie de novelo de lã, com os fios de prazer, dor, intimidade, trauma, segurança e instinto aglomerados e entrelaçados. Nem sempre é fácil identificar o que está contribuindo para o nosso desejo ou para a falta dele. Muitas mulheres têm uma sensação generalizada de desconforto na pelve e na vulva, como se as "coisas não estivessem muito bem lá embaixo". Nesses casos, o envolvimento sexual pode soar confuso e estranho. Outras mulheres experimentam alguns sintomas — como perda de urina ao espirrar, por exemplo — que também fazem crer que as coisas não estão lá muito boas. Por mais que não estejam preocupadas se vão urinar ou não durante o sexo, há uma desconfiança geral no sentido de como suas partes sexuais estão funcionando. Elas não confiam que o corpo esteja sentindo e se comportando da mesma forma de antes.

A boa notícia é que quando a gente analisa os fios do novelo que costumam ser rotulados de "baixa libido" ou "aversão a qualquer toque", há formas de lidar com cada um desses fios.

Se você se sente pronta, mas está apreensiva sobre a retomada do sexo, na lista a seguir encontrará algumas diretrizes para ter em mente e talvez compartilhar com seu parceiro ou parceira.

## *Relatos pessoais*

### Sara

"Eu não estava preparada para ficar ressentida com tanta facilidade. Meu marido assumiu sua parte nos cuidados com o bebê e com a casa, mas seus padrões de cuidados com o lar eram mais baixos que os meus, o que ficou ainda mais exacerbado quando eu senti que eu mesma não gostava de cuidar da casa, mas não conseguia suportar o estado em que ela se encontrava. Não conseguia mais saber se a casa estava de fato bagunçada ou não. Ficava furiosa com meu marido num piscar de olhos, e a anuência da parte dele não ajudava. Ele me tirava do sério quando dormia, quando ficava acordado tocando baixo ou quando fazia qualquer coisa que fosse agradável ou frívola. O tanto de atenção amorosa que você precisa dar a uma relação preliminar é enorme, porque se receber os cuidados necessários, essa relação nutre a sua maternagem, a noção que você tem de si mesma e a noção que tem de paz em sua vida.

"Por mais que no fim meu parto não tenha sido vaginal, minha vagina, meu colo do útero e meu útero foram totalmente reorganizados. O sexo parecia aquela brincadeira de pôr o rabo no burro, mas estando bêbada — todos os ângulos eram ruins, não tinha zona de conforto possível. Foi assim durante um bom tempo, e só mudou quando descobrimos um lubrificante maravilhoso e, claro, quando as coisas foram aos poucos voltando ao 'normal'. Foi realmente muito ingrato, porque o sexo é uma grande fonte de conexão entre meu marido e eu — não substitui outras formas de amor e intimidade, mas para ele era uma grande perda, e para mim, era muito desagradável me sentir tão sensível lá embaixo. Depois, quando fiquei boa, às vezes tinha que escolher entre dormir e transar. Embora o sono sempre parecesse mais urgente, posso dizer que às vezes a proximidade e o relaxamento físico que vinham com o sexo eram mais importantes."

**Para um sexo confortável e conectado no pós-parto:**

- Livrem-se dos ressentimentos.
- Mostrem um ao outro que se desejam. Troquem agradecimentos.
- Conectem-se diariamente, de um a cinco minutos, por meio de olhares ou de toques suaves.
- Curtam a travessia e esqueçam o destino.
- Abusem do lubrificante, caso você precise.
- Falem sobre seus desejos no presente.
- Permitam que o seu prazer conduza os encontros.
- Peça o que você quer, mesmo sem a certeza de que conseguirá.
- Abordem-se de novas formas a cada dia.
- Permitam que "sensual", "conectado" e "íntimo" entrem também na mesma categoria de "sexual".
- Passado o quarto trimestre, reservem um tempo uma vez por semana para duas a três horas de conexão livre.

Como já mencionamos antes, é capaz de você sentir algum desconforto ou apreensão nas primeiras vezes em que retomar o sexo com penetração. Contudo, o sexo nunca deveria ser dolorido. Se estiver causando dor, há algum motivo para isso. Quando souber o que pode ser, procure ajuda, para sentir que tem acesso total ao seu corpo e que está à vontade de novo. Todos os fatores da lista abaixo já foram mencionados em outros capítulos do livro, mas use essa lista para diagnosticar e resolver os problemas, além de se perguntar com franqueza se algum desses sintomas estão afetando sua disposição para o sexo neste momento.

**Fatores que podem contribuir para uma penetração difícil ou dolorosa:**

- Lesão no parto
- Tecidos sensíveis
- Tecidos cicatriciais
- Desidratação
- Energia do parto não finalizada
- Trauma no parto
- Ausência de predisposição mental ou emocional
- Ressentimentos
- Excitação insuficiente (pouco tempo de preliminares antes da penetração)
- Traumas prévios na região

Todos os cenários e sensações acima podem estar dificultando uma aproximação em relação ao sexo, e todos eles já foram mencionados em capítulos anteriores. Caso você tenha tido qualquer tipo de lesão no parto, tenha desenvolvido tecido cicatricial a partir de uma laceração ou dos pontos, apresente tecidos sensíveis, prolapso ou incontinência, busque ajuda de um especialista holístico em saúde pélvica, de um fisioterapeuta especializado em assoalho pélvico ou de um terapeuta com formação na técnica STREAM. Caso tenha passado por algum trauma no parto ou tenha alguma energia não finalizada que não conseguiu resolver com os exercícios deste livro, procure um especialista em experiência somática, em terapia Hakomi, em terapia craniossacral ou em outra modalidade de cura baseada no corpo.

Se você não se sente pronta, tem ressentimentos ou dinâmicas mal resolvidas na relação, comunique-se, sem medo, ou busque uma terapia de casal para ajudar nesse processo de comunicação. Se a excitação está insuficiente, gastem mais tempo na transição para o espaço sexual antes do toque genital, de forma que a penetração vire uma ideia interessante. Caso não haja lubrificação suficiente, perceba se está bebendo bastante líquido. Se já deu a si mesma um bom tempo para se excitar antes da penetração (pelo menos trinta minutos), use um lubrificante para diminuir a fricção nos tecidos sensíveis. A lubrificação também aumentará quando você parar de amamentar. Se o seu parto ativou traumas anteriores, procure orientação, seja de um psicólogo, mentor, terapeuta corporal ou guia espiritual, para conduzi-la pelo processo de integrar essas experiências anteriores à sua nova identidade.

### Relatos pessoais:

#### Brenda

Algumas sessões depois de eu ter começado a atendê-la, Brenda me confidenciou que a maternidade estava mudando completamente sua relação com o próprio corpo e com a própria sexualidade. A espiritualidade sempre fora a coisa mais importante da vida dela. Embora tivesse se distanciado de crenças religiosas rígidas, era alguém de muita fé. Quando falava em "Deus", estava falando em amor — o amor que faz todo mundo se sentir em casa. Mas Brenda também achava que o lado espiritual era exatamente o oposto do lado sexual. Como queria ser uma pessoa voltada para o espiritual, não desejava se enxergar como um ser sexual.

Quando falamos sobre desejos, o que ela mais queria era não impedir o marido de explorar os dele. Era difícil para ela identificar desejos que fossem seus. Em nossas sessões, ela voltava cada vez mais radiante. Ao identificar que até então vinha entendendo o lado espiritual e o lado sexual como opostos, desencadeou um processo de autoaceitação e de generosidade consigo mesma conforme ela me descreveu. Brenda se permitiu estar completamente presente com o sexo em si. Quando mencionei a ideia do sexo de manutenção, aquele em que as mulheres são aconselhadas a transar mesmo que não queiram, só para deixar os parceiros felizes, ela disse: "Isso mesmo! É o que eu vinha fazendo 70% do tempo antes de ter bebê." Ela mencionou que o fato de ter uma filha também disparou nela uma avalanche de perguntas: Como gostaria de falar sobre sexualidade com a filha? Como gostaria de incorporar a sexualidade como modelo para a menina?

A vida sexual que tinha com o marido passou a lhe parecer menos desconectada do resto de sua vida. Não sentia mais ter "pulado a cerca para o lado de lá, o lado sexual", nas palavras dela. Não tinha isso de uma Brenda "normal" e uma Brenda que precisava se preparar para transar; eram a mesma pessoa. Ela também contou que aceitar o seu lado sexual era parte de seu amor-próprio. Brenda estava amadurecendo lindamente, tanto em sua identidade sexual soberana quanto em sua identidade como mãe, ao decidir estar totalmente presente e ao se permitir desfrutar da vida sexual íntima com o marido. Também estava aprendendo sobre a continuidade da conexão que pode incluir nossa experiência sexual.

Não precisamos aceitar a ideia de que nossa vida sexual acabou, mas também não precisamos nos forçar para corresponder a uma ideia pronta do que significa ser uma boa amante ou boa esposa. O ideal é ficarmos quietinhas, para ouvir os sussurros dos nossos desejos. Devemos falar com franqueza sobre o que queremos, sabendo que isso muda a cada momento do dia. Com nosso novo corpo e nossa nova identidade, precisamos encarar de forma corajosa nosso novo parceiro/parceira, criando um vínculo ainda mais forte, a partir do qual a família pode crescer. Nós abraçamos uma identidade feminina que não precisa se expressar apenas de uma única maneira. Não temos de escolher entre nosso lado espiritual e nosso lado sexual. Não temos de escolher entre nosso lado materno e nosso lado sexual. Podemos abraçar a espiritualidade e a sexualidade. Podemos abraçar a maternidade e a sexualidade.

Estamos traçando um novo caminho do feminino, que pode incluir maternidade, sexualidade e espiritualidade, de modo que a próxima geração consiga desfrutar de direitos iguais, sem precisar abrir mão de concretizar seu lado feminino.

## RESUMO

- A Virgem Maria representa a separação entre maternidade e sexualidade. Integrar nosso lado materno ao nosso lado sexual é um ato revolucionário.
- Reconquistar o sexo passa por redefinir e feminizar o sexo.
- Depois de terem bebê, muitas mulheres ficam com a sensação de que estão retomando do zero sua identidade sexual e seus desejos. Isso pode ser um convite a uma expressão sexual mais autêntica.
- O sexo nunca deve ser dolorido. Se for, há um motivo. Avalie qual pode ser a origem da dor, para então buscar a ajuda necessária.

### Reflexões

- Que roteiros sexuais você reconhece como parte do seu sistema de crenças?
- Que tipo de toque você simplesmente adora?
- Que tipo de toque você está a fim de experimentar agora?
- Qual a relação entre sexualidade e espiritualidade em sua vida? São ideias interconectadas ou completamente separadas?

**Exercícios**

- Dobre ao meio um pedaço de papel. No topo de um dos lados, escreva "mãe". No topo do outro lado, escreva "sexual". Em seguida, faça uma lista com todas as palavras que você associa à "mãe", e no outro lado, todas as palavras que associa à "sexual". Faça isso rápido, para captar suas reações iniciais. O que surpreende você?

- Jogue o jogo dos três minutos como doadora e como receptora. Outro dia, jogue apenas no papel de receptora.

- Vá um passo além no sentido de envolver sua sexualidade, aprendendo a Meditação Orgástica ou se inscreva em um curso de sexualidade online.

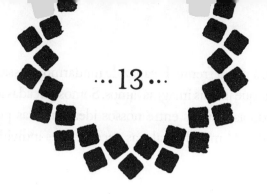

## descubra a mãe que você é

O melhor que se pode ensinar a qualquer mãe é a ouvir a própria intuição, a mergulhar dentro de si mesma e descobrir sua voz interior. Os maiores pediatras, educadores e psicólogos — do Dr. Sears, passando por Maria Montessori até Laura Gutman — já chegaram à conclusão de que são as mães que sabem de verdade as necessidades de seus filhos. Eles sugerem que os profissionais deveriam aprimorar a capacidade de escuta para ouvir o que as mães sabem sobre seus bebês. O problema é que com a quantidade assombrosa de informação disponível na internet, as novas mães estão, mais do que nunca, abarrotadas de opiniões sobre como agir e sobre o que é melhor para as crianças.

Quando viramos mães, despertam dentro de nós as vozes de nossas avós e de nossa mãe. Lembranças viscerais — explicitamente rememoradas ou implicitamente sentidas — vêm à tona. Abundam as mensagens que fazem parte de nossa cultura. Somos inundadas de roteiros culturais, familiares e pessoais sobre a forma certa de criar uma criança. Num momento vulnerável, quando nossos hormônios estão em permanente mudança e nossa identidade está se formando e se reformando, nem sempre fica claro quem está conduzindo o caminho em nosso processo de tomada de decisão. Nossas ideias e ideais talvez mudem diante da necessidade de tomar decisões reais com o bebê à nossa frente. É capaz de mudarmos nossas prioridades de maneiras que jamais imaginávamos. Somos forçadas a amadurecer, preenchendo as lacunas entre nossos ideais, nossas possibilidades, considerações do mundo real e as necessidades individuais do bebê que parimos.

## DESCUBRA SEU ESTILO DE MATERNAGEM

Desde deixar a criança chorar até dormir junto, o que não faltam são opiniões profissionais e pessoais sobre a melhor forma de criá-la. A pressão para encontrar o melhor estilo de maternagem é grande. Algumas dessas escolhas parecem tão cruciais para garantir a saúde do bebê a longo prazo — e nossas chances de ter uma boa noite de sono —, que as mulheres às vezes se sentem paralisadas de tão indecisas. Recebemos muita influência da nossa própria infância, em relação àquilo que queremos e o que não queremos repetir, além de ser inevitável ficar de olho no que está acontecendo com nossos amigos e com as famílias ao redor. Pior ainda é a influência das mídias sociais, que nos mostram uma visão artificial de como são as demais famílias, das quais só vemos alguns dos melhores momentos. Como encontrar nossa voz em meio a tanta interferência e opinião?

### O CORPO COMO BÚSSOLA

Esta é uma maneira de entrar em contato com a sua intuição ou sensibilidade que podem servir como uma bússola confiável para o processo de tomada de decisões. Lembre-se: a intuição e o pensamento racional são habilidades diferentes. A intuição é uma experiência do coração e do corpo. O pensamento racional é uma experiência da cabeça. A intuição não exige razão nem explicações. Não passa de instinto, pressentimento, algo que você simplesmente sabe. Agora, é hora de perceber as sensações provocadas no corpo. Você pode fazer o exercício de olhos fechados ou abertos. Para apreender as sensações internas, costuma ser mais fácil fechar os olhos.

- Acomode-se numa postura confortável — deitada, sentada ou de pé. Feche os olhos para conseguir acessar as sensações internas com mais clareza. (Se preferir, fique de olhos abertos, suavemente concentrados num ponto à sua frente.)
- Quando você estiver com alguma dúvida do tipo "Será que vou lá pegar meu bebê ou deixo ele chorar um pouco mais?" ou "Será que é o momento certo de fazer a introdução alimentar?", concentre a atenção na pergunta. Escolha apenas uma pergunta e seja específica. Exemplo: "Será que vou lá pegar meu bebê agora mesmo?"
- Perceba as sensações que surgem em seu corpo. É capaz de surgirem também algumas narrativas, como: "Que tipo de mãe você é para deixar seu bebê chorando?" ou "Você é tão frouxa que não cansa de ir pegá-lo". Veja se consegue pensar nisso como narrativas, e não como um quadro completo. Rotulá-las como histórias ou pensamentos talvez ajude.
- Talvez você se sinta confusa, culpada ou sobrecarregada. Preste atenção a essas sensações e rotule-as também.
- Depois, veja se consegue voltar a atenção para as sensações do corpo. Em algum lugar do corpo, reside o pressentimento, o instinto. Pode ser no estômago. Algumas mulheres sentem a intuição no útero. Descubra o lugar do seu corpo onde vive a intuição.
- Coloque a mão neste ponto. Ignore os pensamentos e as emoções persistentes e faça de novo a sua pergunta específica, clara, com resposta do tipo "sim" ou "não". Escute a resposta a partir deste ponto.

De início, o ideal é fazer essa prática enquanto estiver quietinha, parada, mas depois de um tempo pode fazer a qualquer hora, em qualquer lugar. Apenas conecte-se com seu corpo e veja que resposta ele lhe dá. Divirta-se, testando a prática com escolhas simples, como qual caminho pegar para ir ao mercado ou o que você está a fim de comer no jantar. Assim, vai ficando mais fácil quando surgirem as escolhas mais complexas.

Todas as mães serão confrontadas com escolhas difíceis, mas quando somos verdadeiras conosco e com aquilo que sabemos ser o certo para nós e para nossos bebês, fortalecemos nosso processo de tomada de decisão.

Depois que minha filha nasceu, fiquei sem conseguir andar por alguns meses, por conta da lesão que tive no parto, então fazia todo sentido que dormíssemos na mesma cama. Eu conseguia amamentar bem quando estava deitada, e assim dava para dormir direitinho, e de todo modo eu já havia me programado para fazer cama compartilhada pelos primeiros seis meses. Nos três primeiros anos de vida da minha filha, meus pais compraram dois berços, com a esperança de que ela dormisse em um deles. O primeiro minha mãe comprou ainda no Brasil, antes de a minha filha nascer. Para a minha mãe, bebê dormia em berço, simples assim. Eu não curtia a ideia do berço, com aquelas grades tampando o campo de visão da criança.

### *Relatos pessoais*

#### Agatha

Agatha me ligou numa sexta-feira à tarde, no final da primeira semana em que seu marido tinha voltado a trabalhar depois do nascimento dos gêmeos. Ela havia ido com eles ao odontopediatra, que lhe dissera que as duas crianças tinham o freio lingual e o freio labial curtos. Um freio lingual curto quer dizer que aquela pelezinha que liga a língua à parte inferior da boca é curta, então o bebê não consegue mexer a língua o suficiente para conseguir mamar. Um freio labial curto é quando a pelezinha que conecta o lábio às gengivas é curta, o que também complica a amamentação. Antes de ir ao dentista, Agatha imaginou que o filho pudesse estar com dificuldade, mas não fazia ideia de que a filha — que aparentemente estava mamando muito bem — também receberia o mesmo diagnóstico.

Prestes a chorar, ela se queixava por não ter ideia do que fazer. Pedi que fizesse uma pausa e prestasse atenção à respiração. Lembrei a ela que estávamos numa sexta-feira, depois de uma longa semana, e que os dois bebês estavam indo muito bem, portanto, não havia com o que se alarmar. Perguntei se ela havia se alimentado bem nas últimas horas. Ela me contou tudo que tinha feito naquele dia, e eu sabia que ela estava exausta. Pedi que deixasse qualquer decisão em aberto até o dia seguinte, no fim de semana, quando ela e o marido poderiam debater juntos as opções. Fiz questão de lembrar que os dois tinham um ótimo instinto, e que eu sabia que conseguiriam sentir o que era o melhor para eles. Como a diretriz biológica da nova mãe é proteger seus filhos, o cérebro está preparado para se preocupar, como mecanismo de proteção. Precisamos nos lembrar de fazer a distinção entre as crises reais e aquilo que o nosso sistema entende como crise por estarmos cansadas, assoberbadas e condicionadas a buscar o que há de errado.

Na semana seguinte, Agatha encontrou de novo uma consultora de amamentação e descobriu que os bebês não estavam recebendo o tanto de leite de que precisavam. Ela me procurou mais uma vez, às lágrimas, sem saber o que fazer diante de tantas opções e opiniões. Resolver o problema da língua? Dar fórmula para eles? Tirar leite o tempo todo? Ela estava cogitando a ideia de complementar uma das mamadas do dia com fórmula, mas continuava preocupada com a situação da língua e do lábio e com a possibilidade de atrapalhar sua produção de leite quando entrasse com a mamadeira. A ideia de tirar leite a cada mamada, além de amamentar gêmeos, estava gerando muito estresse.

Eu perguntei: "Agatha, o que a sua intuição está dizendo? O que a sua intuição está dizendo para você fazer?"

Sem titubear um minuto, ela respondeu: "Minha intuição está dizendo para eu dar a eles uma mamadeira por dia."

"Então faça isso. A ideia de ficar tirando leite toda hora parece ser muito estressante para você. E se você só tirasse leite quando estivesse com energia para isso? E se não se forçasse tanto? Fico achando que se você forçar muito a barra, vai acabar entrando num padrão contraproducente. Para produzir leite suficiente, precisa estar relaxada. Você está alimentando dois seres humanos e se recuperando de uma cirurgia abdominal. É preciso escolher uma opção em que não se sacrifique. Qual é melhor para vocês quatro? Qual opção leva em conta seu bem-estar e sua sanidade mental?" Naquele dia, ela começou a fazer a complementação. Precisamos lembrar às mulheres que para além das opiniões de uns e outros, dos conselhos médicos e até mesmo de suas vozes interiores muitas vezes conflitantes, elas devem contar com a própria intuição. As mães quase sempre sabem o que é melhor para seus bebês.

Para ser justa com a minha mãe, ela também me comprou uma cômoda de bebê que dobrava de tamanho, se transformando em trocador, o que acabou se mostrando muito útil!

Quando voltei para os Estados Unidos, minha mãe comprou outro berço, acreditando que eu estabeleceria uma nova rotina, em que deixaria de dividir a cama com a minha filha. Ela acabou vendendo o berço quando a gente se mudou de novo para o Brasil. Nenhum dos dois berços jamais foi usado.

Ao longo dos anos, muita gente sugeriu que a cama comparti-lhada estaria prejudicando a mim e a minha filha. Algumas pessoas diziam que eu nunca poderia ter um relacionamento amoroso enquanto ela estivesse ocupando aquele espaço na minha cama.

Um psicanalista chegou a falar que se eu tivesse sonhos eróticos, eles acabariam afetando minha filha, de forma inconsciente e inadequada. Meus pais ficavam muito frustrados quando minha filha passava a noite com eles, porque ela não tinha uma rotina normal para a hora de dormir. Só pegava no sono se dormisse ao lado de um deles. Isso se arrastou por vários anos, e sempre tinha alguém para me dizer que aquele hábito era potencialmente prejudicial. Às vezes, me convenciam, e eu ficava pensando que era ridículo uma menina de cinco anos dormindo ainda comigo. Eu era escrava dessa rotina noturna, sempre precisando colocá-la na cama. Então vira e mexe eu iniciava toda uma campanha, comprava lençóis novos, com babados, e fazia um grande estardalhaço em torno desse passo simbólico do seu crescimento. Invariavelmente, ela ia para a caminha dela, a gente lia um livro, dávamos um beijo de boa-noite, eu ia para o meu quarto, me deitava e depois de uns cinco minutos de silêncio, ela vinha para a minha cama e pedia: "Posso deitar aí?", ao que eu prontamente cedia. A verdade é que nós duas adorávamos a cama compartilhada — até o dia em que deixamos de gostar.

Enquanto eu estava escrevendo o Capítulo 9 deste livro, sobre histórias de parto, finalmente compreendi por que eu e a minha filha continuávamos dormindo juntas na mesma cama. Ao escrever que as histórias de parto guardam poderosas informações e chaves de acesso para as jornadas da nossa alma e para os relacionamentos com as pessoas que estiveram presentes no dia, decidi que era hora de ouvir os meus próprios conselhos.

Quando fui deixada sozinha por algumas horas durante um momento de transição do trabalho de parto, tínhamos incorporado a convicção interna de que seríamos nós duas contra o resto do mundo. Aquela convicção permanecera conosco. Enquanto continuávamos retornando todas as noites a esse vínculo primário por excelência, minha filha sempre insistia que dormíssemos em uma de duas posições possíveis: as posições em que ela costumava mamar. E ficava desesperada se eu propusesse qualquer mudança.

Eu precisava lhe mostrar — de uma forma visceral e somática — que nós duas ficaríamos bem, mesmo sem dormir juntas todas as noites. Queria que ela sentisse que há outros pontos de apoio em sua vida, pessoas em quem ela pode confiar para além de mim. Ela não gostou muito da ideia. Dei uma semana de aviso e garanti que ainda poderia se aninhar comigo pelas manhãs. Dessa vez, o plano finalmente funcionou! Nunca funcionou antes, enquanto eu estava tentando tirá-la da minha cama porque outras pessoas diziam que era o certo a se fazer. A mudança de hábito só funcionou quando eu estava de fato preparada. Quando, no fundo da alma, senti que aquilo era o certo, estava enfim apta a enfrentar qualquer oposição da parte dela.

Acho importante dizer também que tive ótimos relacionamentos durante essa fase. O coro de opiniões sugerindo em uníssono que eu estaria sabotando minha capacidade de ter relacionamentos amorosos e que estaria cometendo um grave erro não se mostrou verdadeiro, pelo menos não no sentido que as pessoas insinuavam.

Ao passar por esse processo delicado que é a criação de filhos, você também perceberá que se trata menos de fazer o certo e mais de entender quem você é, quem é seu filho ou filha e quem vocês são juntos. Dividir a cama foi a decisão certa? Não sei dizer. Será que eu faria de novo? Também não sei. Mas o que sei é que a cama compartilhada foi parte da nossa dança juntas, algo nosso. Entendo que mudar esse padrão exigia um tempo próprio e um questionamento profundo, além de muita sintonia e coragem. Acredito que a separação aconteceu quando nós duas estávamos prontas para isso e tínhamos condição de bancar a mudança.

Não se trata aqui de fazer apologia à cama compartilhada nem de condenar a ideia. Esse exemplo serve apenas para ilustrar que todas as escolhas que fazemos têm prós e contras. Qualquer modelo de criação de filhos pode ser tirânico se nós não dermos espaço para as nossas opiniões e necessidades. Estamos o tempo todo pesando as nossas necessidades versus as necessidades dos nossos filhos, para fazer uma escolha que seja a melhor para ambas as partes, porque o que achamos que é o melhor para *eles* talvez não seja o que de fato é melhor para *nós*. Estamos o tempo todo sendo obrigadas a pôr à prova nossos ideais. A verdade é que essas ideologias e estilos de criação de filhos nos torturam quando sentimos que *temos* que segui-los porque os especialistas ou os livros sabem mais do que a gente.

Nenhum método é capaz de nos dar a chave para desvendar os mistérios dos nossos bebês. Nós nos apegamos a métodos e estilos quando nos sentimos sem controle, e quem não se sente assim no início, quando acaba de virar pai ou mãe? Sentimos que se fizermos a coisa certa e descobrirmos o que é, nossos bebês vão parar de chorar ou aprender a dormir melhor ou se tornar gênios ou seja o que for que estejamos tentando alcançar. Leonie Dawson, escritora e mãe, escreveu em seu blog: "Criar filhos é uma missão dificílima. É tão trabalhoso e gera tanta preocupação que a gente pensa — se eu pelo menos descobrir aquela Única Coisa Que Colocará Tudo Em Ordem, dedicarei minha vida a isso e não desviarei do plano. Mas o plano que a gente deveria viver é o nosso plano. Aquele que nos traz felicidade, satisfação e tranquilidade."

É difícil se sentir emocionalmente estável quando estamos o tempo todo questionando nossas próprias decisões e, mais do que isso, quando amigos, parentes e profissionais de saúde "solícitos" também não param de questioná-las. Logo, é importante lembrar sempre que não é porque uma pessoa — ou até cinco — sugere alguma coisa que isso é o certo para o seu caso. Pense em qualquer outro aspecto da sua vida: seus relacionamentos, sua carreira ou mesmo quando decide cortar o cabelo. Amigos, parentes e especialistas vão sempre sugerir certas coisas que eles já viram dar certo, mas, no fim das contas, o mais provável é que você considere o que eles falaram, avalie como você se sente diante da situação para só então tomar uma decisão com base nisso.

Se você já tentou o exercício do corpo como bússola e continua com dificuldade para entrar em contato com a sua intuição sobre uma decisão, tente escrever.

## ESCREVA PARA ENCONTRAR SUA INTUIÇÃO

Faça uma lista com algumas sugestões que você já recebeu — tirar leite, não tirar, dividir a cama, não dividir, desmamar aos seis meses, amamentar até os dois anos — e depois anote suas respostas iniciais, sem fazer censuras ou ceder às vozes que se intrometem, dizendo como você "deveria" se sentir ou o que deveria fazer. Esqueça a lista por um ou dois dias. Depois, retome-a e escreva suas respostas mais ponderadas ou outras considerações que talvez não tenham surgido de bate-pronto. Deixe espaço, também, para avaliar como você se sente agora, que pode ser diferente de como se sentia antes de conhecer esse bebê. Cada bebê é único, e a mãe que você é pode mudar a cada bebê diferente. Você talvez perceba que as vozes de certas pessoas influenciam bastante suas decisões — seja concordando com elas ou discordando. É importante entender o que tem origem nos seus valores autênticos e o que tem origem no seu grupo social ou na sua família.

Provavelmente, uma das vozes interiores mais predominantes será a da sua mãe ou de uma avó.

## IDENTIFIQUE SUA LINHAGEM MATERNA

Quando viramos mães, nossa experiência como filhas é reavivada. Nesse período tão sensível, podem vir à tona nossos sentimentos sobre nossa primeira relação — a relação com nossa mãe — e sobre a conexão mãe-filha. Virar mãe nos leva à experiência de criar um vínculo com um bebê, e, ao fazer isso, talvez possamos nos dar conta de como nos vinculamos, ou não, à nossa mãe quando éramos crianças. Mulheres que foram adotadas talvez se sintam desorientadas ou deslocadas, algo reminiscente da própria infância, quando foram separadas da família e foram postas num ambiente completamente novo, para serem criadas. Não estamos apenas criando bebês, mas também nos deparando conosco nessas idades, ao mesmo tempo em que passamos a conhecer nossos bebês. Por conta disso, nossos sentimentos em relação à nossa mãe costumam ser amplificados.

Nos primeiros meses de vida da minha filha, fiquei impressionada com as exigências da maternidade. Senti uma profunda gratidão tanto pela minha mãe quanto pelo meu pai. Eles de fato fizeram isso tudo por mim. Eles me alimentaram. Ninaram. Passaram noites em claro comigo. Trocaram minhas fraldas. Ficaram confusos por minha causa. Perderam o sono. Minha mãe ficou seis semanas tentando amamentar, enquanto a mãe dela dizia que não valia a pena e que era melhor desistir. Minha mãe me pariu, um bebê de quase quatro quilos e meio. Ela fez isso por mim.

Eu sentia, lá no fundo, que são pouquíssimas as mães que não amam profundamente seus filhos. A qualidade desse amor já é outra história, mas a presença do amor é inegável. Depois de parir, me dei conta de que se a minha mãe estivesse presente no parto da minha filha teria feito toda a diferença em minha capacidade de relaxar. Ela teria percebido que a água da banheira não estava quente o suficiente, que eu precisava de um elástico para prender o cabelo, já que eu não parava de tirá-lo do rosto. Ela teria entendido minhas palavras e minhas expressões faciais. Da mesma forma que eu geralmente consigo concluir as frases dela, minha mãe saberia do que eu precisava.

Depois do meu parto, minha mãe era a única pessoa com quem eu me sentia à vontade para mostrar os pontos, a única pessoa que parecia entender a gravidade da minha situação. Foi ela quem me confirmou que a laceração não estava cicatrizando direito. Era para minha mãe que eu podia entregar minha filha, conseguindo então dormir profundamente, sem um pingo de apreensão ou dúvida de que ela estaria sendo bem cuidada. Nós duas nem sempre tivemos uma relação tranquila. Eu fui uma adolescente petulante e desrespeitosa e venho me desculpando desde então. Enquanto jovem adulta, passei por importantes mas dolorosos períodos em que fiquei sem falar com ela. Tivemos nossa cota de rupturas e reparos, e talvez seja por isso que eu tenha me surpreendido. Apesar de ter passado boa parte da vida me definindo em oposição a ela, quando tive minha filha passei a ter muito respeito por minha mãe. Ao desempenhar o mesmo papel que ela, o papel de mãe, comecei a enxergá-la com outros olhos.

Acredito que se eu tivesse crescido em praticamente qualquer outra cultura, talvez já tivesse esse respeito. Mas os norte-americanos não só têm o aval para não gostar das mães, como também podem falar abertamente sobre isso. Temos permissão para rejeitar os mais velhos — não apenas seus hábitos, mas as pessoas em si. Contudo, quando as mulheres viram mães, a narrativa parece mudar. A maior parte das mulheres enxerga a própria mãe sob uma luz diferente, mais positiva. Parir me trouxe um importante sinal de alerta. Se os budistas dizem que devemos tratar todo ser como se já tivesse sido nossa mãe, pense no seguinte: Como você trata sua mãe de verdade?

## Relatos pessoais

### Shirley

"Agora eu sei como ela me vê. Como, apesar de todas nossas batalhas, da minha raiva, da raiva dela, da minha falta de conexão, da falta de capacidade dela de se lembrar dos tempos sombrios... apesar de tudo isso... sou uma espécie de anjo para ela. Ela se lembra de como me amou profundamente desde que me viu pela primeira vez. E esse amor tem raízes profundas no centro de sua psique. Ela é Mãe. Ela fez e fará qualquer coisa pelos filhos. Agora eu entendo. Nossa relação mudou agora que eu também dei à luz. Compartilhamos de certa equivalência feminina. Ela percebe que eu hoje sou mais Mãe... e menos filha. Falamos uma com a outra mais como mulheres... e menos como mãe e filha. Vejo que ela enxerga o profundo amor que tenho pelo meu filho, vejo que ela enxerga minhas batalhas. Ela vê que eu enxergo isso, e ela amansou em relação a mim. Permite que eu assuma a dianteira como Mãe, mas fica na retaguarda, como apoio, oferecendo conselhos, afavelmente, quando sente que pode me ajudar. Eu também amansei em relação a ela... e me tornei menos autocentrada em nossa relação. Fui ao seu encontro, e no meio do caminho a encontrei, ela está lá tranquila, amável... e me aceita. Além disso, nossa relação se fortaleceu por meio de um vínculo sagrado que compartilhamos: seu único neto, meu único filho."

Quando assumimos a identidade de *mãe*, mudamos no nosso papel de filha. Muitas mulheres se veem em cima do muro em relação ao que sentem enquanto mãe e enquanto filha. Independente de ter um relacionamento bem resolvido ou não com a própria mãe, independente do grau de individualização que temos ou se achamos que já superamos isso, surge uma nova camada quando damos à luz. É uma fase em que precisamos de cuidados maternos; se não recebemos esses cuidados de nossa própria mãe ou de alguém que pode servir de mãe substituta, acabamos revivendo os momentos do passado em que passamos por esse tipo de carência. Nesses casos, a mulher às vezes se sente desamparada, isolada, abandonada ou revoltada. Ela pode sentir ao mesmo tempo uma necessidade de receber cuidados maternos naquele momento, junto com todos os seus "eus" mais novos que também precisavam de cuidados maternos. Há uma dor legítima e palpável. Mulheres que estão passando por algum tipo de luto da relação com a mãe ao mesmo tempo em que precisam lidar com um parto traumático ou com lesões no parto costumam ter mais dificuldade para se recuperar.

## *Relatos pessoais*

### Maggie

Eu pensava que depois de ter filho eu seria apenas mãe. Não me dei conta de que continuaria sendo filha. Estava enxergando minha própria mãe através de lentes novas: eu, criança, julgando suas ações, "Nossa, você realmente estragou tudo"; e eu, mãe, julgando suas ações, "Juro que você conseguiu brilhar em plena tempestade." Tive que ligar para ela no dia em que cheguei a uma parte do romance que estava lendo sobre uma mulher que, com amor, graciosidade e medo abandona os filhos para seguir uma outra vida. Minha mãe, mesmo, tinha me abandonado por um tempo quando eu era nova. Agora que tinha filho, finalmente entendi como uma mãe podia fazer uma coisa dessas. Mas também me conectava ao meu eu criança e ainda me perguntava: "Como você pôde fazer isso comigo?"

Há, ainda, mais um aspecto doloroso na história de mulheres que não receberam cuidados maternos adequados. Quando existem sentimentos não processados, o pós-parto pode ser mais pesado e intenso. Mulheres que têm relações difíceis e delicadas com a mãe talvez se vejam lançadas para o período da infância e se perguntem se o trabalho que fizeram consigo mesmas no passado surtiu algum efeito ou não. Essas mulheres costumam sofrer em silêncio, confusas, culpando-se por não nutrir sentimentos belos e agradáveis em relação à própria mãe, ao contrário do que ouvem de outras novas mães.

### ESCREVA PARA SUA MÃE

A relação com sua mãe pode ser predominantemente reconfortante ou dolorosa, não importa. Dê voz aos seus "eus" interiores — você enquanto filha e enquanto mãe. Pode haver inclusive diferentes vozes de você enquanto filha, em diferentes idades. Escreva o que pensa e sente sob a forma de uma carta para sua mãe. Anote o que você quer que ela saiba. Não precisa enviar a carta. Permita-se dizer exatamente o que você pensa, exatamente o que sente, sem qualquer tipo de censura.

- Escreva para sua mãe uma carta partindo do seu lugar de mãe.
- Escreva para sua mãe uma carta partindo do seu lugar de filha.

Depois de dar à luz, somos convocadas a expandir e abraçar essas perspectivas aparentemente conflitantes e, às vezes, até beligerantes. Embora possamos ter compaixão pela forma como nossas mães receberam, por sua vez, os cuidados maternos e por seus desafios particulares, a criança abandonada, ferida e alvoroçada que habita em nós também precisa de voz e espaço. Nesse período, precisamos nos dar uma ampla margem de compaixão por agirmos mal, com impaciência, imprevisibilidade e, claro, talvez até imaturidade.

Em meio a essas forças exasperantes e antagônicas (e talvez até por conta delas) e também ao que parece uma escuridão esmagadora, a maturidade vai acontecendo. Reconhecemos que o processo em si de oferecer cuidados maternos está nos ajudando a nos rever. É raro que a gente aprenda muito sobre nós mesmas quando tudo está saindo conforme o planejado. No tumulto, surge a chance de perceber que não há nada em nós que seja irrecuperável — porque lá no fundo existe a verdade duradoura e forte de quem nós somos.

A relação que temos com nossa mãe afeta tudo, inclusive nossa saúde física. Pioneiras na questão da saúde da mulher, como a Dra. Christiane Northrup e Maya Tiwari, sugerem que é justamente essa relação mãe-filha que se localiza na origem da nossa saúde. Quando as mulheres as procuram com qualquer queixa de saúde, em especial problemas ginecológicos ou reprodutivos, elas pedem que as pacientes avaliem com franqueza a relação que têm com a mãe. O exercício a seguir conduzirá você por algumas perguntas básicas sobre o que gostaria de levar adiante em sua linhagem e o que gostaria de abandonar. Muitas vezes é fácil se concentrar nos aspectos negativos, então é muito importante incluir os aspectos que você gostaria de perpetuar.

## ÁRVORE DA LINHAGEM MATERNA

Pegue uma folha grande de papel. Desenhe um círculo no meio, no terço inferior da página. Escreva seu nome em cima do círculo e divida-o ao meio, com uma linha vertical. Na diagonal desse círculo, na parte superior esquerda, faça mais um círculo e escreva o nome da sua mãe acima dele. Ainda nessa diagonal, mais acima, desenhe outro círculo e escreva acima dele o nome da sua avó materna. Agora, ainda na diagonal do seu círculo, mas na parte superior direita, faça outro círculo e escreva o nome do seu pai acima dele. Faça então outro, acima, com o nome da sua avó paterna. Divida todos os círculos ao meio. Na metade do lado esquerdo, escreva as características positivas da pessoa. Na metade do lado direito, escreva as características negativas, que podem fazer mal. Depois chegue até o seu círculo. No lado esquerdo, escreva as características do lado da sua mãe que você quer passar para o seu filho. No lado direito, liste as características do lado do seu pai que você quer levar adiante como parte do seu legado.

Quando nos tornamos mães, muitos padrões familiares inconscientes são despertados. Portanto, é importante saber o que queremos oferecer como nosso legado. Por mais que tenhamos com muita certeza os padrões que queremos romper, reconhecer nossas raízes e aquilo que se localiza em nossas profundezas e que temos a oferecer aos nossos filhos é uma importante afirmação de vida.

Em inúmeros sentidos, o período pós-parto expõe as deficiências do modelo de família nuclear. Sabemos que é preciso uma aldeia para criar uma criança. Mas também é preciso uma aldeia para criar uma mãe! No início da jornada materna, as mulheres precisam de outras mulheres para servir de espelho e de lembrete de que tudo vai ficar bem. As mulheres precisam de permissão para se desmantelar e para saber que alguém manterá tudo em ordem enquanto elas se reorganizam. As mulheres precisam ser capazes de mergulhar nas profundezas com outras mulheres que também já estiveram lá, como lembrete de que existe uma saída, de que existe um outro lado. Quando além de ver conseguimos experimentar as muitas versões que existem de receber cuidados maternos e de dar esse tipo de cuidado, passamos a ter uma paleta mais completa, a partir da qual podemos escolher nosso estilo de maternagem. Quando ficamos mais receptivas a receber esses cuidados da parte de diferentes mulheres, também damos o exemplo para nossos filhos de que não seremos nem poderemos ser tudo para eles. Nós os ensinamos a valorizar a confiança e a profundidade de apoio que acontece quando adquirimos isso de várias fontes, e deixamos de ficar doentes tentando dar conta sozinhas de ocupar os papéis que deveriam ser ocupados por mais gente.

Demonstramos confiança de que eles e nós seremos cuidados, mesmo que não seja a partir das direções esperadas. Ampliamos a rede de interconectividade.

## PARA ENFRENTAR A MATERNIDADE SOLO

Se encontrar uma comunidade, aldeia ou tribo é importante para mães que estejam num relacionamento, isso acaba sendo fundamental para mães solo. As mulheres se tornam solo pelos mais variados motivos. Algumas escolhem e planejam ser as únicas provedoras da criança. Outras mergulham na jornada da maternidade querendo ou esperando que seja um esforço conjunto com o parceiro ou parceira, mas acabam encarando sozinhas a responsabilidade de criar a criança. Outras, ainda, podem ter sofrido perdas inesperadas.

O pressuposto generalizado — inclusive, muitas vezes, por parte das próprias mães solo — é que o melhor para a criança é ter um pai e uma mãe. Nossa posição de mulher solteira que é mãe desafia essa ideia, e as pessoas estão sempre nos encaixando nos estereótipos, em vez de nos enxergar como indivíduos. Os filmes mostram as mães solo lutando para pagar as contas, fazendo péssimas escolhas amorosas e cheias de dificuldades financeiras.

Se já é complexo situar as mulheres em sua herança arquetípica de virgens, mães ou prostitutas quando elas têm um parceiro, como foi explorado no Capítulo 12, isso fica ainda mais complicado quando se trata de mães solo. Nós simplesmente não nos encaixamos nas categorias oferecidas. Nossa existência provoca dúvidas nas pessoas. Um dilema diário é entender o quanto da nossa vida pessoal devemos revelar e para quem. Ajudar nossos filhos a entender e a navegar por essas questões também é um questionamento contínuo conforme eles vão crescendo.

Seja como for que as mulheres tenham se tornado mães solo, o fato é que acabamos na posição de ter que ocupar os papéis masculino e feminino na criação dos filhos, o que às vezes pode trazer uma sensação opressiva de muita responsabilidade. Temos menos liberdade de ir e vir, porque não há ninguém para ficar em casa enquanto saímos para dar uma volta no quarteirão.

Viver isolada já é estressante para qualquer mãe, mas é especialmente penoso para a mãe solo. Precisamos ainda mais de ajuda prática e de apoio emocional. O pós-parto é um período em que todas as mulheres precisam estar rodeadas de outras mulheres; pode ser devastador se ver sozinha no papel de nova mãe. Às vezes, é extremamente difícil sair de casa com um bebê pequenininho, mas tente não ficar dias e dias sem ter contato com outros adultos. A mãe solo precisa ser desenvolta para conseguir os cuidados e o apoio de que necessita. Precisa ser criativa para encontrar formas de realizar suas necessidades eróticas sem contar com um parceiro ou parceira. Precisa convocar os vizinhos, amigos, familiares e a comunidade e se permitir receber toda a ajuda que lhe é oferecida. Se você está lendo este livro depois de já ter parido, volte agora ao plano de refúgio para o pós-parto (Capítulo 3 e Apêndice 1) e reúna e aprofunde sua rede de apoio. Encontrar uma rede de outras mães solo é algo de um valor inestimável, não apenas para coordenar os cuidados com a criança, as questões da casa e de comida, mas também para angariar solidariedade em meio a uma experiência que as pessoas não costumam entender caso não vivenciem na própria pele.

Mães solo muitas vezes se sentem culpadas de seus filhos não contarem com um pai e de haver certos limites sobre o que elas sozinhas podem oferecer. É importante saber que o que toda criança precisa é de um pai ou de uma mãe que esteja em sintonia com ela. Então, se você puser energia em manter sua própria sanidade e bem-estar, terá a paciência e a clareza necessárias para permanecer conectada ao seu bebê. Nossos bebês não precisam de perfeição; eles precisam é da nossa atenção. Como mãe solo, você também pode esperar um vínculo muito próximo com seu filho ou filha.

### A mãe suficientemente boa

Depois de trabalhar com milhares de mães e crianças, o pediatra e psicanalista inglês D.W. Winnicott criou o termo "mãe suficientemente boa" para explicar a noção de que nossa falibilidade como mãe não necessariamente traumatiza nossos filhos. Muitas vezes, a profusão de opiniões, estilos e métodos sobre a criação dos filhos é algo assoberbante, mas o que mais paralisa é pensar que nossos filhos ficarão para sempre prejudicados por essas escolhas. A boa notícia é que Winnicott descobriu que é sempre possível remediar. Ele chama os erros que cometemos de "rupturas", algumas das quais são absolutamente necessárias, fazendo parte da vida. A correção de uma ruptura, ele chama de "reparo", e incentiva as mães a fazerem reparos cuidadosos. Em vez de evitar as rupturas, fazemos bem em voltar nossa atenção para o reparo que garante segurança para a relação.

Com uma mãe suficientemente boa, a criança sabe que sua relação com a mãe aguenta rupturas. Ela pode assim contar com a retomada da segurança e do amor.

Uma mãe suficientemente boa sabe que circunstâncias imperfeitas fazem parte da vida. Uma mãe suficientemente boa é um ser humano tridimensional, ao mesmo tempo altruísta e egoísta. Uma mãe suficientemente boa é uma mãe real, com questões reais, preocupações reais e falhas reais no mundo real. Uma mãe suficientemente boa resguarda um espaço para si mesma, para olhar para dentro, ao mesmo tempo em que olha para fora, para as necessidades dos filhos e de outros seres amados. Mães suficientemente boas têm licença para não amar todos os aspectos da maternidade o tempo todo — e tudo bem. Não se exige que sempre amem e curtam ser mães.

É incrível como até mesmo a permissão para não gostar de alguns aspectos da maternidade pode soar como blasfêmia. Eu escrevi um artigo em que dizia que tenho um grande déficit no departamento de serviços domésticos. Se as tarefas de limpar e cozinhar são genéticas, definitivamente herdei um duplo recessivo. Eu falava também de outras partes da maternidade que não me agradam. Ficava chocada que ser mãe era como ser uma produtora, e sou péssima com questões de organização. Continuo me surpreendendo ao ver quanto da maternidade envolve aspectos físicos e logísticos. Em resposta a essa parte do meu artigo, uma mãe comentou: "Não fazia ideia que eu podia me sentir assim. Não fazia ideia que eu podia admitir que odiava algumas partes desse processo." O próprio Winnicott dizia que era saudável que as mães se permitissem odiar a maternidade em certos momentos. Gosto de pensar que é essa permissão que nos abre espaço para amar a maternidade genuinamente em outros momentos.

Que partes da maternidade foram surpreendentes para você? Do que você de fato não gosta na maternidade ou até odeia? Do que você gosta?

## ABRA MÃO DA PERFEIÇÃO

Quando minha filha tinha seis semanas de vida, minha produção de leite estava muito baixa. Resultado: ela mamava o tempo inteiro e vivia irritada, porque não estava recebendo nutrição suficiente. Ao mesmo tempo em que eu ingeria de tudo para tentar aumentar minha produção — canjica, chá de erva-doce, cerveja preta —, também ficava preocupada de estar causando na minha filha um distúrbio alimentar. Achava que podia estar criando um padrão permanente de desespero, porque ela estava sofrendo enquanto eu me esforçava para manter meu ideal de amamentação exclusiva até ela alcançar os seis meses. Não entrava na minha cabeça como uma mãe não conseguia produzir leite suficiente para a própria filha. Como a natureza era capaz de cometer um erro tão pouco prático e nada darwiniano? Eu não conseguia enxergar a enorme pressão que estava vivendo: tentando me recuperar do parto, morando longe da família e dos amigos, além de me curvar a uma relação instável. Então eu resistia. Ia ao banco de leite todos os dias, e sempre recebia conselhos diferentes.

Um belo dia, enquanto eu estava sentada numa pracinha, minha filha estava mamando inquieta e não parava de trocar de peito. Ao meu lado estava uma mãe cujo bebê de dois meses parecia um jogador de futebol americano, de tão grande. Ele ficou saciado depois de mamar só metade de um dos enormes seios da mãe. Quando ela viu o que estava se passando comigo, se ofereceu para amamentar minha filha. Com uma sensação meio triste de desistência e gratidão, entreguei minha filha para ela — algo que eu jamais poderia imaginar que faria. Ela mamou sem parar durante dez minutos e logo caiu no sono. Nessa hora, percebi que precisava abrir mão de um ideal imaginado, em prol de algo que fizesse sentido para a nossa situação. Comecei fazendo a complementação com o leite de algumas amigas. Quando esse caminho se esgotou, passei a usar fórmula, cujos ingredientes incluíam óleo vegetal hidrogenado, porque era a única opção disponível no Brasil na época. Aos quatro meses, os dentes da minha filha começaram a nascer, então decidi largar a fórmula e fazer a introdução alimentar. Minha produção de leite acompanhou a nova demanda. Tive que pensar na melhor escolha com o que havia disponível, o que representou uma das primeiras concessões que tive de fazer, quando a realidade prevaleceu sobre os meus ideais.

Recentemente, quando eu estava fazendo aulas com uma das minhas professoras, a grande visionária do parto Pam England, ela perguntou a uma mãe a quem estava orientando que nota ela daria a si mesma como mãe, numa escala de 1 a 7. A mulher respondeu 5 ou 6. Pam a aplaudiu e continuou dizendo que não deveríamos querer ser mães perfeitas. Se ela tivesse dado a si mesma uma nota 7, o parceiro talvez lhe desse um 2 — e ela provavelmente não estaria muito feliz com a própria vida; mais que isso, os filhos não desenvolveriam a resiliência que precisavam. Pam concorda com Winnicott e explicou que não só as crianças não precisam de mães perfeitas, como na verdade não é bom para elas terem mães perfeitas. Eu nunca tinha pensado assim, mas fazia todo sentido. Foi uma grande revelação, e senti como se tivesse recebido uma permissão cósmica ao ouvir aquilo. Que alívio! Na verdade eu estava fazendo um bem para a minha filha ao não ser perfeita.

Cometer erros, pedir desculpas e experimentar — tudo isso faz parte da natureza humana. Cada vez mais, as pesquisas mostram que para atingir o crescimento e a excelência, aprender a falhar é muito mais importante do que se sair bem numa primeira tentativa. É bom ensinar nossos filhos, por meio do exemplo, a falharem e a desenvolverem resiliência. Para aprender que não há nada de ruim em errar, não faz sentido que alguém fale isso, mas ao mesmo tempo exija perfeição de si mesmo. Todos aprendemos por meio de exemplos; as crianças aprendem vendo os adultos cometerem erros, se refazendo e começando de novo. As crianças precisam ver os tropeços da mãe e os respectivos ajustes. É da autorização pelo exemplo — e não da autorização verbal — que elas precisam para desenvolver a capacidade de assumir riscos e crescer.

## ANOTAÇÕES SOBRE MATERNIDADE, PERFECCIONISMO E DESAPEGO

O que mudaria em sua experiência de maternidade se você não tivesse que ser perfeita? Em que pontos você está sendo dura demais consigo mesma? Do que você poderia se libertar? O que a impede de se libertar?

Dê a si mesma a chance de mudar de ideia. Talvez a forma como achava que faria as coisas seja diferente de como quer fazer agora que seu bebê já nasceu e que você já o conhece.

Quando a maternidade vem de um lugar de conexão com nós mesmas e com nossos filhos, atingimos uma sensação mais profunda de tranquilidade e de responsabilidade verdadeira. Assim como cada criança é única em suas necessidades, as mães também são, e quando damos ouvido aos nossos valores e vivemos de acordo com eles, nossos filhos sentem. Vale a pena, mesmo que você tenha que lutar para ouvir sua própria voz. Ninguém mais do que você sabe o que é melhor para os seus filhos.

A maternidade não é um processo para vivenciar sozinha; é uma transição que requer sororidade e testemunhas. Precisamos conseguir expressar a profundidade dos nossos sentimentos para alguém capaz de ouvir e entender, sem tentar consertar nada, alguém que não negue o que estamos sentindo ou que nos ajude a enxergar as partes positivas. Encontrar a própria voz e seguir o que ela diz se torna mais fácil quando essa voz não fica apenas ecoando dentro da nossa cabeça. Ao nos cercarmos de mulheres sábias e pessoas mais experientes, amorosas, que já tiveram seus desafios e triunfos, conseguimos iluminar o caráter usual dessas escolhas que facilmente se tornam pesadas.

Você, enquanto mulher, precisa encontrar um conselho de mulheres sábias, seja correndo atrás de ajuda profissional, seja buscando uma rede de amigos ou da família, ou ambas as coisas. Você, enquanto mãe, precisa de uma multiplicidade de figuras maternas — *todas las madres* —, da mesma forma que seu filho ou filha. Clarissa Pinkola Estés, autora do livro *Mulheres que correm com os lobos*, disse para sua própria filha: "Você nasce com uma mãe, mas se tiver sorte, terá mais do que uma. E no meio de todas elas, encontrará quase tudo de que precisa."

Identifique as mulheres em sua vida que já cuidaram de você ou que você gostaria que cuidassem. Recorra a elas, para se sentir apoiada e cuidada ao mesmo tempo em que se torna mãe. Saiba que ao fazer isso você não apenas enriquece a vida do seu filho/filha, a sua e a da sua família, como também conserta parte do tecido esgarçado da coletividade, pelo qual todos ansiamos.

Quando pedimos ajuda e permitimos que o apoio venha de várias direções, damos um exemplo de confiança na vida. Demonstramos o conhecimento de que na essência as coisas vão bem. Ampliamos a rede real de interconectividade. Contribuímos para o legado verdadeiro que queremos levar adiante.

### SEU LEGADO

Escreva uma carta para o seu bebê sobre como foi o seu processo de dar à luz e se tornar mãe. Diga ao seu filho ou filha o que você gostaria que tivessem lhe contado antes. Dê de presente a ele ou a ela a sua experiência. Ofereça seus conselhos sobre como podem cuidar de si mesmos, do parceiro ou da parceira e dos filhos, os seus netos. Ilumine o caminho para a sua família.

## RESUMO

- A relação que você tem com a sua mãe é parte fundamental da sua saúde psicológica e física, e acaba despertando quando você vira mãe.
- Tornar-se uma mãe suficientemente boa significa que você pode abrir mão da perfeição e saber que uma maternidade boa diz respeito à qualidade do reparo que é feito depois que os erros são cometidos. O exemplo de cometer erros e depois repará-los é uma parte muito importante e valiosa da maternidade.
- Você não precisa gostar de todos os aspectos da maternidade.
- Recorra a outras mulheres para cuidarem de você enquanto você continua sua própria jornada maternidade adentro.

### Reflexões

- Que partes da maternidade foram surpreendentes para você?
- Do que você de fato não gosta na maternidade ou até odeia?
- Do que você gosta?
- O que mudaria em sua experiência de maternidade se você não tivesse que ser perfeita?
- Em que pontos você está sendo dura demais consigo mesma?
- Do que você poderia se libertar?
- O que a impede de se libertar?

### Exercícios

- Aprenda a ouvir sua intuição ao sintonizar com seu corpo, usando o exercício do corpo como bússola.
- Escreva alguns dos mandamentos que já lhe contaram sobre como cuidar do seu bebê e depois responda a eles com franqueza, para acessar sua intuição por meio desse registro escrito.

- Escreva para sua mãe uma carta partindo do seu lugar de mãe. Escreva para sua mãe uma carta partindo do seu lugar de filha. Guarde essas cartas, ou então queime-as para lançar as palavras ao universo.
- Faça uma árvore da sua linhagem materna.
- Escreva uma carta para o seu bebê.

*Conclusão*

## A REVOLUÇÃO CONTINUA

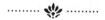

*E eis que aquela que embala o berço do bebê
é a mesma que segura a lâmpada, lançando luz sobre o mundo.*
— Mata Am ritanandam Ayi

No começo deste livro, escrevi sobre a Revolução do pós-parto e sobre o momento em que vivemos. A verdade é que o progresso — seja ele cultural, político, espiritual ou individual — não é uma linha reta. Ele apresenta altos e baixos e às vezes nos deixa com a impressão de que estamos avançando um passo e voltando dois. Mas tudo bem que você sinta isso quanto ao próprio progresso ou quanto ao progresso da nossa cultura. O principal é seguir em frente.

O que isso significa? Significa que a Revolução do pós-parto está agora em suas mãos — nas mãos de todas as mulheres (e, tomara, de seus parceiros também). Chegou a hora de você pegar sua própria luz e iluminar o caminho das que vierem depois. Quando você começou essa jornada de parto e maternidade, procurou a mim — e a este livro — para ajudar a iluminar seu caminho. Quando teve dúvidas, buscou as respostas. Quando quis procurar recursos que a ajudassem, foi atrás disso. Meu maior desejo é que, após atravessar o quarto trimestre, você não apenas continue buscando recursos, ajuda e uma rede de apoio quando precisar — incluindo doulas pós-parto, terapeutas corporais, médicos, amigos e familiares —, mas que também possa oferecer esse tipo de suporte. Compartilhar sua experiência — tanto os desafios que enfrentou quanto os elementos que lhe pareceram mais fáceis do que você imaginava — é uma das formas de criar o diálogo aberto e necessário para que menos mulheres se sintam desamparadas e desnecessariamente surpreendidas ao embarcarem nessa jornada. Não se trata apenas de levar conhecimento à nova mãe, mas também conforto, carinho e solidariedade. Ela precisa saber que esse período é desafiador por natureza, mas que não está sozinha.

O quarto trimestre é uma das oportunidades mais importantes na vida da nova mãe, no sentido de infundir saúde a longo prazo e de preparar a si mesma e a sua família para uma existência de saúde plena e vínculos ideais. Além disso, o momento histórico que estamos vivendo representa uma encruzilhada única em termos culturais.

Temos a chance de nos encaminhar para uma coletividade efetiva e para a interdependência, nas quais em vez de acumular recursos, passamos a compartilhá-los uns com os outros. Temos a chance de dar um passo rumo a um novo feminismo que celebre o corpo da mulher, e não apenas seus direitos reprodutivos, mas também nosso acesso único à sabedoria adquirida por meio de nossos ciclos mensais e dos rituais do nosso corpo. Podemos viver uma nova onda de feminismo que dê espaço para o corpo e o prazer da mulher, um feminismo que saiba celebrar a mulher e reconhecer nosso valor intrínseco, em vez de nos deixar aos frangalhos dizendo que devemos "dar conta de tudo".

Agora você tem o conhecimento, as ferramentas e uma luz própria para ajudar a iluminar o caminho.

# *agradecimentos*

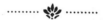

Algumas pessoas estiveram junto deste livro desde a preconcepção até o nascimento. Sem elas, o livro teria ficado parado no tempo, teria sido abandonado em vários pontos do caminho.

Um agradecimento especial a Joelle Hann, amiga e editora incansável, que foi de Nova York até o Rio para descobrir um formato que contemplasse todas as minhas ideias e experiências e para ter certeza de que isso viraria um livro. Ela me assegurou e reassegurou que eu era a pessoa certa para escrevê-lo, e que mesmo sendo mãe solo e *freelancer*, daria conta do recado. Joelle nunca perdeu de vista a proposta do livro para a vida de mulheres e mães, e sempre me apoiou, em todos os momentos de dúvida.

É preciso uma aldeia para criar uma criança. É preciso uma aldeia para criar uma mãe. E é preciso uma aldeia para escrever um livro. Só consegui escrever estas páginas porque pela primeira vez desde que me tornei mãe, finalmente tive a ajuda que acredito que toda mãe precisa ter para deslanchar. Meus pais me ajudaram de todas as maneiras possíveis — com um lugar onde morar, buscando ou levando minha filha na escola quando eu não podia, proporcionando fins de semana de folga e me oferecendo palavras de incentivo. Mãe: você me deu a vida e também deu vida a este livro pela presença que teve na vida da Cecilia. Pai: obrigada por ser meu primeiro modelo de masculinidade a serviço do feminino, e por mostrar isso à Cece. Obrigada por acreditarem em mim.

Agradeço às minhas queridas amigas que tiveram longas conversas comigo, que se prontificaram a tomar conta da Cecilia, que me perguntaram como estava indo o livro, que compartilharam suas experiências de maternidade e acreditaram neste trabalho ao longo de todo o processo. Estas mulheres foram tão importantes para mim que o livro é tanto delas quanto meu: Heather Rowley, Ruthie Fraser, Ellen Boeder, Chrisandra Fox, Lindsay Mackay Ashmun, Erin Harper, Maggie Rintala, Paula Self, Laura Regalbuto e Fernanda Pinheiro.

À minha família de amigos brasileiros, que cuidaram de mim e me ajudaram a crescer enquanto mulher e mãe, sem julgamentos, e sempre com muito amor: Jenny, Helcio, Vivi, Sergio, Fernanda, Stefano, Ale, Lis, Paula e Greice.

Recebi conselhos especiais de um grupo de mulheres sábias e mães solo quando nos reunimos num quarteto: Alison Marie, Jennifer Owens e Centehua Sage. O apoio delas se deu nos mais diversos domínios, visíveis e não visíveis, fazendo este livro avançar.

Também sob a forma de apoio cósmico em todos os momentos estavam Ash Robinson, Maura Rassman, Sue Glumac e Monisha Chandanani, cuja sabedoria está espalhada em caminhos não lineares.

Taylor Phinny e Laura Centorrino compartilharam suas bruxarias, me ajudando a entender com mais profundidade as dimensões energéticas. A Dra. Eden Fromberg serviu de consultora para várias seções deste livro, esclarecendo muita coisa e oferecendo suas décadas de sabedoria em aproximar os mundos da cura holística e da medicina ocidental. Conversas com os acupunturistas e estudiosos Micah Arsham, Kristin Hauser, Kristin Gonzalez e Sabine Wilms me garantiram o respeito à tradição da medicina chinesa. Bhakti Wong contribuiu com sua vasta experiência na arte do yoga, no *bodywork* e nas tradições asiáticas de recuperação pós-parto — este livro se enriqueceu com sua delicadeza. Cristal Mortensen foi muito importante para o desenvolvimento de todas as seções sobre como trabalhar com o sistema nervoso de modo prático. Ela também esteve presente em todos os momentos cruciais quando precisei de força espiritual. A amizade de Ellen Boeder e suas percepções de mãe e de terapeuta ajudaram imensamente em tudo que diz respeito a intimidade e relacionamento.

À minha equipe da Magamama, Centehua e Maria: obrigada por acreditarem nesta missão e por serem pioneiras. Graças aos conhecimentos da Centehua sobre alimentos que curam e sobre os poderes da culinária, este livro ficou mil vezes melhor.

À Heloisa Lessa e à Maysa Luduvice Gomes: obrigada pelos cuidados e pelo presente do meu nascimento como mãe. Aprendi demais com vocês duas.

A todos os funcionários do Lofty Coffee, que sempre me recebiam com sorrisos e perguntavam do meu progresso. Eles ajudaram a fazer com que a atividade de escrever este livro ficasse muito mais prazerosa, me oferecendo um café de primeira qualidade.

A todos os meus professores de yoga, rolfing, experiência somática e educação sexual somática, bem sei do meu auspicioso carma nesses departamentos, e estou usando cada pedacinho de sabedoria que colhi para a recuperação de todos os seres.

A todas as mulheres que me abençoaram compartilhando comigo sua história, sua vida e seu corpo, para explorar a realidade caleidoscópica deste trabalho. A Robin Lim, Aviva Romm, Christiane Northrup, Maya Tiwari, Jeannine Parvati Baker, Tami Lynn Kent, Pam England, Uma Dinsmore-Tuli, Ina May Gaskin e Tsultrim Allione, que foram verdadeiros faróis: mães, visionárias, cuidadoras e defensoras das mulheres em todos os espaços, é nos ombros de vocês que eu me apoio. Obrigada por me mostrarem um caminho. À Alisa Vitti, cujo livro foi uma salvação para mim, que depois aceitou com generosidade meu convite para escrever o prefácio deste livro.

Obrigada a Beth Frankl por enxergar o valor desta obra imediatamente e a toda a equipe da editora Shambhala, por criar um livro tão lindo. Obrigada, Wren, por dar vida às ilustrações, com beleza e maestria. Obrigada a Gretchen Stelter por me fazer enxergar a linha de chegada.

Por fim, à minha mentora Ellen Heed, que me mostrou o caminho para a minha cura e para as milhares de mulheres que agora atendemos. Devo a ela minha plena recuperação e a saúde radiante que se tornou a plataforma para o meu trabalho, bem como os olhos para contemplar esse caminho.

**KIMBERLY ANN JOHNSON**

# *Apêndice 1*

## PLANO DE REFÚGIO PARA O PÓS-PARTO

O pós-parto é um período de grandes mudanças em todos os níveis — físico, mental, emocional, sexual e espiritual. Este plano pós-parto ajudará você a construir os alicerces para conseguir suprir as cinco necessidades universais do pós-parto: descanso, alimentação nutritiva, toque afetuoso, companhia e contato com a natureza.

## VISITAS

Quem você quer que venha visitá-la nos primeiros três dias?

_____

Nas duas primeiras semanas?

_____

No primeiro mês?

_____

## DESCANSO

O que você imagina que possa atrapalhar seu descanso?

_____

O que você pode fazer para resolver?

_____

Como abrirá espaço para tirar uma soneca durante o dia?

_____

Como controlará as visitas para que não atrapalhe seu tempo de descanso? (Para ter ideias, veja o Aviso para pendurar na porta de casa, no Apêndice 4)

_____

Como você pretende lidar com a tecnologia (aparelhos eletrônicos, celular, computador)? Quando vai se desconectar?

_____

## ALIMENTAÇÃO

Faça uma lista com três dos seus pratos preferidos e mais nutritivos. (Para ter ideias, você também pode ver as receitas do Apêndice 6.)

_____

Pense em três lanches equilibrados que você adora.

_____

Quem pode organizar refeições e lanches dos quais você vai precisar?

_____

Para esse planejamento, inclua suas necessidades alimentares e suas restrições, para informar sua família.

_____

Faça uma seleção dos restaurantes que entregam em casa e reúna os cardápios.

_____

## COMPANHIA

### Reúna sua rede

Pense na sua rede, nas pessoas que você sabe que estarão ao seu lado, aquelas com quem você pode contar para dar apoio emocional e para lhe dar uma mãozinha. Faça uma lista com nomes e telefones, para facilitar sua vida quando estiver precisando de ajuda!

Para quem você pode ligar e falar abertamente sobre como está se sentindo em relação à maternidade e quem a escutará sem fazer julgamentos ou dar conselhos?

_____

Para quem você pode ligar se quiser tomar um banho e estiver precisando de alguém para segurar o bebê?

_____

Em quem você confiaria para levar seu bebê para passear?

_____

Com quem você pode falar sobre as difíceis decisões da maternidade, alguém confiável e que não emitiria julgamentos?

_____

Quem você conhece que faz comidinhas saudáveis e nutritivas?

_____

Para quem você ligaria se quisesse jogar conversa fora ou dar uma volta?

_____

Quem você admira e respeita como mãe?

_____

Quem você gostaria que fosse visitá-la toda semana?

_____

Quem está sempre por dentro dos contatos locais de prestadores de serviços de saúde?

_____

### Sua rede maior de apoio ao bem-estar

Agora pense numa rede mais ampla — nas pessoas que você pode reunir para lhe dar ajuda em termos de autocuidado, informações sobre bem--estar e cuidados especializados, quando necessário. Prenda essa lista na geladeira, para encontrar fácil no dia em que precisar

Terapeuta somático
Especialista holístico em assoalho pélvico / especialista em reparação de tecido cicatricial
Consultora de amamentação
Quiroprático
Massoterapeuta
Acupunturista
Ginecologista-obstetra
Parteira
Faxineira
Doula pós-parto
Enfermeira noturna
Grupo local de apoio à amamentação
Grupos de recreação infantil
Exercícios para mãe e bebê

## O QUE LHE TRAZ FELICIDADE

Agora que você já sabe que seu corpo estará bem nutrido e que sua rede está mapeada, como nutrir a mente e o espírito? Quando sente um certo desânimo, o que a ajuda a retomar o eixo? Deixo aqui algumas ideias. Faça uma lista sua. Escreva num Post-it ou direto no espelho, com um batom, para se lembrar das pequenas coisas que você adora fazer

Cantar
Ouvir música

Movimentar-se

Ler palavras inspiradoras

Assistir a bons filmes

Conversar com uma amiga querida

Faça uma lista com audiolivros, programas de TV ou séries alto-astral e podcasts do seu interesse. Baixe-os logo, para que possam ser facilmente acessados nas longas estiradas de amamentação.

# *Apêndice 2A*

## PLANO PARA O RELACIONAMENTO NO PÓS-PARTO

Com uma comunicação simples, vocês conseguem criar as bases para o sucesso da relação depois que nasce o bebê. Façam duas cópias dessas perguntas e respondam separadamente. Depois comparem as respostas e usem-nas, criando um plano para se manterem conectados durante esse período de mudança. Volte ao Capítulo 3 para explicações mais aprofundadas sobre essas perguntas.

Qual é a sua linguagem do amor?

_____

Qual é a linguagem do amor do seu parceiro ou parceira?

_____

Como você lida com o estresse?

_____

Como o seu parceiro ou parceira lida com o estresse?

_____

Como vocês reconhecem esse estresse um no outro?

_____

Como vocês podem ajudar um ao outro a lidar com esse estresse quando ele aparece?

_____

O que vocês podem pedir agora um ao outro e que possam repetir mais tarde?

_____

Com o que vocês se comprometem em seu relacionamento depois que o bebê nascer?

_____

Estabeleçam um plano para se dedicar a essa conexão diária, de três a cinco minutos. (Quando vocês farão isso?) Como lembrarão um ao outro?

_____

_____

_____

_____

_____

# Apêndice 2B

## A DIVISÃO DOS AFAZERES DOMÉSTICOS

Peguei este exercício prático do livro *Becoming Us* [*Quando viramos nós*, em tradução livre], da Elly Taylor. Quando chega um novo bebê, até as menores tarefas domésticas podem pesar. Para algumas mães, é muito difícil relaxar quando tudo em volta parece estar desmoronando e o caos impera na casa. Este exercício ajudará você a decidir o que é essencial — o que precisa ser feito de qualquer jeito —, o que é desejável e o que é supérfluo. Ele ajudará a manter as coisas em perspectiva, guiando-a para escolher que tipo de serviço precisa contratar logo e o que pode deixar para depois.

Faça uma lista com todos os afazeres cotidianos: inclua os cuidados com crianças mais velhas, com a roupa, o lixo, as plantas, o cachorro e por aí vai. Pense quais deles são essenciais (E), desejáveis (D) e supérfluos (S). Depois pense quem fará o quê, tendo em mente que é fácil superestimar e assumir obrigações em excesso, e que a maior prioridade é aninhar e descansar. Terceirize o que puder e esteja disposta a negociar tudo, conforme as necessidades do bebê, as suas e a do seu parceiro ou parceira forem mudando ao longo dos meses seguintes.

_____

_____

_____

_____

366 · A DIVISÃO DOS AFAZERES DOMÉSTICOS

# Apêndice 3

## CARTA A QUEM VAI CONTRIBUIR COM REFEIÇÕES

Querido/Querida _____,

Muito obrigada por contribuir com nossa alimentação. Será um dos presentes mais nutritivos e solidários que você poderia oferecer. Somos gratos ao que você está se dispondo a fazer, e para facilitar um pouco as coisas, deixo algumas sugestões.

As parteiras sugerem cinco dias de cama, cinco dias na cama e cinco dias em torno da cama, de modo que a mãe e o bebê ficarão de repouso nas três primeiras semanas.

Depois disso, adoraríamos receber visitas de quinze a vinte minutos. Se você conseguir me ajudar com isso, seria incrível. É provável que eu me anime e queira falar mais, só que preciso de ajuda para me lembrar de priorizar o descanso.

Três pratos que eu adoro:

_____

_____

_____

Comidas que não são da minha preferência/de que eu não gosto:

_____

Minhas comidas preferidas:

_____

Tenho alergia a₁

_____

Muito obrigada pela sua ajuda nesse momento especial.

Com muito amor e apreço,

_____

# Apêndice 4

## AVISO PARA PENDURAR NA PORTA DE CASA

Quando estamos cansadas, assoberbadas ou em processo de recuperação, às vezes é difícil encontrar as palavras certas. Deixo aqui algumas sugestões que você pode usar como aviso na porta de entrada de casa ou na cozinha.

Obrigada por nos visitar e dar as boas-vindas ao nosso novo amor!

Uma visita breve é o presente perfeito, contribuindo tanto para a nutrição como para o descanso da mãe e do bebê.

Seu amor e sua ajuda — em pequena ou grande escala — são muito bem-vindos!

Se quiser dar uma mãozinha, você pode ajudar com a louça, as roupas ou vendo se a gente já tá precisando de uma comidinha. A mãe aqui talvez esteja precisando de um bom banho quente ou de um longo abraço

# Apêndice 5

## ALIMENTOS ESSENCIAIS PARA A RECUPERAÇÃO PÓS-PARTO

As informações que este livro traz sobre alimentação se baseiam nos princípios da Ayurveda e da medicina chinesa, bem como no legado da fundação Weston Price, com o entendimento de que as gorduras animais e o colesterol são elementos vitais para a nutrição do cérebro e do sistema nervoso.

Há muitos alimentos integrais apropriados para o período pós-parto. As escolhas dependem do que existe disponível onde você mora e também da estação do ano. A seguir, deixo uma lista com alimentos especialmente antioxidantes, formadores de sangue e ricos em minerais. Em todo o mundo, os alimentos para o pós-parto apresentam essas características de densidade nutricional. Durante essa fase, a forma de preparo também é de vital importância. Em termos gerais, a comida deve ser quente e gordurosa (naturalmente saturada ou com gorduras como ghee, manteiga ou banha de porco). Além disso, deve ser preparada com os temperos certos para ajudar a manter aquecido o interior do corpo da mãe, auxiliar na digestão e estimular o sistema circulatório.

Uma despensa bem abastecida é a garantia de que você terá os ingredientes necessários para lanches e refeições saudáveis e nutritivos, em vez de recorrer a opções de comida pronta e rápida, justo num momento em que a nutrição é decisiva para sua saúde a longo prazo. A seguir temos um exemplo de lista para sua despensa.

# FRUTAS E VEGETAIS

Em essência, todos os vegetais e as frutas são benéficos. Contudo, alguns deles são antioxidantes extremamente poderosos. A forma de preparo também é importante. Vegetais cozidos ligeiramente no vapor e frutas cozidas ajudam muito na digestão durante essa fase.

**Abacate:** excelente fonte de gordura poli-insaturada e monoinsaturada, que ajudam o corpo a absorver vitaminas lipossolúveis que nutrem o cérebro e auxiliam o sistema nervoso.

**Almeirão:** rico em vitaminas do complexo B, além de minerais como colina, magnésio, boro e ferro. Pode ajudar no sistema digestivo, no fígado e na vesícula.

**Banana:** rica em potássio, vitamina B6, vitamina C, manganês, fibras e proteínas, ela também controla os níveis de açúcar no sangue e ajuda o sistema digestivo.

**Beterraba:** com nutrientes essenciais como vitamina B, magnésio, boro e ferro, a beterraba é formadora de sangue, equilibra os níveis de colesterol e contribui para a saúde do sistema cardiovascular.

**Caqui:** excelente antioxidante e fonte de betacaroteno e vitamina C. Também contém componentes anti-inflamatórios e anti-hemorrágicos. Rico em minerais, incluindo cobre, que ajuda a produzir glóbulos vermelhos.

**Figo:** ajuda a baixar a pressão arterial, além de ser rico em potássio, em minerais essenciais e apresentar alta densidade de antioxidantes fenólicos. Protege o coração e regula as funções do rim e do fígado.

**Mamão-papaya:** contém papaína, uma enzima que ajuda a digerir proteínas, e é rico em antioxidantes como vitamina C, flavonoides, vitamina B, ácido fólico e ácido pantotênico, que ajuda a reduzir as inflamações.

**Manga:** antioxidante muito efetiva, é rica em vitamina C, pectina e fibras. Ajuda a baixar os níveis de colesterol no sangue, a reforçar o sistema imunológico, além de alcalinizar todo o corpo, graças à concentração de ácido tartárico, ácido málico e ácido cítrico.

Maracujá: rico em potássio, vitamina C e minerais, incluindo magnésio e ferro. Também é um excelente antioxidante e ajuda a regular a frequência cardíaca e a pressão arterial.

Mirtilo (e outras frutas vermelhas): rico em fibras, manganês, vitamina K e vitamina C. Tem altíssimo poder antioxidante e ajuda o corpo a neutralizar os radicais livres e a reparar os danos ao DNA.

Pera: em termos minerais, é rica em magnésio, ácido fólico, cálcio e ferro, além de ter níveis elevados de vitamina C e de fibras, que ajudam o sistema digestivo.

Romã: grande fonte de vitaminas do complexo B, minerais, vitamina C e antioxidantes, melhora a circulação e ajuda a fortalecer a imunidade.

Tomate-cereja: grande fonte de vitamina C, vitamina A e B6. Pode ajudar a reparar danos celulares e proteger contra a osteoporose e as lesões na pele.

## FRUTOS SECOS, SEMENTES E GRÃOS

Todas as castanhas, sementes e grãos devem ficar de molho por no mínimo uma hora (ou você pode deixá-los assim da noite para o dia), para ficarem mais fáceis de digerir e para despertar os nutrientes, tornando-os biodisponíveis.

### Frutos secos

Amêndoa: rica em proteínas, contém cálcio e manganês. Também é anti-inflamatória.

Castanha-de-caju: rica em vitamina E e K, selênio, antioxidantes e minerais.

Noz: contém ácidos graxos essenciais, proteínas e minerais.

### Sementes

Milheto: rico em proteínas, fibras e minerais. Ajuda a regular o açúcar no sangue.

**Nibs de cacau:** excelente fonte de magnésio, mineral essencial para o sistema respiratório e circulatório, bem como fonte de minerais essenciais e fitonutrientes.

**Semente de abóbora:** rica em minerais, tem propriedades antioxidantes e anti-inflamatórias.

**Semente de cânhamo:** contêm ômega 3, proteínas e fibras. Tem propriedades anti-inflamatórias e antioxidantes.

**Semente de chia:** maior fonte de proteína biodisponível, ajuda o corpo a permanecer hidratado e umectado a partir de dentro.

**Semente de girassol:** abundante em proteínas, esse carboidrato bom é também uma opção rica em minerais.

## Grãos

**Amaranto:** rico em proteína, além de fibras e outros fitonutrientes importantes, incluindo o aminoácido lisina.

**Arroz selvagem ou arroz integral:** rico em proteínas, fibras e carboidratos bons.

**Quinoa:** rica em proteínas e fibras, tem propriedades anti-inflamatórias e antioxidantes.

## BEBIDAS E LÍQUIDOS

O leite de vaca não está nesta lista porque suas proteínas são grandes e de difícil digestão, tanto para a mãe quanto para o bebê, a menos que seja cru e não pasteurizado. Reduza o consumo de bebidas gaseificadas e de cafeína, porque elas desidratam. Chás de ervas são uma ótima substituição e podem ter valores medicinais, ao mesmo tempo em que contribuem para a hidratação dos tecidos.

Leite de amêndoas

Leite de aveia

Leite de cânhamo

Chá de erva-doce

Chá de camomila

Chá de folhas de framboesa

Chá de almeirão tostado

Chá de rooibos

## GORDURAS

Este é o momento de considerar o papel vital das gorduras para o seu processo de recuperação e para a sua saúde como um todo, além do bem-estar de toda a família. As gorduras são fundamentais para o bom funcionamento do cérebro e para a absorção de nutrientes, o que explica por que nos sentimos bem ao ingerir gorduras saudáveis.

Dito isso, a diferença está na composição da gordura. Por exemplo, o azeite de oliva é, em geral, monoinsaturado, assim como a banha de porco (isso, banha de porco), enquanto o óleo de coco é, em geral, saturado, assim como o ghee. Como acontece com tudo, a maior preocupação é a origem. Independente de escolher gordura de pato, sebo bovino, manteiga, azeite de oliva, abacate ou óleo de coco, o importante é buscar a melhor fonte possível. É fundamental escolher gorduras de animais criados em regime de pastagem, ou seja alimentação totalmente à base de vegetais, porque a saúde e qualidade de vida do animal se traduzem imediatamente na sua saúde.

Azeite de oliva (não para cozinhar)

Óleo de coco

Ghee

Manteiga

Banha de porco

# PROTEÍNAS

Ao escolher as proteínas, sejam elas de origem vegetal ou animal, é importante buscar a melhor qualidade possível. Nossos alimentos estão sendo produzidos em massa, o que traz uma série de questões, incluindo o uso de pesticidas tóxicos e hormônios. Torna-se crucial apoiar agricultores e empresas que criam animais e plantas em escalas menores, com práticas éticas, sustentáveis e humanas; essa também é uma forma de eliminar a ingestão de toxinas desnecessárias. Se você optar por proteínas de origem vegetal, busque produtos com selo de comércio justo ou compre diretamente dos produtores, sempre que possível. Essas proteínas incluem feijões, lentilhas, grãos e produtos à base de cânhamo, que estão entre as fontes de proteína mais biodisponíveis e são ricas em Ômega 3 e em Ômega 6.

Se optar por peixe, recomendo fortemente que você procure empresas sustentáveis que fazem pesca à linha de peixes selvagens. Peixes criados em cativeiro costumam ser alimentados com transgênicos, além de receberem corantes.

Para o caso de frango, laticínio e ovos, recomendo que os animais sejam criados cem por cento em regime de pastagem.

## Proteínas de origem animal

Caldo de ossos

Peito ou coxa de frango

Carne moída

Salsicha de peru

Pato

Bacon

Salmão

Queijos de leite cru

Iogurte integral

Queijo cottage

Kefir

**Proteínas de origem vegetal**

Sementes de cânhamo

Sementes de chia

Spirulina

Lentilha vermelha

Feijão moyashi

Grão-de-bico

Amaranto

Quinoa

## EDULCORANTES

No pós-parto, um baixo índice glicêmico e níveis estáveis de açúcar no sangue ajudarão seus hormônios a se reequilibrar. Aqui estão algumas opções de edulcorantes naturais.

**Mel puro:** O mel contém nutrientes essenciais e é um medicamento. É importante apoiar apicultores locais, com produção de pequena escala que garantem cuidados éticos e práticas naturais. O mel puro é um antibiótico natural, além de ser antifúngico e antiviral.

**Xarope de bordo:** Rico em minerais e com baixo índice glicêmico, é uma escolha perfeita para adoçar.

**Xarope de yacon:** Feito da batata yacon, esse xarope é rico em minerais, antioxidantes e potássio, além de ter baixo índice glicêmico. Pode ajudar a regular os níveis de açúcar no sangue

## LANCHES FÁCEIS

Estas opções de lanches equilibrados, ricos em nutrientes e gordura, nutrem o cérebro e o funcionamento do sistema nervoso.

Torradas de centeio, com manteiga de nozes, ghee, abacate ou queijo de leite cru

Figos secos ou damascos secos com queijo de leite cru
Tâmaras com ghee ou manteiga de amêndoa
Nori com tahini e banana
Mix de frutos secos
Iogurte integral com frutas e sementes
Queijo cottage e frutas

# Apêndice 6

## RECEITAS

Aqui estão algumas receitas para o dia a dia, simples e repletas de nutrientes, para ajudar você a começar um repertório pós-parto.

## BARRINHA DE FRUTOS SECOS RICA EM MINERAIS

Esse lanchinho doce cheio de nutrientes é muito reconfortante. Contém ácidos graxos essenciais, vitamina B12, proteínas, magnésio, selênio e fibras.

*RENDE CERCA DE 4 BARRINHAS*

1/2 xícara de castanha-de-caju

1/2 xícara de castanha-do-Pará (deixar de molho durante a noite ou por algumas horas)

1 1/3 xícara de macadâmia (deixar de molho e secar)

3 colheres de sopa de sementes de cânhamo

5 a 6 tâmaras sem caroço

2 colheres de sopa de ghee ou óleo de coco orgânicos

1/2 colher de chá de Ashitaba em pó

1/3 colher de chá de canela

Uma pitada de sal do Himalaia, uma de noz moscada e outra de cardamomo

1. Coloque as castanhas, a macadâmia e as sementes de cânhamo em um processador e triture até a mistura ficar com aparência de farinha.

2. Acrescente as tâmaras, o ghee ou o óleo de coco, o pó de Ashitaba, o sal e os temperos e bata até virar uma massa.
3. Enrole a massa em papel manteiga e faça uma grande barra.
4. Mantenha na geladeira e fatie quando for comer.

## ELIXIR PARA LEITE MATERNO

O elixir é uma bebida que atende a uma necessidade específica, geralmente feita com ervas medicinais. Esta combinação tem efeito galactagogo, que estimula a produção de leite, e é rica em ferro, que ajuda a formar o sangue.

*RENDE 2 XÍCARAS*

2 xícaras de água
Chá de erva-doce, urtiga, rosas e folha de framboesa
1 colher de chá de manteiga de amêndoa
1 colher de chá de mel puro
Uma pitada de canela

1. Ferva a água e faça a infusão com as ervas por cerca de 3 a 5 minutos.
2. Despeje a infusão no liquidificador — reservando as ervas — com a manteiga de amêndoas, o mel e a canela. Deixe a tampa do liquidificador um pouco aberta para permitir a saída do vapor.
3. Comece a bater em velocidade baixa e aumente aos poucos até a mistura ficar espumosa.
4. Sirva em uma caneca resistente ao calor e consuma imediatamente.
5. Você pode reutilizar as ervas para fazer um chá mais suave. Basta acrescentar mais água fervida e fazer a infusão.

# MINGAU MATINAL DE AMARANTO

Esta é uma refeição rica em nutrientes e reconfortante. O amaranto é um alimento básico na América Central e na América do Sul e tem sido cultivado há milhares de anos, em função de suas qualidades nutricionais extraordinárias. É rico em minerais essenciais, como manganês, cálcio, ferro, fibras e o aminoácido lisina, que ajuda na absorção do cálcio e dá energia. É uma ótima fonte de proteína vegetal biodisponível e de outros fitonutrientes.

*RENDE 4 PORÇÕES*

3 xícaras de amaranto

1 xícara de leite cru ou de leite de castanhas

1/3 xícara de castanhas trituradas

1/3 xícara de *goji berry*

1/3 xícara de mirtilo ou de sua fruta vermelha preferida

1 colher de sopa de ghee

1 colher de sopa de xarope de bordo

1. Deixe o amaranto de molho em 9 xícaras (2 litros) de água durante a noite.
2. Bote o amaranto e a água do molho em uma panela. Deixe ferver e cozinhe por vinte minutos ou até amolecer.
3. Acrescente o leite, as castanhas, as frutas, o ghee e o xarope de bordo. As quantidades podem variar de acordo com a sua preferência.
4. Você também pode salpicar o mingau com sementes de chia ou de cânhamo e coco ralado.

# CALDO DE OSSOS E URTIGA

Este é um alimento altamente nutritivo para qualquer hora do dia. É importante escolher ossos de animais alimentados com capim para garantir a qualidade e, de preferência, urtigas colhidas na natureza, mas o chá vendido a granel também funciona. A urtiga é rica em ferro, que auxilia na formação do sangue e nutre as células. O caldo de ossos fornece minerais para o corpo e é rico em ácidos graxos essenciais, que nutrem o sistema nervoso e contribuem para a flora intestinal. Caso não encontre urtiga, você pode usar espinafre.

*RENDE DE 6 A 8 PORÇÕES*

1 ½ quilo de ossos de um animal criado em regime de pastagem (boi, ovelha, frango ou peru)

½ alho-poró, cortado em pedaços grandes

1 aipo pequeno descascado e cortado em pedaços grandes

2 cenouras cortadas em pedaços grandes

1 cebola cortada em pedaços grandes

4 dentes de alho inteiros

2 colheres de sopa de vinagre de sidra de maçã

1 colher de sopa de banha ou óleo de coco

2 maços grandes de urtiga — opcional (caso esteja disponível para colheita ou em feiras)

1 ramo de alecrim

1 maço de salsinha ou coentro

3 folhas de sálvia

2 folhas de louro

1 colher de sopa de sal do Himalaia

1 colher de chá de pimenta preta em grão

1. Pré-aqueça o forno a 230°.
2. Coloque os ossos, o alho-poró, o aipo, as cenouras, a cebola e os dentes de alho em uma forma e cubra com o vinagre de maçã e a banha ou o óleo. Asse por vinte minutos.
3. Mexa os ingredientes e asse por mais vinte minutos para dar mais sabor e para que os ossos comecem a soltar a gordura.
4. Depois de assar, despeje 13 copos de água mineral em uma panela de seis litros e acrescente a urtiga, as ervas, o sal e a pimenta. Junte

os ossos e as verduras, e se não ficarem submersos, acrescente mais água.

5. Tampe a panela e deixe o conteúdo começar a levantar fervura. Então abaixe o fogo até o mínimo, deixe a tampa semiaberta e cozinhe por oito horas, pelo menos. Quanto mais tempo cozinhar, melhor vai ficar. Continue ajustando a água para garantir que os ossos e as verduras estejam submersos, tirando o excesso de espuma e gordura de vez em quando.

6. Tire a panela do fogo e deixe esfriar um pouco. Coe todos os ingredientes com uma peneira fina, reservando apenas o caldo, coloque sal a gosto e saboreie. O caldo pode ser consumido puro ou pode servir de ingrediente para outros pratos, como arroz, quinoa ou sopas variadas. Uns 600ml a cada refeição são ótimos para a digestão. Os ossos também podem ser usados para mais uma leva de caldo. Continue acrescentando água e ervas para dar mais sabor.

7. Mantenha o caldo na geladeira, em recipientes pequenos. Depois que esfriar, uma camada de gordura se solidificará na superfície; simplesmente a retire antes de reaquecer no fogão. Ele pode ser armazenado por cinco dias na geladeira ou por quatro meses no congelador.

## CHOCOLATE PARA AQUECER O CORAÇÃO

Rico em nutrientes, este chocolate quente tem muitos sais minerais e contém proteínas, ácidos graxos essenciais, Ômega 3 e seis tipos de óleo. É um alimento que traz uma sensação boa e, ainda por cima, é nutritivo e acalma o sistema nervoso. O Shatavari é da família do aspargo e é muito usado na medicina ayurvédica para rejuvenescer o sistema reprodutivo das mulheres. Também acalma o aparelho digestivo, ajuda a regular os hormônios e contribui para a produção saudável de leite.

A pasta de cacau é rica em magnésio, um mineral essencial, e o cacau é muito benéfico para os sistemas cardiovascular e respiratório, além de promover uma sensação de bem-estar com a ajuda dos neurotransmissores anandamida e feniletilamina, também conhecidos como as "substâncias da felicidade".

Em sua forma pura e crua, o cacau é um remédio e não estimula o sistema nervoso em excesso. Na verdade, aquece e acalma, reduz inflamações e melhora o humor.

*RENDE 4 PORÇÕES*

3 xícaras de água mineral

1/3 xícara de pasta de cacau cru

2 colheres de sopa de mel puro

1 colher de chá de canela

1 pitada de noz moscada

2 colheres de sopa de sementes de cânhamo

1 colher de chá de pó de Shatavari

1. Deixe a água levantar fervura em uma panela média.
2. Coloque todos os ingredientes em um liquidificador potente e despeje a água quente. Bata a mistura devagar, em intensidade baixa, deixando uma abertura na tampa para que o vapor possa sair.
3. Aumente de forma gradual a velocidade do liquidificador, de média para alta, até que as sementes de cânhamo sejam dissolvidas e o elixir fique espumoso.
4. Ajuste a quantidade de mel a gosto e consuma imediatamente. Pode ser conservado na geladeira por até 2 dias.

## CHAI SEM CAFEÍNA

Esta bebida saborosa oferece os benefícios das ervas e especiarias que aquecem, mas sem conter cafeína.

Gosto de usar rooibos ou camomila nesta receita. Essas ervas auxiliam os fogos digestivos, estimulam o sistema circulatório e mantêm o corpo aquecido. Você pode fazer o dobro da receita e manter na geladeira por três ou quatro dias.

*RENDE 4 PORÇÕES*

1/3 xícara de água

2 xícaras de leite pasteurizado cru ou seu leite de castanha preferido

1 colher de chá de rooibos ou de qualquer outro chá a granel

3 pedaços de canela em pau

5 centímetros de gengibre fresco

3 sementes de cardamomo

2 cravos

1/4 colher de chá de sementes de erva-doce

1 pitada de noz-moscada (ralada na hora)

2 colheres de sopa de mel puro

1. Acrescente a água, o leite e todas as especiarias secas em uma panela média (sem o mel).
2. Deixe a mistura levantar fervura e abaixe o fogo. Mexa sem parar, com uma colher de pau, para que o leite não queime no fundo da panela.
3. Cozinhe por 15 minutos.
4. Tire o chai do fogo, coe com uma peneira fina, acrescente o mel a gosto e consuma imediatamente.

## PESTO DE URTIGA

A urtiga é um poderoso remédio, com um teor de ferro excepcional, que ajuda na formação do sangue e reestabelece o equilíbrio do corpo de novas mamães. A semente de cânhamo é rica em proteínas e contém ácidos graxos essenciais, como Ômega 3 e Ômega 6. Caso a urtiga fresca não esteja disponível, basta substituir por qualquer outra hortaliça, como espinafre, azedinha, coentro, mostarda. O pesto é uma forma fácil e saborosa de acrescentar nutrientes a qualquer prato. Gosto de misturar uma colherada em sopas, carnes ou peixes, ou jogar por cima do arroz ou de outros grãos

*RENDE DE 6 A 8 PORÇÕES*

1 maço grande de urtiga

1 maço de manjericão

1/2 maço de salsinha

1/3 xícara de castanha-de-caju crua (deixar de molho por vinte minutos)

2 colheres de chá de sementes de cânhamo

1 dente de alho

1 xícara de azeite de oliva não filtrado

1 colher de chá de sal do Himalaia

Uma pitada de pimenta

1. Coloque todos os ingredientes em um liquidificador potente e ajuste o óleo, caso necessário, para obter a consistência desejada.
2. Prove, ajuste o sal e sirva imediatamente. Pode ser armazenado na geladeira por até seis dias.

# bibliografia

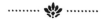

Allione, Tsultrim. *Women of Wisdom*. Boston, MA: Snow Lion, 2000.

Brizendine, Louann. *Como as mulheres pensam*. Trad. Cristina Yamagami. Rio de Janeiro: Elsevier, 2006.

Brogan, Kelly. *A Mind of Your Own: The Truth About Depression and How Women Can Heal Their Bodies to Reclaim their Lives*. Nova York: Harper Wave, 2016.

Calais-Germain, Blandine. *The Female Pelvis Anatomy & Exercises*. Seattle: Eastland Press, 2003.

Chapman, Gary. *As cinco linguagens do amor*. Trad. Emirson Justino. São Paulo: Mundo Cristão, 2013.

Dinsmore-Tuli, Uma. *Yoni Shakti: A Woman's Guide to Power and Freedom through Yoga and Tantra*. Londres: YogaWords, 2014.

Dunham, Carroll. *Mamatoto: A Celebration of Birth*. Londres: Viking, 2001.

England, Pam. *Ancient Map for Modern Birth*. Albuquerque, NM: Seven Gates Media, 2017.

England, Pam e Horowitz, Rob. *Birthing from Within: An Extra-Ordinary Guide to Childbirth Preparation*. Albuquerque, NM: Partera Press, 1998.

Ensler, Eve. *In the Body of the World: A Memoir of Cancer and Connection.* Nova York: Metropolitan Books, 2013.

Fallon, Sally. *Nourishing Traditions: The Cookbook that Challenges Politically Correct Nutrition and Diet Dictocrats.* Washington, DC: New Trends Publishing, 2001, 2ª ed. revista.

Gutman, Laura. *A maternidade e o encontro com a própria sombra.* Trad. Luís Carlos Cabral e Mariana Laura Corullón. Rio de Janeiro: Best-Seller, 2016.

Herrera, Isa. *Ending Female Pain: A Woman's Manual.* Nova York: Duplex, 2014, 2ª ed.

Hulme, Janet A. *Solving the Mystery of the Pelvic Rotator Cuff: Back Pain, Balance, Bladder and Bowel Health.* Peoria, IL: Phoenix Publishing Group, 2005.

Jordan, Brigitte e Davis-Floyd, Robbie. *Birth in Four Cultures: A Cross-cultural Investigation of Childbirth in Yucatan, Holland, Sweden, and the United States.* Long Grove, IL: Waveland Press, 1992, 4ª ed.

Kent, Tami Lynn. *Mothering from Your Center: Tapping Your Body's Natural Energy for Pregnancy, Birth, and Parenting.* Nova York: Atria/Beyond Words, 2013.

_____. *Wild Feminine: Finding Power, Spirit & Joy in the Female Body.* Nova York: Atria/Beyond Words, 2011.

Levine, Peter A. *O despertar do tigre: curando o trauma.* Trad. Sonia Augusto. São Paulo: Summus, 1999.

Lim, Robin. *After the Baby's Birth: A Woman's Way to Wellness: A Complete Guide for Postpartum Women.* Berkeley, CA: Celestial Arts, 1995.

McNamara, Brooke. *Feed Your Vow, Poems for Falling Into Fullness*. Boulder: Performance Integral, 2015.

Miller, Karen Maezen. *Momma Zen: Walking the Crooked Path of Motherhood*. Boston: Trumpeter, 2006.

Northrup, Christiane. *Mother-Daughter Wisdom: Understanding the Crucial Link Between Mothers, Daughters, and Health*. Nova York: Bantam Dell, 2006.

Ou, Heng, Marisa Belger, e Amely Greeven. *The First Forty Days: The Essential Art of Nourishing the New Mother*. Nova York: Stewart, Tabori & Chang, 2016.

Pitchford, Paul. *Healing with Whole Foods: Asian Traditions and Modern Nutrition*. Berkeley: North Atlantic Books, 2003, 3ª ed.

Rolf, Ida P. *Rolfing: a integração das estruturas humanas*. São Paulo: Martins Fontes, 1990.

Romm, Aviva Jill. *Natural Health after Birth: The Complete Guide to Postpartum Wellness*. Rochester, VT: Healing Arts Press, 2002.

Taylor, Elly. *Becoming Us: 8 Steps to Grow a Family that Thrives*. Sydney, Austrália: Three Turtles Press, 2014.

Tiwari, Maya. *Women's Power to Heal: Through Inner Medicine*. Mount Penn, PA: Mother Om Media, 2012.

Van Gennep, Arnold. *Os ritos de passagem*. Trad. Mariano Ferreira. Petrópolis: Vozes, 2012.

Vitti, Alisa. *WomanCode: Perfect Your Cycle, Amplify Your Fertility, Supercharge Your Sex Drive, and Become a Power Source*. Nova York: HarperOne, 2013.

Vopni, Kim. *Prepare to Push*. Vancouver, BC: Pelvienne Wellness, 2014.

Welsh, Claudia. *Balance Your Hormones, Balance Your Life: Achieving Optimal Health and Wellness through Ayurveda, Chinese Medicine, and Western Science*. Cambridge, MA: Da Capo Lifelong Books, 2011.

Wertz, Richard W., e Wertz, Dorothy C. *Lying In: A History of Childbirth in America*. Nova York: The Free Press, 1977.

Winston, Sheri. *Women's Anatomy of Arousal*. Kingston, NY: Mango Garden Press, 2009.

Zhao, Xiaolan. *Reflections of the Moon on Water: Healing Women's Bodies and Minds through Traditional Chinese Wisdom*. Toronto, ON: Random House Canada, 2006.

Este livro foi composto na tipografia Adobe
Caslon Pro, em corpo 12/16, e impresso em
papel off-white no Sistema Cameron da
Divisão Gráfica da Distribuidora Record.